本書の使い方

本書は、各都道府県が毎年１回実施している毒物劇物取扱者試験のうち、関東地方の１都６県で実施された**一般試験**の問題をまとめたものです。

収録している地域と試験の実施時期は次のとおりです。

地域 / 実施時期	東京都	神奈川県	埼玉県	千葉県	群馬県	栃木県	茨城県
令和５年度	○	○	○	○	○	○	○
令和４年度	○	○	○	○	―	―	―

合計11回分の試験問題と解答及び弊社編集部で作成した解説を収録しています。

試験問題の構成パターンは、各都道府県により主に次の２通りに分類されます。

タイプⅠ	タイプⅡ
１．毒物及び劇物に関する法規	１．毒物及び劇物に関する法規
２．基礎化学	２．基礎化学
３．毒物及び劇物の性質及び貯蔵その他の取扱い方法	３．実地 （性質・貯蔵・取扱い方法含む）
４．実地	――

※試験問題のうち、①**毒物及び劇物に関する法規**、②**基礎化学**の問題は、農業用品目試験及び特定品目試験で出題されている問題と共通になります。

本書では、試験問題を次の３つに区分して収録しています。

〔毒物及び劇物に関する法規〕〔基礎化学〕〔実地（性質・貯蔵・取扱い方法等）〕

タイプⅠの場合は、３と４をまとめて〔**実地**〕としています。また、問題の出題形式などを一部変更し、編集している箇所もあるため、実際の問題番号とは異なる場合があります。

問題の後には正解と、弊社作成の解説を掲載しています。わからなかった問題や間違ってしまった問題は解説を参考に**繰り返し**解いていくと、苦手部分を集中的に勉強することができ、より内容を覚えやすくなります。

各問題の左端に付いている ⧄ は、正しく答ラ　きたかどうかのチェックマーク等にご活用ください。

本書では特にただし書きがない場合、解説の法令名を次のように略しています。

毒物及び劇物取締法	取締法
毒物及び劇物取締法施行令	施行令
毒物及び劇物取締法施行規則	施行規則
毒物及び劇物指定令	指定令

〔毒物及び劇物に関する法規〕の解説は、条文の穴埋め等、特筆すべき事項がない問題については、該当する条項のみを記載しています。

なお、問題文の末尾に［改］と入っている問題は、**法改正**や**学習指導要領の改訂**に応じて、弊社で内容を現行に沿って改めたものとなっています。

本書の解説に加えて、更に内容を深く掘り下げて勉強したい方には、テキストタイプの**「毒物劇物取扱者 短期合格テキスト」**（定価2,090円）を一緒にご利用いただくことをお勧めします。

この書籍は本書と同様に**〔毒物及び劇物に関する法規〕**、**〔基礎化学〕**、**〔実地（性質・貯蔵・取扱方法等）〕**の３つの章で構成されています。

各章ごとに細かく項目を分け、その項目毎にテキストと練習問題を掲載しているので、短期間で集中的に学習したい方や、初めて受験される方にもわかりやすい内容となっています。

試験問題は、**各都道府県ごとに傾向や特色**があります。弊社ではホームページ上に全都道府県の**過去問題と解答のみ**のデータを各５年分ずつ掲載しています。また、スマートフォンアプリを使用した無料追加コンテンツも公開しています。詳しい内容は巻末をご覧ください。

利用される際には、下記のIDとパスワードが必要です。パスワードの有効期限は次年度版が発刊されるまでとなりますので、ご注意ください。

ID	dokugeki
パスワード	o_no!r6:2024

※公論出版ホームページのトップページにある「過去出題問題」から「毒物劇物取扱者 過去実施問題」を選択し、上記IDとパスワードを入力してください。

※ログイン時にエラーが発生した場合は、ブラウザを変えるなどして再度ログインしてください。ログインエラーによる個別対応は行っておりません。

※ホームページ掲載分の問題と解答は試験当時の法令・用語に基づいており、最新のものと異なる場合があります。

令和６年２月　毒物劇物取扱者試験　編集部

● よくあるご質問 ●

Q　受験する都道府県以外の問題を解きたい

A　購入特典の過去問題（詳細は前ページ）をご利用いただくか、本書の姉妹本である**「毒物劇物取扱者試験 問題集」シリーズ**をご活用ください。

書籍名	収録都道府県
北海道＆ 東日本編	北海道、東北地方（青森／岩手／宮城／秋田／山形／福島）、 新潟県、長野県、富山県
関東編	東京都、神奈川県、埼玉県、千葉県、群馬県、栃木県、茨城県
関西＆中部編	関西広域連合（大阪／兵庫／京都／滋賀／和歌山／徳島）、 愛知県、静岡県、三重県、岐阜県、奈良県
九州＆中国編	九州地方（福岡／佐賀／長崎／熊本／大分／宮崎／鹿児島／沖縄）、 中国地方（広島／山口／岡山／島根／鳥取）、香川県
農業用品目編	北海道、東北地方、新潟県、富山県、愛知県、関西広域連合、 中国地方、九州地方、項目別全国出題問題 ※「実地問題」のみ収録。一般試験と共通である「毒物及び劇物に関する法規」、「基礎化学」は収録しておりません。ご注意ください。

※発刊時期や価格、収録年度などの詳細は、弊社ホームページでご確認ください。

Q　受験する都道府県の問題が掲載されていない

A　受験地の試験問題の傾向や特色、出題形式の対策については、**購入特典の過去問題をご参照**ください。よく出る問題の対策については、本書に掲載されている受験地域の問題を**練習問題としてご利用**いただくことを推奨しています。全国的にどこの地域でも出題される問題が多数あるため、受験する都道府県以外の問題を解くことでも十分に試験対策が可能です。

Q　書籍の内容について間違いではないか？というところや、解説を読んでもわからないところがある

A　本書の内容に訂正がある場合は弊社ホームページに掲載いたします。訂正の詳細及びお問い合わせについては、本書最終ページの奥付をご覧ください。

● 効率的な勉強方法 ●

弊社編集部では、担当者が本書の過去版をもとに勉強し、実際に毒物劇物取扱者試験を受験しました。合格した都道府県は次のとおりです。

都道府県	合格証発行	合格証番号
岩手県	H27/12/18	第17号
秋田県	H27/10/30	第000029号
茨城県	H27/9/8	第11970号
群馬県	H27/11/9	第9026号
千葉県	R4/9/8	第8334号
東京都	H27/8/4	第22795号
	H28/8/2	第23527号
	R4/8/10	第25621号
神奈川県	H27/7/13	第11457号

都道府県	合格証発行	合格証番号
新潟県	H27/11/24	第4143号
石川県	H28/2/29	第9368号
山梨県	H29/3/1	第3574号
奈良県	H28/3/4	第2534号
	H29/3/3	第2570号
滋賀県	H28/3/4	第3248号
高知県	H27/9/30	第1404号
福岡県	H27/9/4	第201183号

以下は実際に勉強し、受験にのぞんだ担当者の個人的な学習ポイントです。

◎その１　簡単な法規で点数をかせぐ

出題範囲はかなり絞られているため、点をとりやすい項目になります。

◎その２　基礎化学の計算問題はパターン化されている

主に高校の教科書程度の内容で出題されています。本書の編集にあたり、東京書籍、啓林館、実教出版等の高校化学の教科書を参考にしました。計算問題はパターン化されているため、新しいタイプの問題はあまりないようです。

◎その３　実地は狭い範囲で徹底的に覚える

出題頻度の高い毒物劇物から覚えることを推奨します。本書で出題数が多い物質ということは、全国でも多く出題されている傾向になるようです。

◎その４　受験地の過去問以外も勉強する

受験地の過去問だけで合格するのは、少し難しいでしょう。理由は、出題者側が過去に出題した問題を外して試験問題を作成するためです。過去問を繰り返し解くことも重要ですが、受験地の出題傾向を確認した上で他県の問題も勉強してみましょう。

目次　関東編

《日本化学会の提案や学習指導要領の改訂による用語・定義の一部変更について》

①「固体から気体への変化」と「気体から固体への変化」は、どちらも「昇華」とされていたが、気体から固体への変化を『凝華（ぎょうか）』とするように変更されている。本書では新旧表記いずれも併記する。

②かつて希ガスとされていた表記を、本書ではすべて「貴ガス」で統一している。

③２族元素についてはすべてアルカリ土類金属に含まれるものとし、遷移元素の範囲は３～12族としている。

1 令和5年度（2023年） 東京都

一般受験者数・合格率《参考》

受験者数（人）	合格者数（人）	合格率（%）
873	350	40.1

〔毒物及び劇物に関する法規〕

【1】次は、毒物及び劇物取締法の条文の一部である。A～Eにあてはまる字句として、正しいものはどれか。

（目的） 第1条

この法律は、毒物及び劇物について、（A）上の見地から必要な取締を行うことを目的とする。

（定義） 第2条第2項

この法律で「劇物」とは、別表第2に掲げる物であって、（B）及び医薬部外品以外のものをいう。

（禁止規定） 第3条第1項

毒物又は劇物の（C）業の登録を受けた者でなければ、毒物又は劇物を販売又は授与の目的で（C）してはならない。

（禁止規定） 第3条の3

興奮、（D）又は麻酔の作用を有する毒物又は劇物（これらを含有する物を含む。）であって政令で定めるものは、みだりに摂取し、若しくは吸入し、又はこれらの目的で（E）してはならない。

☐ A	1．危機管理	2．労働安全	3．公衆衛生	4．保健衛生
B	1．化粧品	2．指定薬物	3．食品	4．医薬品
C	1．製造	2．卸売販売	3．製造販売	4．貸与
D	1．鎮静	2．錯乱	3．幻覚	4．酩酊（めいてい）
E	1．貯蔵	2．譲渡	3．所持	4．使用

【2】次は、毒物及び劇物取締法、同法施行令及び同法施行規則に関する記述である。毒物又は劇物の営業の登録に関する記述の正誤について、正しい組合せはどれか。

A．毒物又は劇物の製造業の登録は、5年ごとに更新を受けなければ、その効力を失う。

B．毒物又は劇物の輸入業の登録は、営業所ごとに受けなければならない。

C．毒物又は劇物の販売業の登録を受けようとする者は、その店舗の所在地の都道府県知事を経て、厚生労働大臣に申請書を出さなければならない。

D．毒物又は劇物の販売業の登録は、一般販売業、農業用品目販売業及び特定品目販売業に分けられる。

	A	B	C	D
☐ 1．	正	正	正	誤
2．	正	正	誤	正
3．	正	誤	誤	誤
4．	誤	誤	正	誤

【3】次は、毒物及び劇物取締法、同法施行令及び同法施行規則に関する記述である。法第12条第2項において、毒物劇物営業者が毒物又は劇物を販売するためにその容器及び被包に表示しなければならないと規定されている事項の正誤について、正しい組合せはどれか。

A．毒物又は劇物の名称

B．毒物又は劇物の成分及びその含量

C．製造所、営業所又は店舗の名称

	A	B	C
☐ 1．	正	正	正
2．	正	正	誤
3．	正	誤	正
4．	誤	正	正

【4】次は、毒物及び劇物取締法、同法施行令及び同法施行規則に関する記述である。法第3条の4において「引火性、発火性又は爆発性のある毒物又は劇物であって政令で定めるものは、業務その他正当な理由による場合を除いては、所持してはならない。」とされている。次のA～Dのうち、この「政令で定めるもの」に該当するものはどれか。正しいものの組合せを選びなさい。

A．メタノール

B．ナトリウム

C．カリウム

D．塩素酸カリウム

☐ 1．A、B　　2．A、C
3．B、D　　4．C、D

【5】次は、毒物及び劇物取締法、同法施行令及び同法施行規則に関する記述である。毒物劇物取扱責任者に関する記述の正誤について、正しい組合せはどれか。

A．16歳の者は、毒物劇物特定品目販売業の店舗における毒物劇物取扱責任者となることができる。

B．薬剤師は、毒物劇物輸入業者の営業所における毒物劇物取扱責任者になることができない。

C．農業用品目毒物劇物取扱者試験に合格した者は、農業用品目のみを取り扱う輸入業の営業所の毒物劇物取扱責任者になることができる。

	A	B	C
☐ 1．	正	誤	誤
2．	誤	正	誤
3．	誤	誤	正
4．	誤	誤	誤

【6】次は、毒物及び劇物取締法、同法施行令及び同法施行規則に関する記述である。次のA～Dのうち、法第22条に基づく毒物劇物業務上取扱者として、届出が必要なものはどれか。正しいものの組合せを選びなさい。

A．トルエンを使用して、シンナーの製造を行う事業

B．四アルキル鉛を含有する製剤を使用して、石油の精製を行う事業

C．シアン化カリウムを使用して、電気めっきを行う事業

D．亜砒(ひ)酸を使用して、しろありの防除を行う事業

☐ 1．A、B　　2．A、D

3．B、C　　4．C、D

【7】次は、毒物又は劇物の取扱い等に関する記述である。毒物及び劇物取締法、同法施行令及び同法施行規則の規定に照らし、毒物劇物営業者が、その取扱いに係る毒物又は劇物の事故の際に講じた措置に関する記述の正誤について、正しい組合せはどれか。

A．毒物劇物製造業者の製造所において劇物が飛散し、周辺住民の多数の者に保健衛生上の危害が生ずるおそれがあったため、直ちに、その旨を保健所、警察署及び消防機関に届け出るとともに、保健衛生上の危害を防止するために必要な応急の措置を講じた。

B．毒物劇物販売業者が取り扱う毒物が盗難にあったが、特定毒物ではなかったため、警察署に届け出なかった。

C．毒物劇物輸入業者の営業所内で保管していた劇物が盗難にあったが、保健衛生上の危害が生ずるおそれがない量であったので、警察署に届け出なかった。

D．毒物劇物販売業者の店舗で毒物を紛失したため、少量ではあったが、直ちに、その旨を警察署に届け出た。

	A	B	C	D
☐ 1．	正	正	誤	誤
2．	正	誤	誤	正
3．	誤	誤	正	正
4．	誤	正	誤	正

【8】次は、毒物又は劇物の取扱い等に関する記述である。毒物及び劇物取締法、同法施行令及び同法施行規則の規定に照らし、毒物劇物営業者が毒物又は劇物を販売する際の行為に関する記述の正誤について、正しい組合せはどれか。

A．販売した日から３年が経過したため、譲受人から提出を受けた、法で定められた事項を記載した書面を廃棄した。

B．交付を受ける者の年齢を身分証明書で確認したところ、17歳であったので、劇物を交付した。

C．毒物を法人たる毒物劇物営業者に販売した際、その都度、毒物の名称及び数量、販売した年月日、譲受人の名称及び主たる事務所の所在地を書面に記載した。

D．毒物劇物営業者以外の個人に劇物を販売した翌日に、法で定められた事項を記載した書面の提出を受けた。

	A	B	C	D
☐ 1．	正	誤	正	正
2．	誤	正	正	誤
3．	誤	誤	正	誤
4．	正	誤	誤	誤

【9】次は、毒物又は劇物の取扱い等に関する記述である。毒物及び劇物取締法、同法施行令及び同法施行規則の規定に照らし、毒物劇物営業者における毒物又は劇物を取り扱う設備等に関する記述の正誤について、正しい組合せはどれか。

A．劇物の販売業者が、劇物を貯蔵する設備として、劇物とその他の物とを区分して貯蔵できるものを設けた。

B．毒物劇物取扱責任者によって、毒物を陳列する場所を常時直接監視することが可能であるため、その場所にかぎをかける設備を設けなかった。

C．毒物の製造業者が、毒物が製造所の外に飛散し、漏れ、流れ出、若しくはしみ出、又は製造所の地下にしみ込むことを防ぐのに必要な措置を講じた。

D．劇物の製造業者が、製造頻度が低いことを理由に、製造所において、劇物を含有する粉じん、蒸気又は廃水の処理に要する設備及び器具を備えなかった。

	A	B	C	D
☐ 1．	正	誤	正	誤
2．	正	正	誤	正
3．	正	誤	誤	誤
4．	誤	誤	正	正

【10】次は、毒物又は劇物の取扱い等に関する記述である。毒物及び劇物取締法、同法施行令及び同法施行規則の規定に照らし、塩化水素20％を含有する製剤で液体状のものを、車両1台を使用して、1回につき6000kg運搬する場合の運搬方法に関する記述の正誤について、正しい組合せはどれか。[改]

A．2人が乗車し、3時間ごとに交替して運転し、12時間後に目的地に着いた。

B．1人の運転者による連続運転時間（1回がおおむね連続10分以上で、かつ、合計が30分以上の運転の中断をすることなく連続して運転する時間をいう。）が、6時間であるため、交替して運転する者を同乗させなかった。

C．車両に、法で定められた保護具を1人分備えた。

D．車両には、運搬する劇物の名称、成分及びその含量並びに事故の際に講じなければならない応急の措置の内容を記載した書面を備えた。

	A	B	C	D
☐ 1．	正	正	正	正
2．	正	誤	誤	正
3．	誤	誤	正	誤
4．	誤	誤	誤	正

【11】次は、毒物又は劇物の取扱い等に関する記述である。毒物及び劇物取締法、同法施行令及び同法施行規則の規定に照らし、特定毒物の取扱いに関する記述について、正しいものはどれか。

☐ 1．特定毒物研究者が、特定毒物を学術研究以外の用途で使用した。
2．特定毒物使用者は、厚生労働大臣の指定を受けなければならない。
3．特定毒物研究者が、その許可が効力を失った日から30日後に、現に所有する特定毒物の品名及び数量を届け出た。
4．毒物劇物製造業者が、毒物の製造のために特定毒物を使用した。

【12】次は、毒物劇物営業者又は毒物劇物業務上取扱者である「A」～「D」の4者に関する記述である。毒物及び劇物取締法、同法施行令及び同法施行規則の規定に照らし、（1）～（5）の問いに答えなさい。ただし、「A」、「B」、「C」、「D」は、それぞれ別人又は別法人であるものとする。

「A」：毒物劇物輸入業者
硝酸を輸入できる登録のみを受けている事業者である。

「B」：毒物劇物製造業者
20％硝酸水溶液を製造できる登録のみを受けている事業者である。

「C」：毒物劇物一般販売業者
毒物及び劇物を販売できる登録のみを受けている事業者である。

「D」：毒物劇物業務上取扱者
研究所において、硝酸及び20％硝酸水溶液を学術研究のために使用している事業者である。硝酸及び硝酸を含有する製剤以外の毒物及び劇物は扱っておらず、毒物及び劇物取締法に基づく登録・許可はいずれも受けていない。

（1）「A」、「B」、「C」、「D」における販売等に関する記述の正誤について、正しい組合せはどれか。

ア．「A」は、自ら輸入した硝酸を「B」に販売することができる。
イ．「A」は、自ら輸入した硝酸を「D」に販売することができる。
ウ．「B」は、自ら製造した20％硝酸水溶液を「C」に販売することができる。
エ．「C」は、20％硝酸水溶液を「D」に販売することができる。

	ア	イ	ウ	エ
☐ 1．	正	正	正	正
2．	正	誤	正	正
3．	誤	正	正	誤
4．	誤	誤	誤	正

（2）「A」は、登録を受けている営業所において、新たに30％硝酸水溶液を輸入することになった。「A」が行わなければならない手続として、正しいものはどれか。

☐ 1．原体である硝酸の輸入の登録を受けているため、法的手続は要しない。
2．30％硝酸水溶液を輸入した後、直ちに輸入品目の登録の変更を受けなければならない。
3．30％硝酸水溶液を輸入した後、30日以内に輸入品目の登録の変更を届け出なければならない。
4．30％硝酸水溶液を輸入する前に、輸入品目の登録の変更を受けなければならない。

（3）「B」は、毒物劇物製造業の登録を受けている製造所の名称を「株式会社X 東京工場」から「株式会社X 品川工場」に変更することとなった。変更内容は、名称のみであり、法人格には変更がない。この場合に必要な手続に関する記述について、正しいものはどれか。

☐ 1．名称変更前に、新たに登録申請を行わなければならない。
2．名称変更後30日以内に、変更届を提出しなければならない。
3．名称変更前に、登録変更申請を行わなければならない。
4．名称変更後30日以内に、登録票再交付申請を行わなければならない。

（4）「C」は、東京都渋谷区にある店舗において毒物劇物一般販売業の登録を受けているが、この店舗を廃止し、東京都豊島区に新たに設ける店舗に移転して、引き続き毒物劇物一般販売業を営む予定である。この場合に必要な手続に関する記述の正誤について、正しい組合せはどれか。

ア．豊島区内の店舗へ移転した後、30日以内に登録票の書換え交付を申請しなければならない。
イ．豊島区内の店舗で業務を始める前に、新たに豊島区内の店舗で毒物劇物一般販売業の登録を受けなければならない。
ウ．豊島区内の店舗で業務を始める前に、店舗所在地の変更届を提出しなければならない。
エ．渋谷区内の店舗を廃止した後、30日以内に廃止届を提出しなければならない。

	ア	イ	ウ	エ
☐ 1．	正	正	誤	誤
2．	正	誤	正	誤
3．	誤	正	誤	正
4．	誤	誤	誤	誤

（5）「D」に関する記述の正誤について、正しい組合せはどれか。

ア．硝酸及び20％硝酸水溶液の貯蔵場所には、「医薬用外」の文字及び「劇物」の文字を表示しなければならない。

イ．飲食物の容器として通常使用される物を、硝酸の保管容器として使用した。

ウ．20％硝酸水溶液を小分けしたが、自らが使用するだけなので小分けした容器に「医薬用外劇物」の文字を表示する必要はない。

エ．研究所閉鎖時には、毒物劇物業務上取扱者の廃止届を提出しなければならない。

	ア	イ	ウ	エ
☐ 1．	正	誤	誤	誤
2．	正	誤	誤	正
3．	誤	正	誤	正
4．	誤	誤	正	誤

〔基礎化学〕

【13】 酸、塩基及び中和に関する記述の正誤について、正しい組合せはどれか。

A．中和点における水溶液は常に中性を示す。

B．ブレンステッド・ローリーの定義による塩基とは、水素イオンを相手から受け取る物質である。

C．リン酸は３価の塩基である。

	A	B	C
☐ 1．	正	正	誤
2．	正	誤	誤
3．	誤	誤	正
4．	誤	正	誤

【14】 5.0mol/Lの酢酸水溶液のpHとして、正しいものはどれか。ただし、酢酸の化学式はCH_3COOH、電離度は0.002、水溶液の温度は25℃とする。また、25℃における水のイオン積は、$[H^+][OH^-]=1.0\times10^{-14}\ (mol/L)^2$とする。

☐ 1．pH２　　2．pH３　　3．pH４　　4．pH５

【15】 濃度不明の塩酸水溶液80mLを過不足なく中和するのに、0.020mol/Lの水酸化カルシウム水溶液200mLを要した。この塩酸水溶液のモル濃度（mol/L）として、正しいものはどれか。

☐ 1．0.010mol/L　　2．0.025mol/L　　3．0.050mol/L　　4．0.10mol/L

【16】塩化アンモニウム、酢酸ナトリウム、硝酸、水酸化バリウムそれぞれの0.1mol/L水溶液について、pHの小さいものから並べた順番として、正しいものはどれか。

☑ 1．硝酸 ＜ 酢酸ナトリウム ＜ 塩化アンモニウム ＜ 水酸化バリウム
2．硝酸 ＜ 塩化アンモニウム ＜ 酢酸ナトリウム ＜ 水酸化バリウム
3．水酸化バリウム ＜ 塩化アンモニウム ＜ 酢酸ナトリウム ＜ 硝酸
4．水酸化バリウム ＜ 酢酸ナトリウム ＜ 塩化アンモニウム ＜ 硝酸

【17】次の化合物のうち、正塩はどれか。

☑ 1．NaH_2PO_4　　2．$NaHCO_3$
3．$MgCl(OH)$　　4．CH_3COONH_4

【18】次の記述の（A）及び（B）にあてはまるものとして、正しい組合せはどれか。ただし、原子量は、水素＝1、炭素＝12、酸素＝16とする。

トルエンの化学式は（A）であり、その分子量は（B）である。

	A	B
☑ 1．	⌬−OH	89
2．	⌬−OH	94
3．	⌬−CH_3	87
4．	⌬−CH_3	92

【19】ある気体を容器に入れ、8.3×10^5Pa、127℃に保ったとき、気体の密度は7.0g/Lであった。この気体の分子量として、正しいものはどれか。ただし、この気体は理想気体とする。また、気体定数は、8.3×10^3［Pa・L/(K・mol)］とし、絶対温度T（K）とセ氏温度（セルシウス温度）t（℃）の関係は、$T=t+273$とする。

☑ 1．28　　2．30
3．32　　4．44

【20】次の３つの熱化学方程式を用いて、メタンCH_4の生成熱を計算したとき、正しいものはどれか。ただし、（固）は固体、（気）は気体、（液）は液体の状態を示す。

① C（固・黒鉛）＋ O_2（気）＝ CO_2（気）＋ 394kJ
② $2H_2$（気）＋ O_2（気）＝ $2H_2O$（液）＋ 572kJ
③ CH_4（気）＋ $2O_2$（気）＝ CO_2（気）＋ $2H_2O$（液）＋ 891kJ

☐ 1．75kJ　2．211kJ
3．－75kJ　4．－211kJ

【21】白金電極を用いて硫酸銅（Ⅱ）水溶液を2.00Ａの電流で32分10秒間電気分解したとき、析出する銅の質量（g）として、最も近いものはどれか。ただし、原子量は、Cu＝63.5とし、ファラデー定数は、9.65×10^4C/molとする。

☐ 1．1.27g　2．2.54g
3．3.81g　4．5.08g

【22】次の①～③は、オストワルト法により硝酸を製造するときの化学反応式である。この反応式に従った場合、17kgのアンモニアから製造される硝酸の質量（kg）として、最も近いものはどれか。ただし、反応は完全に進行するものとし、原子量は、水素＝１、窒素＝14、酸素＝16とする。

① $4NH_3 + 5O_2 \xrightarrow{Pt} 4NO + 6H_2O$
② $2NO + O_2 \longrightarrow 2NO_2$
③ $3NO_2 + H_2O \longrightarrow 2HNO_3 + NO$

☐ 1．17kg　2．34kg
3．63kg　4．126kg

【23】同種の原子が２個結合した次の分子のうち、２個の原子どうしが三重結合であるものはどれか。

☐ 1．H_2　2．F_2
3．O_2　4．N_2

【24】次の各元素のうち、遷移元素に分類されているものはどれか。

☐ 1．N　2．Cu
3．Mg　4．Al

【25】次の元素とその炎色反応の色との組合せの正誤について、正しい組合せはどれか。

	元素	炎色反応の色
A.	ストロンチウム	青緑
B.	カルシウム	橙赤
C.	カリウム	赤紫
D.	ナトリウム	赤

	A	B	C	D
1.	正	正	誤	正
2.	誤	正	正	誤
3.	誤	正	誤	誤
4.	誤	誤	正	正

【26】2－プロパノールの化学式として、正しいものはどれか。

1. $H_3C-CH_2-CH_2-OH$
2. $H_3C-CH(OH)-CH_3$
3. $HO-CH_2-CH(OH)-CH_2-OH$
4. $H_3C-CH_2-CH(OH)-CH_3$

【27】アニリン、フェノール、安息香酸を溶解させたジエチルエーテル溶液について、以下の分離操作を行った。（A）及び（B）にあてはまる化合物名として、正しい組合せはどれか。ただし、溶液中には上記化合物以外の物質は含まれていないものとする。

> 分液漏斗（ろうと）に、このジエチルエーテル溶液を入れ、塩酸を加えて振り混ぜ、静置すると、水層には（A）の塩が分離される。水層を除き、残ったジエチルエーテル層に、さらに炭酸水素ナトリウム水溶液を加えて振り混ぜ、静置する。その後、ジエチルエーテル層を除き、水層を回収する。回収した水層に塩酸を加えると、（B）が遊離する。

	A	B
1.	アニリン	安息香酸
2.	アニリン	フェノール
3.	フェノール	アニリン
4.	フェノール	安息香酸

〔実地（性質・貯蔵・取扱い方法等）〕

【28】 次は、2, 2’−ジピリジリウム−1, 1’−エチレンジブロミド（ジクワットとも呼ばれる。）に関する記述である。（1）～（5）の問いに答えなさい。

> 2, 2’−ジピリジリウム−1, 1’−エチレンジブロミド（ジクワットとも呼ばれる。）は（A）。化学式は（B）である。2, 2’−ジピリジリウム−1, 1’−エチレンジブロミドのみを有効成分として含有する製剤は、毒物及び劇物取締法により（C）に指定されている。農薬としての用途は（D）であり、最も適切な廃棄方法は（E）である。

（1）（A）にあてはまるものはどれか。

☐ 1．無色の固体で、水にほとんど溶けない
2．淡黄色の固体で、水に溶けやすい
3．褐色の液体で、水にほとんど溶けない
4．無色の液体で、水に溶けやすい

（2）（B）にあてはまるものはどれか。

☐ 1．

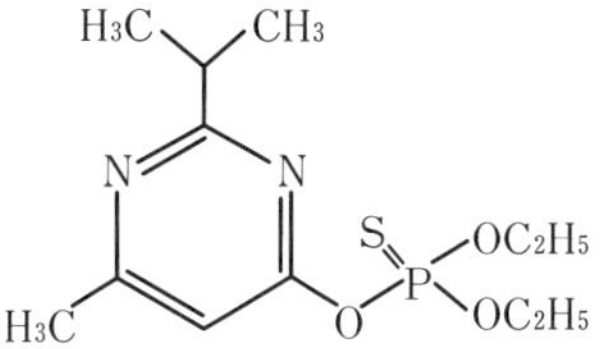

H_3C　CH_3　N　N　S　OC_2H_5　P　OC_2H_5　H_3C　O

2．

O　H　H　H_3C—O—P—O—C＝C—C—N—CH_3　O　CH_3　O　H_3C—O

3．

$$\left[\begin{array}{c} CH_3 \\ | \\ Cl—CH_2—CH_2—N^+—CH_3 \\ | \\ CH_3 \end{array}\right]\cdot Cl^-$$

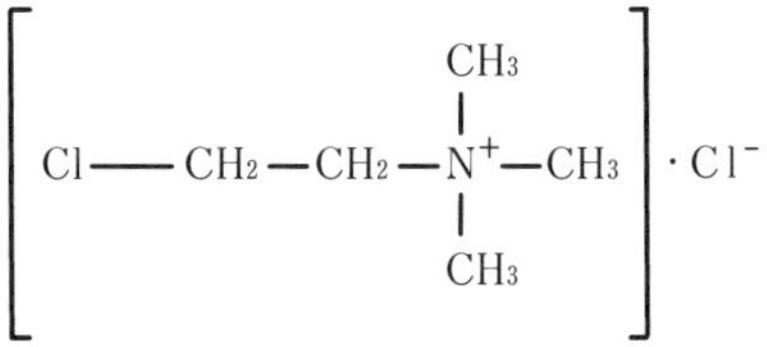

4．

$$\left[\ N^+ \quad N^+\ \right]\cdot 2Br^-$$

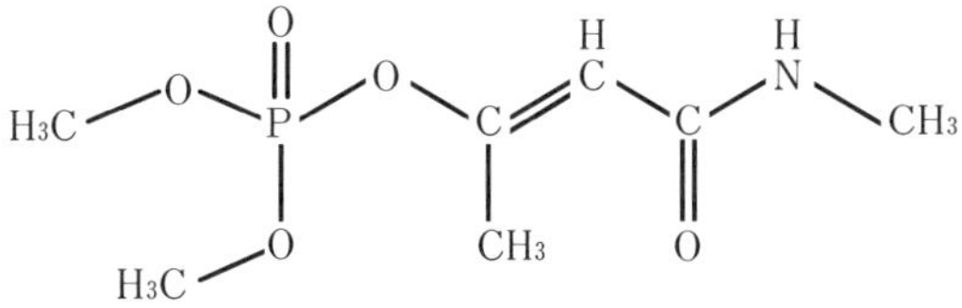

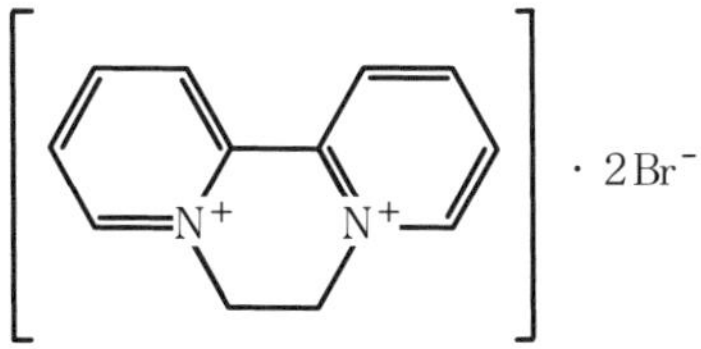

（3）（C）にあてはまるものはどれか。

☐ 1．毒物
2．0.5%を超えて含有するものは毒物、0.5%以下を含有するものは劇物
3．劇物
4．0.5%以下を含有するものを除き、劇物

（4）（D）にあてはまるものはどれか。

☐ 1．除草剤　　2．殺鼠剤
3．植物成長調整剤　　4．殺虫剤

（5）（E）にあてはまるものはどれか。

☐ 1．活性汚泥法　　2．中和法
3．固化隔離法　　4．燃焼法

【29】（クロロメチル）ベンゼン（塩化ベンジルとも呼ばれる。）に関する記述の正誤について、正しい組合せはどれか。

A．刺激臭を有する無色の液体である。
B．水分の存在下で多くの金属を腐食する。
C．劇物に指定されている。

	A	B	C
☐ 1．	正	正	正
2．	正	正	誤
3．	正	誤	正
4．	誤	誤	誤

【30】 水銀に関する記述の正誤について、正しい組合せはどれか。

A．銀白色の液体の金属である。
B．ナトリウムと合金をつくる。
C．毒物に指定されている。

	A	B	C
☐ 1．	正	正	正
2．	正	正	誤
3．	正	誤	正
4．	誤	正	正

【31】スルホナールに関する記述の正誤について、正しい組合せはどれか。

A．無色の結晶性粉末である。

B．木炭とともに加熱すると、メルカプタンの臭気を放つ。

C．毒物に指定されている。

	A	B	C
☐ 1．	正	正	誤
2．	正	誤	正
3．	誤	正	正
4．	誤	誤	誤

【32】発煙硫酸に関する記述の正誤について、正しい組合せはどれか。

A．潮解性がある。

B．水と急激に接触すると発熱する。

C．可燃物、有機物と接触すると発火のおそれがある。

	A	B	C
☐ 1．	正	正	正
2．	正	正	誤
3．	正	誤	正
4．	誤	正	正

【33】ピクリン酸に関する記述の正誤について、正しい組合せはどれか。

A．淡黄色の光沢ある結晶である。

B．官能基として、ニトロ基を有する。

C．染料として用いられる。

	A	B	C
☐ 1．	正	正	正
2．	正	正	誤
3．	正	誤	正
4．	誤	誤	正

【34】次の記述のA～Cにあてはまる字句として、正しい組合せはどれか。

> ナトリウムは、（A）の固体で、通常、（B）に保管する。毒物及び劇物取締法により（C）に指定されている。

	A	B	C
☐ 1.	銀白色	水中	毒物
2.	茶褐色	水中	劇物
3.	銀白色	石油中	劇物
4.	茶褐色	石油中	毒物

【35】次の記述のA～Cにあてはまる字句として、正しい組合せはどれか。

> 沃(よう)素は、（A）であり、（B）を有する。（C）作用がある。

	A	B	C
☐ 1.	赤褐色の液体	昇華性	還元
2.	赤褐色の液体	風解性	酸化
3.	黒灰色で光沢のある結晶	昇華性	酸化
4.	黒灰色で光沢のある結晶	風解性	還元

【36】次の記述のA～Cにあてはまる字句として、正しい組合せはどれか。

> 三塩化燐(りん)は、刺激臭を有する（A）であり、（B）である。毒物及び劇物取締法により（C）に指定されている。

	A	B	C
☐ 1.	淡黄色の固体	不燃性	劇物
2.	淡黄色の固体	可燃性	毒物
3.	無色の液体	可燃性	劇物
4.	無色の液体	不燃性	毒物

【37】次の記述のA～Cにあてはまる字句として、正しい組合せはどれか。

> ニコチンは、無色の（A）であるが、空気中ではすみやかに褐変する。加熱分解して、有毒な（B）を生成する。毒物及び劇物取締法により（C）に指定されている。

	A	B	C
☐ 1.	油状液体	塩化水素	劇物
2.	油状液体	一酸化炭素	毒物
3.	板状結晶	一酸化炭素	劇物
4.	板状結晶	塩化水素	毒物

【38】 次の記述のA～Cにあてはまる字句として、正しい組合せはどれか。

> 2－メルカプトエタノールは、無色で（A）液体である。化学式は（B）であり、（C）として用いられる。

	A	B	C
☐ 1.	無臭の	$ClCH_2CH_2OH$	化学繊維・樹脂添加剤
2.	特徴的臭気を有する	$ClCH_2CH_2OH$	除草剤
3.	特徴的臭気を有する	$HSCH_2CH_2OH$	化学繊維・樹脂添加剤
4.	無臭の	$HSCH_2CH_2OH$	除草剤

【39】 亜硝酸カリウムの性状等に関する記述のうち、正しいものはどれか。

☐ 1. 無色又は淡黄色の特有の臭気を有する液体である。空気に触れると赤褐色になる。
2. 無色の刺激臭を有する気体である。空気中で発煙する。
3. 白色又は微黄色の固体である。空気中で徐々に酸化する。
4. 青色の固体である。風解性がある。

【40】 シアナミドの性状等に関する記述のうち、正しいものはどれか。

☐ 1. エーテル様の臭気を有する無色の液体である。化学式はCH_3CNである。
2. 吸湿性、潮解性を有する無色の固体である。化学式はH_2NCNである。
3. 無色の油状液体である。化学式はH_2NNH_2である。
4. アンモニア臭を有する無色の気体である。化学式はCH_3NH_2である。

【41】 蓚（しゅう）酸（二水和物）の性状等に関する記述のうち、正しいものはどれか。

☐ 1. 無色の刺激臭を有する液体である。皮なめし助剤として用いられる。
2. 無色の昇華性を有する固体である。漂白剤として用いられる。
3. 黄色から赤色の固体である。顔料として用いられる。
4. 無色のビタミン臭を有する気体である。特殊材料ガスとして用いられる。

【42】三塩化硼素の性状等に関する記述のうち、正しいものはどれか。

☐ 1．無色の結晶又は白色粉末である。大気中で風化する。
2．暗紫色又は暗赤紫色の潮解性結晶である。大気中で酸化して白煙を発生する。
3．淡黄色の固体である。光により分解して黒変する。
4．無色の刺激臭を有する気体である。水と反応して塩化水素ガスを発生する。

【43】2，3－ジヒドロ－2，2－ジメチル－7－ベンゾ［b］フラニル－N－ジブチルアミノチオ－N－メチルカルバマート（別名：カルボスルファン）の性状等に関する記述のうち、正しいものはどれか。

☐ 1．褐色の粘稠液体である。殺虫剤として用いられる。
2．無色又は白色の結晶である。除草剤として用いられる。
3．暗赤色から暗灰色の結晶性粉末である。殺鼠剤として用いられる。
4．無色の液体である。高純度合成シリカ原料に用いられる。

【44】三塩化アンチモンの性状等に関する記述のうち、正しいものはどれか。

☐ 1．無色の液体である。最も適切な廃棄方法は燃焼法である。
2．赤褐色の粉末である。最も適切な廃棄方法は固化隔離法である。
3．白色から淡黄色の固体である。最も適切な廃棄方法は沈殿法である。
4．無色の気体である。最も適切な廃棄方法は活性汚泥法である。

【45】炭酸バリウムの性状等に関する記述のうち、正しいものはどれか。

☐ 1．暗赤色の固体である。水によく溶ける。
2．無色の刺激臭を有する液体である。水に極めて溶けやすい。
3．淡黄褐色の液体である。水にほとんど溶けない。
4．白色の粉末である。水にほとんど溶けない。

【46】五弗化砒素の性状等に関する記述のうち、正しいものはどれか。

☐ 1．刺激臭を有する無色の気体である。最も適切な廃棄方法は沈殿隔離法である。
2．純粋なものは白色だが、一般には淡黄色の固体である。最も適切な廃棄方法は中和法である。
3．かすかなエステル臭を有する無色の液体である。最も適切な廃棄方法は燃焼法である。
4．黄色の粉末である。最も適切な廃棄方法は還元沈殿法である。

【47】ニトロベンゼンの性状等に関する記述のうち、正しいものはどれか。

☐ 1．黄色から赤色の固体である。触媒として用いられる。
2．無色又は微黄色の油状液体である。純アニリンの製造原料として用いられる。
3．黄緑色の気体である。漂白剤（さらし粉）の原料として用いられる。
4．無色又は白色の固体である。染料の原料として用いられる。

【48】モノクロル酢酸の性状等に関する記述のうち、正しいものはどれか。

☐ 1．腐ったキャベツ様の臭気を有する無色の気体である。官能基としてチオール基を有する。
2．果実様の芳香を有する無色透明の液体である。官能基としてエステル結合を有する。
3．潮解性を有する無色の結晶である。官能基としてカルボキシ基を有する。
4．淡黄褐色の粘稠（ちゅう）な透明液体である。官能基としてエーテル結合を有する。

【49】4つの容器にA～Dの物質が入っている。それぞれの物質は、アクロレイン、カルタップ（1, 3－ジカルバモイルチオ－2－（N, N－ジメチルアミノ）－プロパン塩酸塩）、硫化カドミウム、六弗（ふっ）化セレンのいずれかであり、それぞれの性状等は次の表のとおりである。（1）～（5）の問に答えなさい。

A．無色又は帯黄色の液体であり、水に溶けやすい。アルカリ性で激しく反応し重合する。
B．無色又は白色の固体である。水に溶けやすく、エーテル、ベンゼンにほとんど溶けない。
C．無色の気体である。水、有機溶媒にほとんど溶けず、空気中で発煙する。
D．黄橙色の固体である。水に極めて溶けにくい。

（1）A～Dにあてはまる物質について、正しい組合せはどれか。

	A	B	C	D
☐ 1．	硫化カドミウム	カルタップ	六弗（ふっ）化セレン	アクロレイン
2．	硫化カドミウム	六弗（ふっ）化セレン	カルタップ	アクロレイン
3．	アクロレイン	カルタップ	六弗（ふっ）化セレン	硫化カドミウム
4．	アクロレイン	六弗（ふっ）化セレン	カルタップ	硫化カドミウム

（2）物質Aの化学式として、正しいものはどれか。

☐ 1．$CH_2=CH-CONH_2$　　2．$CH_2=CH-CHO$
3．CdS　　4．P_2S_5

（3）物質Bの主な用途として、正しいものはどれか。

☐ 1．半導体原料　　2．殺虫剤
3．除草剤　　4．顔料

（4）物質Cの廃棄方法として、最も適切なものはどれか。

☐ 1．沈殿隔離法　　2．燃焼法
3．酸化法　　4．還元法

（5）物質A～Dのうち、毒物及び劇物取締法上「毒物」に指定されているものはどれか。

☐ 1．物質A　　2．物質B　　3．物質C　　4．物質D

【50】 あなたの店舗ではメタノールを取り扱っています。次の（1）～（5）の問いに答えなさい。

（1）「性状や規制区分等について教えてください。」という質問を受けました。質問に対する回答の正誤について、正しい組合せはどれか。

A．毒物に指定されています。
B．水とはほとんど混和せず、分離します。
C．無色透明な液体です。

	A	B	C
☐ 1．	正	誤	誤
2．	誤	正	誤
3．	誤	誤	正
4．	誤	誤	誤

（2）「人体に対する影響や応急措置等について教えてください。」という質問を受けました。質問に対する回答の正誤について、正しい組合せはどれか。

A．誤飲により視神経を障害し、失明することがあります。
B．摂取により代謝性アシドーシスを生じることが中毒症状を引き起こす一因です。
C．エタノールが中毒治療に使用されることがあります。

	A	B	C
☐ 1．	正	正	正
2．	正	正	誤
3．	正	誤	正
4．	誤	正	正

（3）「取扱いの注意事項について教えてください。」という質問を受けました。質問に対する回答の正誤について、正しい組合せはどれか。

A．火災の危険性があるため、酸化剤との接触は避けてください。

B．揮発性があるため、容器は密閉して冷暗所に保管してください。

C．ガラスを腐食するため、ガラス製の容器には保管しないでください。

	A	B	C
☐ 1．	正	正	正
2．	正	正	誤
3．	正	誤	正
4．	誤	正	正

（4）「性質について教えてください。」という質問を受けました。質問に対する回答の正誤について、正しい組合せはどれか。

A．ジエチルエーテルには溶解しません。

B．サリチル酸と濃硫酸とともに熱すると、芳香のあるサリチル酸メチルエステルを生成します。

C．引火性があります。

	A	B	C
☐ 1．	正	正	誤
2．	正	誤	正
3．	誤	正	正
4．	誤	誤	誤

（5）「廃棄方法について教えてください。」という質問を受けました。質問に対する回答として、最も適切なものはどれか。

☐ 1．酸で中和させた後、水で希釈して処理します。

2．希硫酸に溶かし、硫酸第一鉄水溶液を過剰に用いて還元した後、炭酸ナトリウム水溶液で処理し、沈殿濾（ろ）過します。

3．焼却炉の火室に噴霧し、焼却します。

4．セメントを用いて固化し、溶出試験を行い、溶出量が判定基準以下であることを確認して埋立処分します。

【51】４つの容器にＡ～Ｄの物質が入っている。それぞれの物質は、エピクロルヒドリン、重クロム酸アンモニウム、水素化砒素、NAC（Ｎ－メチル－１－ナフチルカルバメート、カルバリル）のいずれかであり、それぞれの性状等は次の表のとおりである。（1）～（5）の問いに答えなさい。

Ａ．無色の液体である。クロロホルムに似た刺激臭がある。
Ｂ．白色の固体である。水に溶けにくい。
Ｃ．橙赤色の結晶である。水によく溶ける。
Ｄ．無色のニンニク臭を有する気体である。

（1）Ａ～Ｄにあてはまる物質について、正しい組合せはどれか。

	Ａ	Ｂ	Ｃ	Ｄ
１．	重クロム酸アンモニウム	水素化砒素	エピクロルヒドリン	NAC
２．	重クロム酸アンモニウム	NAC	エピクロルヒドリン	水素化砒素
３．	エピクロルヒドリン	水素化砒素	重クロム酸アンモニウム	NAC
４．	エピクロルヒドリン	NAC	重クロム酸アンモニウム	水素化砒素

（2）物質Ａの化学式として、正しいものはどれか。

□ １．$(NH_4)_2Cr_2O_7$　　２．C_3H_5ClO　　３．$SOCl_2$　　４．$POCl_3$

（3）物質Ｂの中毒時の解毒に用いられる物質として、最も適切なものはどれか。

□ １．硫酸アトロピン　　２．ビタミンK_1
３．チオ硫酸ナトリウム　　４．ジメルカプロール（BALとも呼ばれる。）

（4）物質Ｃの廃棄方法として、最も適切なものはどれか。

□ １．燃焼法　　２．希釈法
３．中和法　　４．還元沈殿法

（5）物質Ｄを含有する製剤の毒物及び劇物取締法上の規制区分について、正しいものはどれか。

□ １．毒物に指定されている。
２．毒物に指定されている。ただし、１％以下を含有するものは劇物に指定されている。
３．劇物に指定されている。
４．劇物に指定されている。ただし、１％以下を含有するものを除く。

▶▶正解＆解説

【1】A…4　B…4　C…1　D…3　E…3

〔解説〕取締法第1条（取締法の目的）。

> この法律は、毒物及び劇物について、（A：保健衛生）上の見地から必要な取締を行うことを目的とする。

取締法第2条（定義）第2項。

> この法律で「劇物」とは、別表第2に掲げる物であって、（B：医薬品）及び医薬部外品以外のものをいう。

取締法第3条（毒物劇物の禁止規定）第1項。

> 毒物又は劇物の（C：製造）業の登録を受けた者でなければ、毒物又は劇物を販売又は授与の目的で（C：製造）してはならない。

取締法第3条の3（シンナー乱用の禁止）。

> 興奮、（D：幻覚）又は麻酔の作用を有する毒物又は劇物（これらを含有する物を含む。）であって政令で定めるものは、みだりに摂取し、若しくは吸入し、又はこれらの目的で（E：所持）してはならない。

【2】2

〔解説〕A．取締法第4条（営業の登録）第3項。

B．取締法第4条（営業の登録）第2項。

C．毒物又は劇物の販売業の登録は、店舗ごとにその店舗の所在地の都道府県知事に申請書を出さなければ、毒物又は劇物を販売することはできない。取締法第4条（営業の登録）第2項。

D．取締法第4条の2（販売業の登録の種類）第1～3号。

【3】2

〔解説〕A＆B．取締法第12条（毒物又は劇物の表示）第2項第1～2号。

C．製造所、営業所又は店舗の名称は、表示しなければならない事項として規定されていない。

【4】3

〔解説〕取締法第3条の4（爆発性がある毒物劇物の所持禁止）、施行令第32条の3（発火性又は爆発性のある劇物）。ナトリウム、塩素酸カリウムを含む塩素酸塩類及びこれを含有する製剤（塩素酸塩類35%以上を含有するものに限る）のほか、亜塩素酸ナトリウム及びこれを含有する製剤（亜塩素酸ナトリウム30%以上含有するものに限る）、ピクリン酸が定められている。

【5】3

〔解説〕A．18歳未満の者は、取扱品目にかかわらず毒物劇物取扱責任者となることができない。取締法第８条（毒物劇物取扱責任者の資格）第２項第１号。

B．毒物劇物取扱責任者になることができるのは、①薬剤師、②応用化学に関する学課を修了した者、③都道府県知事が行う毒物劇物取扱者試験に合格した者である。取締法第８条（毒物劇物取扱責任者の資格）第１項第１～３号。

C．取締法第８条（毒物劇物取扱責任者の資格）第４項。

【6】4

〔解説〕取締法第22条（業務上取扱者の届出等）第１項、施行令第41条、第42条（業務上取扱者の届出）各号。

A＆B．いずれも業務上取扱者の届出は必要ない。

【7】2

〔解説〕A．取締法第17条（事故の際の措置）第１項。

B＆C．毒物又は劇物が盗難にあったときは、その種類や量にかかわらず、直ちに警察署に届け出なければならない。取締法第17条（事故の際の措置）第２項。

D．取締法第17条（事故の際の措置）第２項。

【8】3

〔解説〕A．「販売した日から３年」⇒「販売した日から５年」。取締法第14条（毒物又は劇物の譲渡手続）第４項。

B．18歳未満の者に毒物又は劇物を交付してはならない。取締法第15条（毒物又は劇物の交付の制限等）第１項第１号。

C．取締法第14条（毒物又は劇物の譲渡手続）第１項第１～３号。

D．法令で定められた事項を記載した書面の提出を受け、確認した後でなければ毒物又は劇物を販売又は授与してはならない。取締法第14条（毒物又は劇物の譲渡手続）第２項。

【9】1

〔解説〕A．施行規則第４条の４（製造所等の設備）第１項第２号イ、第２項。

B．常時、毒物劇物取扱責任者が直接監視できるか否かにかかわらず、毒物又は劇物を陳列する場所にはかぎをかける設備を設けなければならない。施行規則第４条の４（製造所等の設備）第１項第３号。

C．施行規則第４条の４（製造所等の設備）第１項第１号イ。

D．製造所においては製造頻度にかかわらず、劇物を含有する粉じん、蒸気又は廃水の処理に要する設備及び器具を備えなければならない。施行規則第４条の４（製造所等の設備）第１項第１号ロ。

【10】2

〔解説〕A．施行令第40条の5（運搬方法）第2項第1号、施行規則第13条の4（交替して運転する者の同乗）第1号。

B．1人の運転者による連続運転時間（1回がおおむね連続10分以上で、かつ、合計が30分以上の運転の中断をすることなく連続して運転する時間をいう）が、4時間（高速道路等のSA又はPA等に駐車又は停車できないため、やむを得ず1人の運転者による連続運転時間が4時間を超える場合は4時間30分）を超えているため、交替して運転する者を同乗させなければならない。施行令第40条の5（運搬方法）第2項第1号、施行規則第13条の4（交替して運転する者の同乗）第1号。

施行規則第13条の4第1号は、法改正により令和6年4月1日から下線部の記述へ変更される（法改正前は「1回が連続10分以上」、「運転者1名による連続運転時間が4時間を超える場合」）ため、注意が必要。

C．「1人分」⇒「2人分以上」。施行令第40条の5（運搬方法）第2項第3号。

D．施行令第40条の5（運搬方法）第2項第4号。

【11】4

〔解説〕取締法第3条の2（特定毒物の禁止規定）第3項。

1．特定毒物研究者は、特定毒物を学術研究以外の用途に使用してはならない。取締法第3条の2（特定毒物の禁止規定）第4項。

2．「厚生労働大臣の指定」⇒「都道府県知事の許可」。取締法第3条の2（特定毒物の禁止規定）第1項。

3．特定毒物研究者が、その許可が効力を失ったときは「15日以内」に、現に所有する特定毒物の品名及び数量を届け出なければならない。取締法第21条（登録が失効した場合等の措置）第1項。

【12】（1）…2　（2）…4　（3）…2　（4）…3　（5）…1

〔解説〕（1）取締法第3条（禁止規定）第3項。

ア＆ウ．輸入業者「A」は自ら輸入した毒物劇物を製造業者「B」に、製造業者「B」は自ら製造した毒物劇物を一般販売業者「C」に、それぞれ販売することができる。

イ．輸入業者「A」は自ら輸入した毒物劇物を、毒物劇物営業者以外の者である業務上取扱者「D」に販売することはできない。

エ．一般販売業者「C」は全ての毒物劇物を販売できるため、業務上取扱者「D」が取り扱う20％硝（しょう）酸水溶液を販売することができる。

（2）登録を受けた毒物劇物以外の品目を輸入しようとするときは、あらかじめ、品目につき登録の変更を受けなければならない。取締法第９条（登録の変更）第１項。

（3）毒物劇物営業者は、製造所、営業所又は店舗の名称を変更しようとするときは、30日以内に変更の旨を都道府県知事に届け出なければならない。取締法第10条（届出）第１項第３号、施行規則第10条の２（営業者の届出事項）第１号。

（4）店舗を移転する場合は、旧店舗で営業廃止の届出をしてから、移転先で新たに登録を受ける必要がある。取締法第10条（届出）第１項第４号、取締法第４条（営業の登録）第２項。

（5）取締法第22条（業務上取扱者の届出等）第４項。

ア．取締法第12条（毒物又は劇物の表示）第３項準用。

イ．すべての劇物の保管容器には、飲食物の容器として通常使用される物を使用してはならない。取締法第11条（毒物又は劇物の取扱い）第４項準用。

ウ．使用者にかかわらず、毒物又は劇物の容器及び被包には、「医薬用外」の文字及び毒物については赤地に白色をもって「毒物」の文字、劇物については白地に赤色をもって「劇物」の文字を表示しなければならない。取締法第12条（毒物又は劇物の表示）第１項準用。

エ．事業を廃止する場合は届出を必要とするが、研究所の閉鎖時は廃止届を提出する必要はない。取締法第22条（業務上取扱者の届出等）第３項。

【13】4

〔解説〕A．中和点における水溶液は、必ずしも中性を示すとは限らない。例えば、強酸＋弱塩基の中和点のpHは酸性側に偏る。

C．リン酸H_3PO_4は３価の「弱酸」である。

【14】1

〔解説〕酢酸CH_3COOHは１価の弱酸で、電離度が0.002であるため、酢酸水溶液中の水素イオン濃度［H^+］は次のとおり。

$1 \times 5.0\text{mol/L} \times 0.002 = 0.01\text{mol/L} = 1.0 \times 10^{-2}\text{mol/L}$

乗数の数がpHの値をあらわすため、pH２となる。

【15】4

〔解説〕中和反応式：$2HCl + Ca(OH)_2 \longrightarrow CaCl_2 + 2H_2O$

塩酸HClは1価の酸、水酸化カルシウム$Ca(OH)_2$は2価の塩基であり、求める濃度を x mol/Lとすると次の等式が成り立つ。

$1 \times x$ mol/L ×（80mL／1000mL）＝2×0.020mol/L×（200mL／1000mL）

両辺に1000をかける。　$1 \times x$ mol/L×80mL＝2×0.020mol/L×200mL

$80x = 8$

$x = 0.10$（mol/L）

【16】2

〔解説〕設問の水溶液についてまとめると、以下のとおりとなる。

1 塩化アンモニウムNH_4Cl…強酸＋弱塩基からなる塩。水溶液中で加水分解するとオキソニウムイオンH_3O^+を生じるため、水溶液は「酸性」を示す。

2 酢酸ナトリウムCH_3COONa…弱酸＋強塩基からなる塩。水溶液中で加水分解すると水酸化物イオンOH^-が生じるため、水溶液は「塩基性」を示す。

3 硝（しょう）酸HNO_3…「強酸」の水溶液。

4 水酸化バリウム$Ba(OH)_2$…酸化バリウムBaOを水H_2Oに溶解させることによって生成された水溶液は、「強塩基性」を示す。

従って、pHの小さい（酸が強い）ものから並べると、硝酸 < 塩化アンモニウム < 酢酸ナトリウム < 水酸化バリウム となる。

【17】4

〔解説〕正塩とは酸のH、塩基のOHをいずれも含まない塩をいう。CH_3COONH_4（酢酸アンモニウム）は、CH_3COO^-とNH_4^+に電離するため、正塩である。

1．NaH_2PO_4（リン酸二水素ナトリウム）は、Na^+とH^+とHPO_4^{2-}に電離するため酸性塩であり、ナトリウムのリン酸塩である。

2．$NaHCO_3$（炭酸水素ナトリウム）は、Na^+とH^+とCO_3^{2-}に電離するため、酸性塩である。

3．MgCl(OH)（塩化水酸化マグネシウム）は、塩基OH^-が残った塩基性塩である。

【18】4

〔解説〕A．トルエンの化学式は$C_6H_5CH_3$であり、ベンゼンC_6H_6の水素H原子1個をメチル基「$-CH_3$」で置換した化合物である。なお、ヒドロキシ基「$-OH$」で置換した化合物は、フェノールC_6H_5OHである。

B．分子量は、(12×6)＋(1×5)＋12＋(1×3)＝92である。

【19】 1

〔解説〕 気体の状態方程式$PV = nRT$を使う。容器の容積は1Lとし、ある気体の質量を求める。

$8.3\times10^5\text{Pa}\times1\text{L} = n\times8.3\times10^3\,[\text{Pa}\cdot\text{L}/(\text{K}\cdot\text{mol})]\times(127℃+273℃)\text{K}$

$$n = \frac{8.3\times10^5\text{Pa}\times1\text{L}}{8.3\times10^3\,[\text{Pa}\cdot\text{L}/(\text{K}\cdot\text{mol})]\times400\text{K}}$$

$$= \frac{100}{400} = 0.25\,(\text{mol})$$

気体の密度7.0g/Lより、0.25molのときの分子量は7.0gとなり、1molのときの分子量をx gとすると、次の比例式で求められる。

$0.25\text{mol} : 7.0\text{g} = 1\text{mol} : x\text{ g}$

$0.25x = 7.0$

$x = 28\,(\text{g})$

【20】 1

〔解説〕 求めるメタンCH_4の生成熱をx kJとすると、燃焼の熱化学方程式は次のとおり。

C（固・黒鉛）＋ $2H_2$（気）＝ CH_4（気）＋ x kJ

次に、設問で提示された①～③の等式を次のように整理する。

① C（固・黒鉛）＝ CO_2（気）－ O_2（気）＋394kJ

② $2H_2$（気）＝ $2H_2O$（液）－ O_2（気）＋ 572kJ

③ CH_4（気）＝ CO_2（気）＋ $2H_2O$（液）－$2O_2$（気）＋891kJ

これらを、メタンの燃焼の熱化学方程式に代入して計算する。

{CO_2（気）－ O_2（気）＋394kJ} ＋ {$2H_2O$（液）－ O_2（気）＋ 572kJ}

＝ {CO_2（気）＋ $2H_2O$（液）－$2O_2$（気）＋891kJ} ＋ x kJ

⇒ x kJ ＝ $CO_2 - CO_2 - 2O_2 + 2O_2 + 2H_2O - 2H_2O$ ＋ 966kJ－891kJ

$x = 75\,(\text{kJ})$

日本化学会の提案や学習指導要領の改訂により、今後「熱化学方程式」ではなく「エンタルピー変化」を使用した問題が出題される可能性があるため、注意が必要。

【21】 1

〔解説〕 白金電極を用いて、硫酸銅（Ⅱ）水溶液を電気分解したとき、陽極及び陰極の反応式は以下のとおりである。

［陽極］ $2H_2O \longrightarrow O_2 + 4H^+ + 4e^-$

［陰極］ $Cu^{2+} + 2e^- \longrightarrow Cu$

ファラデー定数とは、1molの電子がもつ電気量の絶対値をいい、1Aの電流が1秒間流れたときの電気量を1C（クーロン）という。

設問より、2.00Aの電流で32分10秒間電気分解をすると、流れた電気量は、2.00A×（32×60S＋10S）＝3860Cである。ファラデー定数より、電気量は9.65×10^4Cのとき電子1molが流れているため、この電子の物質量は、

$$\frac{3860C}{9.65\times10^4 C/mol}=0.04mol$$

陰極の反応式より、1molの銅Cuを生じるとき必要な電子e^-の物質量は2molとわかるため、0.04molの電子で発生するCuの物質量を x molとすると、次の比例式で求められる。

1mol：2mol＝x mol：0.04mol

$2x=0.04$

$x=0.02$（mol）

銅1mol＝63.5gであるため、0.02molでは63.5×0.02＝1.27gとなる。

【22】3

〔解説〕設問の反応式①～③から、中間生成物である二酸化窒素NO_2と一酸化窒素NOを取り除いて、反応式を1つにまとめる。

1 NO_2を取り除くため、②の反応式と③の反応式の係数を揃えて足す。

$$\begin{array}{ll} (3\times 2NO)+(3\times O_2) & \longrightarrow \cancel{(3\times 2NO_2)} \\ +\ \cancel{(2\times 3NO_2)}+(2\times H_2O) & \longrightarrow (2\times 2HNO_3)+(2\times NO) \\ \hline 6NO+3O_2+2H_2O & \longrightarrow 4HNO_3+2NO \end{array}$$

右辺の2NOを左辺に移項する。　$4NO+3O_2+2H_2O\longrightarrow 4HNO_3$

2 NOを取り除くため、①の反応式と1の反応式を足す。

$$\begin{array}{ll} 4NH_3+5O_2 & \longrightarrow \cancel{4NO}+6H_2O \\ +\ \cancel{4NO}+3O_2+2H_2O & \longrightarrow 4HNO_3 \\ \hline 4NH_3+8O_2+2H_2O & \longrightarrow 4HNO_3+6H_2O \end{array}$$

左辺の$2H_2O$を右辺に移項する。　$4NH_3+8O_2\longrightarrow 4HNO_3+4H_2O$

両辺を4で割り反応式を整える。　$NH_3+2O_2\longrightarrow HNO_3+H_2O$

以上より、アンモニア1molから硝酸1molが製造されることがわかる。
アンモニアNH_3の分子量は、14＋（1×3）＝17、硝酸HNO_3の分子量は、1＋14＋（16×3）＝63。従って、17kgのアンモニアから製造される硝酸は63kgとなる。

【23】4

〔解説〕N_2（窒素）は三重結合である。　N≡N

1＆2．H_2（水素）とF_2（フッ素）は、いずれも単結合である。H－H　F－F

3．O_2（酸素）は二重結合である。　O＝O

【24】2

〔解説〕周期表の3～12族の元素を遷移元素という。Cu（銅）は、周期表11族の金属元素で、遷移元素に含まれる。

1＆3～4．遷移元素以外の元素を典型元素という。15族のN（窒素）、アルカリ土類金属である2族のMg（マグネシウム）、13族のAl（アルミニウム）はいずれも典型元素に含まれる。

【25】2

〔解説〕炎色反応は次のとおり。ストロンチウムSr…紅（深赤）色、カルシウムCa…橙赤色、カリウムK…赤紫色、ナトリウムNa…黄色。なお、青緑色を示すのは銅Cu、赤色を示すのはリチウムLiである。

【26】2

〔解説〕選択肢は全て構造式で記されているため、官能基を抜き出した示性式にすると、2－プロパノールの示性式は$CH_3CH(OH)CH_3$となり、選択肢2となる。

1．1－プロパノール（示性式$CH_3CH_2CH_2OH$）

3．グリセリン（示性式$CH_3H_5(OH)_3$）

4．2－ブタノール（示性式$CH_3CH_2CH(OH)CH_3$）

【27】1

〔解説〕分液漏斗（ろうと）に、このジエチルエーテル溶液を入れ、塩酸を加えて振り混ぜ、静置すると、水層には（A：アニリン）の塩が分離される。水層を除き、残ったジエチルエーテル層に、さらに炭酸水素ナトリウム水溶液を加えて振り混ぜ、静置する。その後、ジエチルエーテル層を除き、水層を回収する。回収した水層に塩酸を加えると、（B：安息香酸）が遊離する。

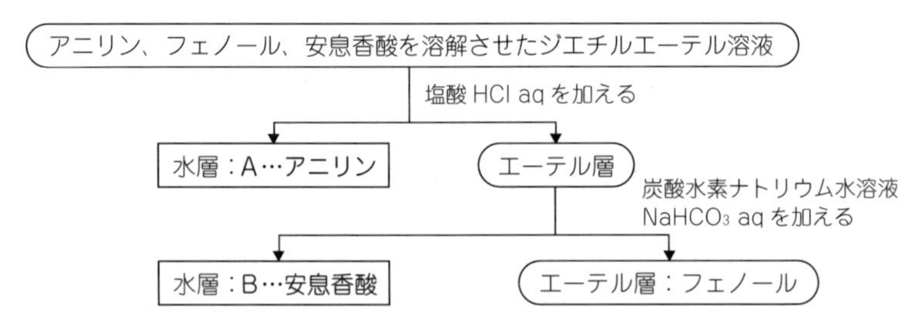

A．アニリン$C_6H_5NH_2$は塩基性のため、塩酸HCl aqと中和されて水層に移り、アニリン塩酸塩として分離する。

B．安息香酸C_6H_5COOHは酸性のため、炭酸水素ナトリウム水溶液$NaHCO_3$と中和されて水層に移り、安息香酸ナトリウムとして分離する。

$C_6H_5COOH + NaHCO_3 \longrightarrow C_6H_5COONa + H_2O + CO_2$

酸性度は、塩酸 ＞ カルボン酸であるため、塩酸を加えると弱酸である安息香酸ナトリウムが遊離して、安息香酸を分離することができる。

※以下、物質名のみ表示している場合は、その物質の化学式及び選択肢の内容に該当する物質名を表す。また、物質名の後や文章中に記載されている［　］は、物質を見分ける際に特徴となるキーワードを表す。

【28】（1）…2　（2）…4　（3）…3　（4）…1　（5）…4

〔解説〕（1）＆（3）～（5）

2，2'－ジピリジリウム－1，1'－エチレンジブロミド（ジクワットとも呼ばれる。）は（A：淡黄色の固体で、水に溶けやすい）。化学式は（B：$C_{12}H_{12}Br_2N_2$）である。2，2'－ジピリジリウム－1，1'－エチレンジブロミドのみを有効成分として含有する製剤は、毒物及び劇物取締法により（C：劇物）に指定されている。農薬としての用途は（D：除草剤）であり、最も適切な廃棄方法は（E：燃焼法）である。

（2）ジクワットは、ベンゼンC_6H_6の炭素C原子1個を窒素N原子で置換したピリジン構造が2個結合している。

1．$C_{12}H_{21}N_2O_3PS$（ダイアジノン）

2．$C_7H_{14}NO_5P$（モノクロトホス）

3．$C_5H_{13}Cl_2N$（(2－クロロエチル）トリメチルアンモニウムクロリド）

【29】2

〔解説〕塩化ベンジル$C_6H_5CH_2Cl$［刺激臭を有する無色の液体］［水分の存在下で多くの金属を腐食］

C．「劇物」⇒「毒物」。

【30】1

〔解説〕水銀Hg［銀白色の液体の金属］［ナトリウムNaと合金（アマルガム）］［毒物］

【31】1

〔解説〕スルホナール$C_7H_{16}O_4S_2$［無色の結晶性粉末］［木炭とともに加熱］［メルカプタンの臭気］

C．「毒物」⇒「劇物」。

【32】4

〔解説〕発煙硫（りゅう）酸$H_2SO_4 \cdot SO_3$［水と急激に接触すると発熱］［可燃物、有機物と接触すると発火のおそれ］

A．発煙硫酸は液体であるため、潮解性（固体が大気中の水分を吸収して溶解すること）はない。

【33】1

〔解説〕ピクリン酸$C_6H_2(OH)(NO_2)_3$［淡黄色の光沢ある結晶］［ニトロ基－NO_2］［染料］

【34】3

〔解説〕ナトリウムNaは、（A：銀白色）の固体で、通常、（B：石油中）に保管する。毒物及び劇物取締法により（C：劇物）に指定されている。

【35】3

〔解説〕沃(よう)素I_2は、（A：黒灰色で光沢のある結晶）であり、（B：昇華性）を有する。（C：酸化）作用がある。

【36】4

〔解説〕三塩化燐(りん)PCl_3は、刺激臭を有する（A：無色の液体）であり、（B：不燃性）である。毒物及び劇物取締法により（C：毒物）に指定されている。

【37】2

〔解説〕ニコチン$C_{10}H_{14}N_2$は、無色の（A：油状液体）であるが、空気中ではすみやかに褐変する。加熱分解して、有毒な（B：一酸化炭素）を生成する。毒物及び劇物取締法により（C：毒物）に指定されている。

【38】3

〔解説〕2－メルカプトエタノールは、無色で（A：特徴的臭気を有する）液体である。化学式は（B：$HSCH_2CH_2OH$）であり、（C：化学繊維・樹脂添加剤）として用いられる。

B．$ClCH_2CH_2OH$は、「エチレンクロルヒドリン」である。

【39】3

〔解説〕亜硝(しょう)酸カリウムKNO_2［白色又は微黄色の固体］［空気中で徐々に酸化］

1．［無色又は淡黄色］［特有の臭気を有する液体］［空気に触れると赤褐色］から、アニリン$C_6H_5NH_2$が考えられる。

2．［無色の刺激臭を有する気体］［空気中で発煙］から、塩化水素HClが考えられる。

4．［青色の固体］［風解性］から、硫(りゅう)酸第二銅$CuSO_4 \cdot 5H_2O$が考えられる。

【40】2

〔解説〕シアナミドH_2NCN（CN_2H_2）［吸湿性］［潮解性］［無色の固体］

1．CH_3CN（アセトニトリル）［エーテル様の臭気］［無色の液体］

3．H_2NNH_2（H_4N_2）（ヒドラジン）［無色の油状液体］

4．CH_3NH_2（メチルアミン）［アンモニア臭］［無色の気体］

【41】2

〔解説〕蓚(しゅう)酸（二水和物）$(COOH)_2 \cdot 2H_2O$［無色の昇華性を有する固体］［漂白剤］

1．［無色の刺激臭を有する液体］［皮なめし助剤］から、ギ酸$HCOOH$が考えられる。

3．［黄色から赤色の固体］［顔料］から、一酸化鉛(なまり)PbOが考えられる。

4．［無色のビタミン臭を有する気体］［特殊材料ガス］から、ジボランB_2H_6が考えられる。

【42】4

〔解説〕三塩化硼(ほう)素BCl_3［無色の刺激臭を有する気体］［水と反応して塩化水素ガスを発生］

1．［無色の結晶又は白色粉末］［大気中で風化］から、酒石酸アンチモニルカリウム$C_8H_4K_2O_{12}Sb_2$が考えられる。

2．［暗紫色又は暗赤紫色の潮解性結晶］［大気中で酸化して白煙を発生］から、三塩化チタン$TiCl_3$が考えられる。

3．［淡黄色の固体］［光により分解して黒変］から、臭化銀$AgBr$が考えられる。

【43】1

〔解説〕カルボスルファン$C_{20}H_{32}N_2O_3S$［褐色の粘稠(ちゅう)液体］［殺虫剤］

2．［無色又は白色の結晶］［除草剤］から、パラコート$C_{12}H_{14}Cl_2N_2$が考えられる。

3．［暗赤色から暗灰色の結晶性粉末］［殺鼠(そ)剤］から、燐(りん)化亜鉛Zn_3P_2が考えられる。

4．［無色の液体］［高純度合成シリカ原料］から、オルトケイ酸テトラメチル$SiC_4H_{12}O_4$が考えられる。

【44】3

〔解説〕三塩化アンチモン$SbCl_3$［淡黄色の固体］［沈殿法］

1．［無色の液体］［燃焼法］から、メチルエチルケトン$C_2H_5COCH_3$などが考えられる。

2．［赤褐色の粉末］［固化隔離法］から、酸化カドミウムCdOが考えられる。

4．［無色の気体］［活性汚泥法］から、エチレンオキシドC_2H_4Oが考えられる。

【45】4

〔解説〕炭酸バリウム$BaCO_3$［白色の粉末］［水にほとんど溶けない］

1．［暗赤色の固体］［水によく溶ける］から、無水クロム酸CrO_3などが考えられる。

2．［無色の刺激臭を有する液体］［水に極めて溶けやすい］から、弗(ふっ)化水素酸HF aq、ギ酸HCOOHなどが考えられる。

3．［淡黄褐色の液体］［水にほとんど溶けない］から、イソキサチオン$C_{13}H_{16}NO_4PS$が考えられる。

【46】1

〔解説〕五弗化砒素 AsF_5［刺激臭を有する無色の気体］［沈殿隔離法］

2．［純粋なものは白色］［一般には淡黄色の固体］［中和法］から、過酸化ナトリウム Na_2O_2 が考えられる。

3．［かすかなエステル臭］［無色の液体］［燃焼法］から、ダイアジノン $C_{12}H_{21}N_2O_3PS$ が考えられる。

4．［黄色の粉末］［還元沈殿法］から、クロム酸鉛 $PbCrO_4$ が考えられる。

【47】2

〔解説〕ニトロベンゼン $C_6H_5NO_2$［無色又は微黄色の油状液体］［純アニリンの製造原料］

1．［黄色～赤色の固体］［触媒］から、五酸化バナジウム V_2O_5 が考えられる。

3．［黄緑色の気体］［漂白剤（さらし粉）の原料］から、塩素 Cl_2 が考えられる。

4．［無色又は白色の固体］［染料の原料］から、フェノール C_6H_5OH が考えられる。

【48】3

〔解説〕モノクロル酢酸 $CH_2ClCOOH$［潮解性を有する無色の結晶］［カルボキシ基－COOH］

1．メチルメルカプタン CH_3SH［腐ったキャベツ様の臭気］［無色の気体］［チオール基－SH］

2．酢酸エチル $CH_3COOC_2H_5$［果実様の芳香］［無色透明の液体］［エステル結合－COO－］

【49】（1）…3　（2）…2　（3）…2　（4）…1　（5）…3

〔解説〕（1）&（3）～（5）

A．アクロレイン $CH_2=CHCHO$［無色又は帯黄色の液体］［アルカリ性で激しく反応し重合］［各種薬品の合成原料］…劇物。酸化法や燃焼法で廃棄する。

B．カルタップ $C_7H_{15}N_3O_2S_2 \cdot ClH$［無色又は白色の固体］［殺虫剤］…劇物（2％以下のものは劇物から除外）。燃焼法で廃棄する。

C．六弗化セレン SeF_6［無色の気体］［空気中で発煙］［無機顔料］…毒物。沈殿隔離法で廃棄する。

D．硫化カドミウム CdS［黄橙色の固体］［水に極めて溶けにくい］［顔料］…劇物。固化隔離法で廃棄する。

（2）1．$CH_2=CH-CONH_2$（アクリルアミド）

4．P_2S_5（五硫化二燐）

【50】(1)…3　(2)…1　(3)…2　(4)…3　(5)…3

〔解説〕(1) メタノールCH_3OH［無色透明な液体］

A.「毒物」⇒「劇物」。

B. 水、エタノール、エーテルなどと、任意の割合で混和する。

(2) B. 代謝性アシドーシスとは、腎不全などの代謝異常によって、重炭酸イオンが減少し、動脈血のpHが低下（酸性化）した状態をいう。

C. 第一級アルコール（メタノール）は、酸化するとアルデヒド（ホルムアルデヒド$HCHO$）になり、更に酸化するとカルボン酸（ギ酸$HCOOH$）となる。メタノール中毒の原因は、神経細胞内でギ酸が発生するため、エタノールC_2H_5OHを投与することで、メタノールが分解されてギ酸になることを防ぐことができる。

(3) A＆B. 取扱いの注意事項として［火災の危険性］［酸化剤との接触は避ける］［揮発性］［容器は密閉して冷暗所に保管］が挙げられる。

C. メタノールにガラスを腐食する性質はない。

(4) A. メタノールは、ジエチルエーテルに任意の割合で溶解する。

B. 濃硫酸（りゅう）H_2SO_4を触媒として、サリチル酸$C_6H_4(OH)COOH$とメタノールを反応させると、サリチル酸のカルボキシ基$-COOH$とメタノールのヒドロキシ基$-OH$がエステル化を起こして脱水し、サリチル酸メチル$C_6H_4(OH)COOCH_3$が生成される。

(5) メタノール…燃焼法［焼却炉の火室に噴霧］。

1. アンモニアNH_3などのアルカリ性のもの…中和法［酸で中和］［水で希釈して処理］

2. クロム酸ナトリウム$Na_2CrO_4 \cdot 10H_2O$などの六価クロムを含む化合物…還元沈殿法［硫酸第一鉄水溶液を過剰に用いて還元］［炭酸ナトリウム水溶液］［沈殿濾（ろ）過］

4. 砒（ひ）素As、セレンSeなど…固化隔離法［セメントを用いて固化］

【51】（1）…4　（2）…2　（3）…1　（4）…4　（5）…1

〔解説〕（1）&（4）～（5）

A．エピクロルヒドリンC_3H_5ClO［無色の液体］［クロロホルムに似た刺激臭］…劇物。「燃焼法」や「活性汚泥法」で廃棄する。

B．NAC（カルバリル）$C_{12}H_{11}NO_2$［白色の固体］［水に溶けにくい］…劇物（5％以下のものは劇物から除外）。「燃焼法」や「アルカリ法」で廃棄する。

C．重クロム酸アンモニウム$(NH_4)_2Cr_2O_7$［橙赤色の結晶］［水によく溶ける］…劇物。「還元沈殿法」で廃棄する。

D．水素化砒(ひ)素AsH_3［無色のニンニク臭を有する気体］…毒物。「酸化隔離法」で廃棄する。

（2）3．$SOCl_2$（塩化チオニル）

4．$POCl_3$（塩化ホスホリル）

（3）NAC（カルバリル）は、カーバメート系殺虫剤であるため、硫(りゅう)酸アトロピンが解毒剤となる。

2．ビタミンK_1は、ワルファリンの解毒に用いられる。

3．チオ硫酸ナトリウムは、砒素、砒素化合物、水銀、シアン化合物の解毒に用いられる。

4．ジメルカプロール（BAL）は、砒素、砒素化合物、水銀、無機銅塩類の解毒に用いられる。

2 令和４年度（2022年） 東京都

一般受験者数・合格率《参考》	受験者数（人）	合格者数（人）	合格率（%）
	816	466	57.1

〔毒物及び劇物に関する法規〕

【１】次は、毒物及び劇物取締法の条文の一部である。A～Eにあてはまる字句として、正しいものはどれか。

（目的） 第１条

この法律は、毒物及び劇物について、保健衛生上の見地から必要な（A）を行うことを目的とする。

（定義） 第２条第１項

この法律で「毒物」とは、別表第１に掲げる物であって、医薬品及び（B）以外のものをいう。

（禁止規定） 第３条第２項

毒物又は劇物の（C）業の登録を受けた者でなければ、毒物又は劇物を販売又は授与の目的で（C）してはならない。

（禁止規定） 第３条の３

（D）、幻覚又は麻酔の作用を有する毒物又は劇物（これらを含有する物を含む。）であって政令で定めるものは、みだりに摂取し、若しくは吸入し、又はこれらの目的で（E）してはならない。

	1	2	3	4
A	1．管理	2．取締	3．監視	4．指導
B	1．医薬部外品	2．危険物	3．医療機器	4．食品
C	1．卸売販売	2．製造販売	3．貸与	4．輸入
D	1．酩酊（めいてい）	2．鎮静	3．興奮	4．錯乱
E	1．所持	2．製造	3．貯蔵	4．販売

【2】次は、毒物及び劇物取締法、同法施行令及び同法施行規則に関する記述である。毒物又は劇物の営業の登録に関する記述の正誤について、正しい組合せはどれか。

A．毒物又は劇物の輸入業の登録を受けようとする者は、その営業所の所在地の都道府県知事に申請書を出さなければならない。

B．毒物又は劇物の販売業の登録は、一般販売業、農業用品目販売業及び特定品目販売業に分けられる。

C．毒物又は劇物の販売業の登録は、3年ごとに更新を受けなければ、その効力を失う。

D．毒物又は劇物の製造業の登録は、製造所ごとに受けなければならない。

	A	B	C	D
☐ 1．	正	正	正	誤
2．	正	正	誤	正
3．	正	誤	正	正
4．	誤	誤	正	誤

【3】次は、毒物及び劇物取締法、同法施行令及び同法施行規則に関する記述である。毒物又は劇物の表示に関する記述の正誤について、正しい組合せはどれか。

A．毒物劇物営業者は、毒物の容器及び被包に、「医薬用外」の文字及び黒地に白色をもって「毒物」の文字を表示しなければならない。

B．毒物劇物営業者は、劇物の容器及び被包に、その劇物の成分及びその含量を表示しなければ、劇物を販売してはならない。

C．特定毒物研究者は、取り扱う特定毒物を貯蔵する場所に、「医薬用外」の文字及び「毒物」の文字を表示しなければならない。

D．毒物劇物営業者は、毒物たる有機燐（りん）化合物の容器及び被包に、厚生労働省令で定めるその解毒剤の名称を表示しなければ、その毒物を販売してはならない。

	A	B	C	D
☐ 1．	正	誤	誤	正
2．	誤	正	正	正
3．	正	正	正	誤
4．	誤	正	誤	正

【4】次は、毒物及び劇物取締法、同法施行令及び同法施行規則に関する記述である。法第3条の4において「引火性、発火性又は爆発性のある毒物又は劇物であって政令で定めるものは、業務その他正当な理由による場合を除いては、所持してはならない。」とされている。次のA～Dのうち、この「政令で定めるもの」に該当するものはどれか。正しいものの組合せを選びなさい。

A．ナトリウム

B．メタノール

C．アジ化ナトリウム

D．ピクリン酸

☐ 1．A、C　　2．A、D
3．B、C　　4．C、D

【5】次は、毒物及び劇物取締法、同法施行令及び同法施行規則に関する記述である。毒物劇物取扱責任者に関する記述の正誤について、正しい組合せはどれか。

A．毒物劇物営業者が毒物又は劇物の輸入業及び販売業を併せ営む場合において、その営業所と店舗が互いに隣接しているときは、毒物劇物取扱責任者は2つの施設を通じて1人で足りる。

B．毒物劇物営業者は、毒物劇物取扱責任者を変更するときは、事前に届け出なければならない。

C．薬剤師は、毒物劇物特定品目販売業の店舗における毒物劇物取扱責任者になることができない。

D．農業用品目毒物劇物取扱者試験に合格した者は、農業用品目のみを取り扱う毒物劇物製造業の製造所において毒物劇物取扱責任者となることができる。

	A	B	C	D
☐ 1．	正	誤	誤	誤
2．	正	正	正	誤
3．	誤	正	誤	正
4．	誤	誤	正	誤

【6】次は、毒物及び劇物取締法、同法施行令及び同法施行規則に関する記述である。次のA～Dのうち、法第22条に基づく毒物劇物業務上取扱者として、届出が必要なものはどれか。正しいものの組合せを選びなさい。

A．ジメチル－2,2－ジクロルビニルホスフェイト（別名：DDVP）を使用して、しろありの防除を行う事業

B．四アルキル鉛を含有する製剤を使用して、石油の精製を行う事業

C．シアン化カリウムを使用して、電気めっきを行う事業

D．シアン化ナトリウムを使用して、金属熱処理を行う事業

☐ 1．A、B　2．A、D
3．B、C　4．C、D

【7】次は、毒物又は劇物の取扱い等に関する記述である。毒物及び劇物取締法、同法施行令及び同法施行規則の規定に照らし、毒物劇物営業者が、その取扱いに係る毒物又は劇物の事故の際に講じた措置に関する記述の正誤について、正しい組合せはどれか。

A．毒物劇物輸入業者の営業所内で保管していた劇物が盗難にあったが、保健衛生上の危害が生ずるおそれがない量であったので、警察署に届け出なかった。

B．毒物劇物販売業者が取り扱う毒物が盗難にあったが、特定毒物ではなかったため、警察署に届け出なかった。

C．毒物劇物製造業者の製造所において毒物が飛散し、周辺住民の多数の者に保健衛生上の危害が生ずるおそれがあったため、直ちに、その旨を保健所、警察署及び消防機関に届け出るとともに、保健衛生上の危害を防止するために必要な応急の措置を講じた。

D．毒物劇物販売業者の店舗で劇物を紛失したため、少量ではあったが、直ちに、その旨を警察署に届け出た。

	A	B	C	D
☐ 1．	正	誤	正	誤
2．	正	正	誤	正
3．	誤	誤	正	正
4．	誤	誤	誤	正

【8】次は、毒物又は劇物の取扱い等に関する記述である。毒物及び劇物取締法、同法施行令及び同法施行規則の規定に照らし、毒物劇物営業者が劇物を販売する際の行為に関する記述の正誤について、正しい組合せはどれか。

A．販売先が毒物劇物営業者の登録を受けている法人であったため、劇物の名称及び数量、販売年月日、譲受人の名称及び主たる事務所の所在地を書面に記載しなかった。

B．交付を受ける者の年齢を身分証明書で確認したところ、16歳であったので、劇物を交付した。

C．毒物劇物営業者以外の個人に劇物を販売した翌日に、法令で定められた事項を記載した書面の提出を受けた。

D．譲受人から提出を受けた、法令で定められた事項を記載した書面を、販売した日から５年間保存した後に廃棄した。

	A	B	C	D
☐ 1．	正	誤	正	誤
2．	誤	正	正	誤
3．	誤	誤	誤	正
4．	誤	誤	正	正

【9】次は、毒物又は劇物の取扱い等に関する記述である。毒物及び劇物取締法、同法施行令及び同法施行規則の規定に照らし、毒物劇物営業者における毒物又は劇物を取り扱う設備等に関する記述の正誤について、正しい組合せはどれか。

A．劇物の製造業者が、製造作業を行う場所に劇物を含有する粉じん、蒸気及び廃水の処理に要する設備を備えた。

B．毒物の販売業者が、毒物を貯蔵する設備として、毒物とその他の物とを区分して貯蔵できるものを設けた。

C．毒物劇物取扱責任者によって、劇物を陳列する場所を常時直接監視することが可能であるので、その場所にかぎをかける設備を設けなかった。

D．毒物の製造業者が、毒物が製造所の外に飛散し、漏れ、流れ出、若しくはしみ出、又は製造所の地下にしみ込むことを防ぐのに必要な措置を講じた。

	A	B	C	D
☐ 1．	正	正	正	誤
2．	正	誤	正	誤
3．	正	正	誤	正
4．	誤	誤	正	正

【10】次は、毒物又は劇物の取扱い等に関する記述である。毒物及び劇物取締法、同法施行令及び同法施行規則の規定に照らし、荷送人が、運送人に2,000kgの毒物の運搬を委託する場合の、令第40条の6の規定に基づく荷送人の通知義務に関する記述の正誤について、正しい組合せはどれか。

A．通知する書面には、毒物の名称、成分及び含量並びに数量並びに事故の際に講じなければならない応急の措置の内容を記載した。

B．車両ではなく、鉄道による運搬であったため、通知しなかった。

C．車両による運送距離が50km以内であったので、通知しなかった。

D．運送人の承諾を得たため、書面の交付に代えて、口頭で通知した。

	A	B	C	D
☐ 1．	正	正	正	正
2．	正	誤	誤	誤
3．	正	正	誤	誤
4．	誤	誤	誤	正

【11】次は、毒物又は劇物の取扱い等に関する記述である。毒物及び劇物取締法、同法施行令及び同法施行規則の規定に照らし、行政上の処分及び立入検査等に関する記述の正誤について、正しい組合せはどれか。ただし、都道府県知事とあるのは、毒物劇物販売業の店舗の所在地が保健所を設置する市又は特別区の区域にある場合においては、市長又は区長とする。

A．都道府県知事は、毒物劇物製造業者の有する設備が厚生労働省令で定める基準に適合しなくなったと認めたため、期間を定めて、その設備を当該基準に適合させるために必要な措置をとることを命じた。

B．都道府県知事は、毒物劇物輸入業の毒物劇物取扱責任者について、その者が毒物劇物取扱責任者として不適当であると認めたため、その毒物劇物輸入業者に対して、その変更を命じた。

C．都道府県知事は、毒物劇物製造業者が、劇物をそのまま土の中に埋めて廃棄したことにより、地下水を汚染させ、近隣の住民に保健衛生上の危害が生ずるおそれがあると認めたため、当該廃棄物の回収及び毒性の除去を命じた。

D．都道府県知事は、保健衛生上必要があると認めたため、毒物劇物監視員に、毒物劇物販売業者の帳簿を検査させた。

	A	B	C	D
☐ 1．	正	正	正	正
2．	正	正	誤	誤
3．	正	誤	誤	正
4．	誤	正	正	正

【12】 次は、毒物劇物営業者、特定毒物研究者又は毒物劇物業務上取扱者である「A」〜「D」の4者に関する記述である。毒物及び劇物取締法、同法施行令及び同法施行規則の規定に照らし、（1）〜（5）の問いに答えなさい。ただし、「A」、「B」、「C」、「D」は、それぞれ別人又は別法人であるものとする。

「A」：毒物劇物輸入業者
　硫酸を輸入できる登録のみを受けている事業者である。

「B」：毒物劇物一般販売業者
　毒物及び劇物を販売できる登録のみを受けている事業者である。

「C」：特定毒物研究者
　特定毒物であるジエチルパラニトロフェニルチオホスフェイトを用いた学術研究を行うために特定毒物研究者の許可のみを受けている研究者である。

「D」：毒物劇物業務上取扱者
　研究所において、硫酸及び水酸化ナトリウムを学術研究のために使用している事業者である。ただし、毒物及び劇物取締法に基づく登録・許可はいずれも受けていない。

（1）「A」、「B」、「C」、「D」における販売等に関する記述の正誤について、正しい組合せはどれか。

ア．「A」は、自ら輸入した硫酸を「B」に販売することができる。

イ．「A」は、自ら輸入した硫酸を「D」に販売することができる。

ウ．「B」は、特定毒物であるジエチルパラニトロフェニルチオホスフェイトを「C」に販売することができる。

エ．「C」は、特定毒物であるジエチルパラニトロフェニルチオホスフェイトを「D」に販売することができる。

	ア	イ	ウ	エ
☐ 1．	正	誤	正	誤
2．	正	誤	誤	正
3．	正	正	正	誤
4．	誤	正	誤	誤

（2）「A」は、登録を受けている営業所において、新たに硫酸20％を含有する製剤を輸入し、「B」に販売することになった。そのために必要な手続として正しいものはどれか。

☐ 1．硫酸20％を含有する製剤の輸入を行った後、30日以内に品目を変更した旨の変更届を提出しなければならない。
2．原体である硫酸の輸入の登録を受けているため、法的手続は要しない。
3．硫酸20％を含有する製剤の輸入を行う前に、輸入品目の登録の変更を受けなければならない。
4．改めて毒物劇物輸入業の登録を受けなければならない。

（3）「A」は、個人で硫酸の輸入を行う毒物劇物輸入業の登録を受けているが、今回新たに設立した「株式会社X」という法人に事業譲渡を行い、「株式会社X」として硫酸の輸入を行うこととなった。この場合に必要な手続に関する記述について、正しいものはどれか。ただし、「株式会社X」は、毒物及び劇物取締法に基づく登録・許可はいずれも受けていない。

☐ 1．「A」は、「株式会社X」への事業譲渡前に、氏名の変更届を提出しなければならない。
2．「株式会社X」は、硫酸を輸入する前に、新たに毒物劇物輸入業の登録を受けなければならない。
3．「株式会社X」は、「A」の毒物劇物輸入業の登録更新時に、氏名の変更届を提出しなければならない。
4．「株式会社X」は、事業譲渡後に氏名の変更届を提出しなければならない。

（4）「B」は、東京都千代田区にある店舗において毒物劇物一般販売業の登録を受けている。この店舗を廃止し、東京都文京区に新たに設ける店舗に移転して、引き続き毒物劇物一般販売業を営む予定である。この場合に必要な手続に関する記述の正誤について、正しい組合せはどれか。

ア．文京区の店舗で業務を始める前に、新たに文京区の店舗で毒物劇物一般販売業の登録を受けなければならない。
イ．文京区の店舗へ移転した後、30日以内に登録票の書換え交付を申請しなければならない。
ウ．文京区の店舗へ移転した後、30日以内に店舗所在地の変更届を提出しなければならない。
エ．千代田区の店舗を廃止した後、30日以内に廃止届を提出しなければならない。

	ア	イ	ウ	エ
☐ 1.	正	正	正	正
2.	正	誤	正	誤
3.	誤	誤	正	正
4.	正	誤	誤	正

（5）「D」に関する記述の正誤について、正しい組合せはどれか。

ア．水酸化ナトリウムの貯蔵場所には、「医薬用外」の文字及び「劇物」の文字を表示しなければならない。

イ．水酸化ナトリウムの盗難防止のために必要な措置を講じなければならない。

ウ．研究所内で、水酸化ナトリウムを使用するために自ら小分けする容器には、「医薬用外」の文字及び白地に赤色をもって「劇物」の文字を表示しなければならない。

エ．飲食物の容器として通常使用される物に、水酸化ナトリウムを保管した。

	ア	イ	ウ	エ
☐ 1.	正	正	正	誤
2.	誤	誤	正	誤
3.	正	正	誤	誤
4.	誤	正	誤	正

〔基礎化学〕

【13】 酸及び塩基に関する記述の正誤について、正しい組合せはどれか。

A．水に塩基を溶かすと、水酸化物イオン濃度が減少し、水素イオン濃度が増加する。

B．水溶液中で溶質のほとんどが電離している塩基を、強塩基という。

C．温度が25℃で、水溶液がpH７を示すとき、溶液中の水素イオンと水酸化物イオンの濃度は一致する。

D．温度が一定のとき、酢酸の電離度は濃度が大きくなるほど大きくなる。

	A	B	C	D
☐ 1.	正	正	誤	正
2.	誤	正	正	誤
3.	誤	正	誤	誤
4.	誤	誤	正	正

【14】5.0mol/Lのアンモニア水溶液のpHとして、正しいものはどれか。ただし、アンモニアの電離度は0.002、水溶液の温度は25℃とする。また、25℃における水のイオン積は$[H^+][OH^-]=1.0\times10^{-14}(mol/L)^2$とする。

☐ 1．pH９　　2．pH10
3．pH11　　4．pH12

【15】pH指示薬をpH２及びpH12の無色透明の水溶液に加えたとき、各pH指示薬が呈する色の組合せの正誤について、正しい組合せはどれか。

	（加えたpH指示薬）	（pH２のときの色）	（pH12のときの色）
A.	メチルオレンジ（MO）	黄色～橙黄色	赤色
B.	ブロモチモールブルー（BTB）	黄色	青色
C.	フェノールフタレイン（PP）	無色	赤色

	A	B	C
☐ 1.	正	正	正
2.	正	誤	誤
3.	誤	正	正
4.	誤	誤	正

【16】濃度不明の酢酸水溶液に0.1mol/Lの水酸化カリウム水溶液を滴下して、中和滴定を行う。以下の操作のうち、A～Cにあてはまる字句として、最もふさわしいものの組合せはどれか。

> 濃度不明の酢酸水溶液を（A）を用いて（B）に正確に量り取る。（B）に指示薬を１～２滴加え、（C）から0.1mol/Lの水酸化カリウム水溶液を少しずつ滴下し攪拌（かくはん）する。指示薬が変色したら、滴下をやめ、（C）の目盛りを読む。

	A	B	C
☐ 1.	ホールピペット	コニカルビーカー	ビュレット
2.	ホールピペット	メスフラスコ	メスシリンダー
3.	駒込ピペット	メスフラスコ	ビュレット
4.	駒込ピペット	コニカルビーカー	メスシリンダー

【17】塩化水素、臭化水素、弗化水素、沃化水素それぞれの0.1mol/L水溶液について、酸の強いものから並べた順番として、正しいものはどれか。

1．弗化水素 ＞ 塩化水素 ＞ 臭化水素 ＞ 沃化水素
2．沃化水素 ＞ 臭化水素 ＞ 塩化水素 ＞ 弗化水素
3．塩化水素 ＞ 臭化水素 ＞ 沃化水素 ＞ 弗化水素
4．塩化水素 ＞ 臭化水素 ＞ 弗化水素 ＞ 沃化水素

【18】次の化学式の下線を引いた原子の酸化数として、正しい組合せはどれか。

A．$\underline{S}O_4^{2-}$
B．$H\underline{N}O_3$
C．$\underline{H}_2$

	A	B	C
1．	＋8	＋5	－2
2．	＋6	＋6	－2
3．	＋8	＋6	0
4．	＋6	＋5	0

【19】体積6.0Lの容器に、ある気体2.0molを入れて27℃に保ったとき、気体の圧力（Pa）として、正しいものはどれか。なお、気体定数は、8.3×10^3［Pa・L/（K・mol)］とし、絶対温度T（K）とセ氏温度（セルシウス温度）t（℃）の関係は、$T = t + 273$とする。

1．7.5×10^4 Pa　　2．8.3×10^4 Pa
3．8.3×10^5 Pa　　4．7.5×10^6 Pa

【20】次の3つの熱化学方程式を用いて、エチレンC_2H_4の生成熱を計算したとき、正しいものはどれか。ただし、（気）は気体、（液）は液体、（固）は固体の状態を示す。

① C（固）＋ O_2（気）＝ CO_2（気）＋ 394kJ
② $2H_2$（気）＋ O_2（気）＝ $2H_2O$（液）＋ 572kJ
③ C_2H_4（気）＋ $3O_2$（気）＝ $2CO_2$（気）＋ $2H_2O$（液）＋ 1411kJ

1．－51kJ　　2．－102kJ
3．51kJ　　4．102kJ

【21】金属のイオン化傾向に関する記述の正誤について、正しい組合せはどれか。

A．金属の単体が水溶液中で陰イオンになろうとする性質を、金属のイオン化傾向という。

B．イオン化傾向の大きい金属は、電子を受け取りやすい。

C．イオン化傾向の大きい金属は、酸化されやすい。

D．イオン化傾向の大きいカルシウムCaやナトリウムNaは、常温の水と反応して水素を発生する。

	A	B	C	D
☐ 1．	正	正	誤	正
2．	誤	正	正	誤
3．	誤	誤	正	正
4．	誤	誤	誤	正

【22】質量パーセント濃度20%、密度1.2g/mLの水酸化ナトリウムNaOH水溶液がある。この水溶液のモル濃度（mol/L）として、正しいものはどれか。

ただし、原子量は、水素＝1、酸素＝16、ナトリウム＝23とする。

☐ 1．4.0mol/L　　2．5.0mol/L

3．6.0mol/L　　4．7.0mol/L

【23】元素と原子に関する記述の正誤について、正しい組合せはどれか。

A．同じ元素の単体で、性質の異なるものを互いに異性体であるという。

B．原子番号が同じで質量数が異なる原子を互いに同位体という。

C．原子核から一番近い電子殻はK殻である。

	A	B	C
☐ 1．	正	正	誤
2．	誤	誤	正
3．	誤	正	正
4．	正	誤	正

【24】次の化学の法則名とその説明との組合せの正誤について、正しい組合せはどれか。

(法則名)	(説明)
A．アボガドロの法則………	同温、同圧のもとで、同体積の気体は、その種類に関係なく、同数の分子を含む。
B．ファラデーの法則………	電気分解では、変化する物質の量は流した電気量に比例する。
C．ボイルの法則……………	反応熱は、反応の経路によらず、反応の最初と最後の状態だけで決まる。
D．ヘスの法則………………	温度一定のとき、一定物質量の気体の体積は圧力に反比例する。

	A	B	C	D
1．	正	正	誤	誤
2．	誤	正	誤	正
3．	正	誤	誤	誤
4．	正	誤	正	正

【25】次の分子のうち、極性分子はどれか。

1．N_2　　2．H_2O

3．CO_2　　4．CCl_4

【26】1,3－ジクロロプロペンの化学式として、正しいものはどれか。

1．

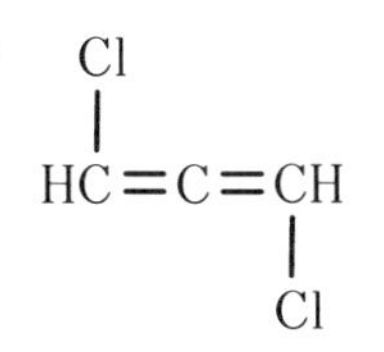

2．$ClH_2C-CH_2-CH_2Cl$

3．

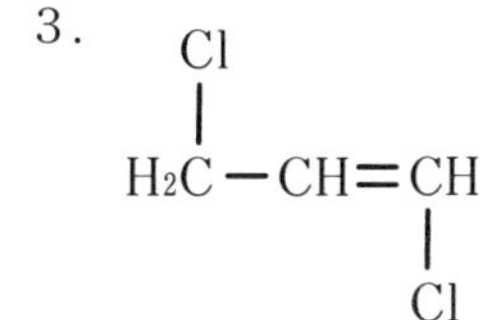

4．$ClH_2C-C\equiv C-Cl$

【27】カドミウムイオンCd^{2+}、鉄（Ⅲ）イオンFe^{3+}、鉛イオンPb^{2+}を含む混合溶液について以下の操作を行った。(A)、(B）にあてはまる字句として、正しい組合せはどれか。ただし、混合溶液中には上記のイオン以外は含まれていないものとする。

> この混合溶液に希塩酸（塩化水素水溶液）を十分に加えたところ、白色の沈殿を生じた。この沈殿物の化学式は、(A）である。これを濾過し、沈殿物と濾液を完全に分けた。
> さらに、この濾液に硫化水素を通じたところ、黄色の沈殿物を生じた。この沈殿物の化学式は、(B）である。

	A	B
1．	$FeCl_3$	PbS
2．	$FeCl_3$	CdS
3．	$PbCl_2$	FeS
4．	$PbCl_2$	CdS

〔実地（性質・貯蔵・取扱い方法等）〕

【28】次は、クロルピクリンに関する記述である。(1）～（5）の問いに答えなさい。

> クロルピクリンは（A）であり、これを含有する製剤は、毒物及び劇物取締法により（B）に指定されている。化学式は（C）で、農薬としての用途は（D）であり、最も適切な廃棄方法は（E）である。

（1）(A）にあてはまるものはどれか。

1．刺激臭のある固体　　2．刺激臭のある液体
3．無臭の固体　　4．無臭の液体

（2）(B）にあてはまるものはどれか。

1．毒物
2．劇物
3．３％を超えて含有するものは毒物、３％以下を含有するものは劇物
4．３％以下を含有するものを除き、劇物

（3）（C）にあてはまるものはどれか。

☐ 1.

O, S, CN, S, CN, O

2.

O, H, H, O, C, N, H_3C, O, P, C, C, CH_3, H_3C, O, CH_3, O

3. CCl_3NO_2

4.

O, S, S, C, CH_3, H_3C, O, P, C, N, H_2, H, O, H_3C

（4）（D）にあてはまるものはどれか。

☐ 1. 殺鼠（そ）剤　　2. 有機燐（りん）系殺虫剤
3. 植物成長調整剤　　4. 土壌燻（くん）蒸剤

（5）（E）にあてはまるものはどれか。

☐ 1. 回収法　　2. 中和法　　3. 沈殿法　　4. 分解法

【29】 カリウムに関する記述の正誤について、正しい組合せはどれか。

A. 金属光沢をもつ銀白色の軟らかい固体である。
B. 水と激しく反応して、水酸化カリウムと水素を生成する。
C. 炎色反応を見るとその色は黄色である。

	A	B	C
☐ 1.	正	正	誤
2.	誤	正	正
3.	誤	誤	誤
4.	正	誤	正

【30】硫酸タリウムに関する記述の正誤について、正しい組合せはどれか。

A．水にやや溶け、熱湯には溶けやすい。

B．毒物に指定されている。

C．化学式はCH_3COOTlである。

	A	B	C
☐ 1．	正	正	誤
2．	正	誤	誤
3．	誤	誤	正
4．	誤	正	誤

【31】ヒドラジンに関する記述の正誤について、正しい組合せはどれか。

A．無色の油状液体である。

B．還元作用がある。

C．化学式はH_2NCNである。

	A	B	C
☐ 1．	正	誤	正
2．	正	正	誤
3．	誤	誤	誤
4．	誤	正	正

【32】塩化チオニルに関する記述の正誤について、正しい組合せはどれか。

A．刺激性のある無色又は橙黄色の液体である。

B．化学式は$PbCl_2$である。

C．水と激しく反応して分解する。

	A	B	C
☐ 1．	正	正	誤
2．	正	誤	正
3．	誤	誤	正
4．	正	誤	誤

【33】臭素に関する記述の正誤について、正しい組合せはどれか。

A．淡青色の粉末である。

B．濃塩酸に触れると激しく発熱する。

C．腐食性がある。

	A	B	C
☐ 1．	正	正	誤
2．	誤	正	正
3．	正	誤	正
4．	誤	誤	誤

【34】 次の記述のA～Cにあてはまる字句として、正しい組合せはどれか。

> ヒドロキシルアミンの化学式は（A）で（B）作用を有する。毒物及び劇物取締法により（C）に指定されている。

	A	B	C
☐ 1．	$(CH_3)_2NH$	還元	毒物
2．	$(CH_3)_2NH$	酸化	劇物
3．	NH_2OH	還元	劇物
4．	NH_2OH	酸化	毒物

【35】 次の記述のA～Cにあてはまる字句として、正しい組合せはどれか。

> ニッケルカルボニルは、（A）の（B）である。毒物及び劇物取締法により（C）に指定されている。

	A	B	C
☐ 1．	発火性	無色の揮発性液体	毒物
2．	発火性	白色の粉末	劇物
3．	不燃性	白色の粉末	毒物
4．	不燃性	無色の揮発性液体	劇物

【36】 次の記述のA～Cにあてはまる字句として、正しい組合せはどれか。

> ぎ酸は、（A）で、（B）として用いられる。化学式は（C）である。

	A	B	C
☐ 1．	橙赤色の結晶	脱水剤	$HCOOH$
2．	無色の刺激臭のある液体	脱水剤	$CH_3COOC_2H_5$
3．	橙赤色の結晶	皮なめし助剤	$CH_3COOC_2H_5$
4．	無色の刺激臭のある液体	皮なめし助剤	$HCOOH$

【37】次の記述のA～Cにあてはまる字句として、正しい組合せはどれか。

> アニリンは、無色又は淡黄色の（A）で、官能基として（B）を有する化合物である。毒物及び劇物取締法により（C）に指定されている。

	A	B	C
☐ 1.	固体	ニトロ基	劇物
2.	固体	アミノ基	毒物
3.	液体	ニトロ基	毒物
4.	液体	アミノ基	劇物

【38】次の記述のA～Cにあてはまる字句として、正しい組合せはどれか。

> ヘキサン酸は、（A）で、化学式は（B）である。ヘキサン酸を（C）％を超えて含有する製剤は、毒物及び劇物取締法により劇物に指定されている。

	A	B	C
☐ 1.	特徴的な臭気のある無色、油状の液体	$C_2H_2O_4$	6
2.	特徴的な臭気のある無色、油状の液体	$C_6H_{12}O_2$	11
3.	無臭の白色の固体	$C_6H_{12}O_2$	6
4.	無臭の白色の固体	$C_2H_2O_4$	11

【39】シアン化カリウムの性状等に関する記述のうち、正しいものはどれか。

☐ 1．無色の刺激臭を有する気体である。水に溶けやすい。
2．黄橙色の粉末である。水に不溶である。
3．無色又は白色の結晶である。水に溶けやすい。
4．無色の刺激臭を有する液体である。水に混和する。

【40】ピクリン酸アンモニウムの性状等に関する記述のうち、正しいものはどれか。

☐ 1．無色でクロロホルムに似た刺激臭のある液体である。最も適切な廃棄方法は活性汚泥法である。
2．無色又は白色の固体である。最も適切な廃棄方法は沈殿隔離法である。
3．黄色又は赤色の固体である。最も適切な廃棄方法は燃焼法である。
4．白色の固体である。最も適切な廃棄方法は中和法である。

【41】五塩化アンチモンの性状等に関する記述のうち、正しいものはどれか。

⧄ 1．淡黄色の液体である。化学式は$SbCl_5$である。
2．無色の気体である。化学式は$AsCl_5$である。
3．淡黄色の結晶である。化学式はPCl_5である。
4．緑色の粉末である。化学式は$CuHAsO_3$である。

【42】ブロムエチルの性状等に関する記述のうち、正しいものはどれか。

⧄ 1．白色の結晶である。接触性殺虫剤として用いられる。
2．無色無臭の光輝ある葉状結晶である。殺鼠（そ）剤として用いられる。
3．無色の気体である。殺菌剤として用いられる。
4．無色又はわずかに黄色の液体である。アルキル化剤として用いられる。

【43】三塩化チタンの性状等に関する記述のうち、正しいものはどれか。

⧄ 1．淡黄色の固体である。光により分解して黒変する。
2．暗紫色又は暗赤紫色の潮解性結晶である。大気中で酸化して白煙を発生する。
3．無色の刺激臭のある気体である。水により分解し、弗（ふっ）化水素と硼（ほう）酸を生成する。
4．銀白色の液体の金属である。ナトリウムと合金をつくる。

【44】アクリルニトリルの性状等に関する記述のうち、正しいものはどれか。

⧄ 1．無臭又はわずかに刺激臭のある無色の液体である。合成繊維や合成樹脂の原料として用いられる。
2．強アンモニア臭のある気体である。界面活性剤の原料として用いられる。
3．白色の結晶性粉末である。殺鼠（そ）剤として用いられる。
4．黄色から赤色の固体である。触媒として用いられる。

【45】オルトケイ酸テトラメチルの性状等に関する記述のうち、正しいものはどれか。

⧄ 1．白色の結晶状粉末である。殺虫剤として用いられる。
2．赤色又は黄色の粉末である。塗料として用いられる。
3．黄緑色の気体である。漂白剤（さらし粉）の原料として用いられる。
4．無色の液体である。高純度合成シリカ原料に用いられる。

【46】 2－イソプロピル－4－メチルピリミジル－6－ジエチルチオホスフェイト（別名：ダイアジノン）の性状等に関する記述のうち、正しいものはどれか。

□ 1．黄色から赤色の固体である。最も適切な廃棄方法は固化隔離法である。
2．白色又は淡黄褐色の固体である。最も適切な廃棄方法はアルカリ法である。
3．無色、腐魚臭の気体である。最も適切な廃棄方法は酸化法である。
4．無色の液体である。最も適切な廃棄方法は燃焼法である。

【47】 水素化砒素の性状等に関する記述のうち、正しいものはどれか。

□ 1．ニンニク臭の無色の気体である。アルシンとも呼ばれる。
2．黒褐色の固体である。ウラリとも呼ばれる。
3．白色の結晶性粉末である。ダゾメットとも呼ばれる。
4．暗緑色の結晶性粉末である。マラカイトとも呼ばれる。

【48】 アジ化ナトリウムの性状等に関する記述のうち、正しいものはどれか。

□ 1．特徴的臭気のある無色の液体である。化学繊維・樹脂添加剤として用いられる。
2．黒灰色又は黒紫色の金属様の光沢をもつ結晶である。アニリン色素の製造に用いられる。
3．無色の固体である。防腐剤として用いられる。
4．無色又は帯黄色の液体である。医薬品の製造原料として用いられる。

【49】 4つの容器にA～Dの物質が入っている。それぞれの物質は、クロルスルホン酸、ジボラン、ベタナフトール、燐化亜鉛のいずれかであり、それぞれの性状等は次の表のとおりである。（1）～（5）の問いに答えなさい。

A．無色又は白色の固体である。特異臭があり、水に溶けにくく、エタノールには容易に溶ける。
B．暗赤色から暗灰色の結晶性粉末である。塩酸と反応してホスフィンを発生する。
C．無色又は淡黄色の液体である。水と爆発的に分解反応を起こす。
D．無色のビタミン臭を有する気体である。水により加水分解し、硼酸と水素を生成する。

（1）A～Dにあてはまる物質について、正しい組合せはどれか。

	A	B	C	D
1．	ベタナフトール	ジボラン	クロルスルホン酸	燐化亜鉛
2．	クロルスルホン酸	燐化亜鉛	ベタナフトール	ジボラン
3．	クロルスルホン酸	ジボラン	ベタナフトール	燐化亜鉛
4．	ベタナフトール	燐化亜鉛	クロルスルホン酸	ジボラン

（2）物質Aの化学式として、正しいものはどれか。

1．
OH
O_2N　NO_2
NO_2

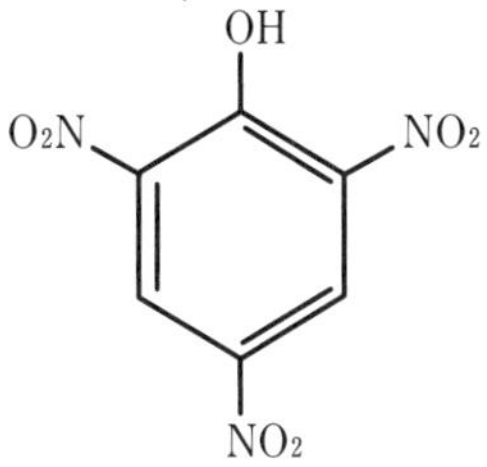

2．$ClSO_3H$

3．
H
N
CH_3

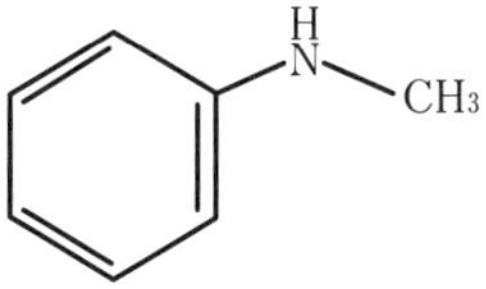

4．
OH

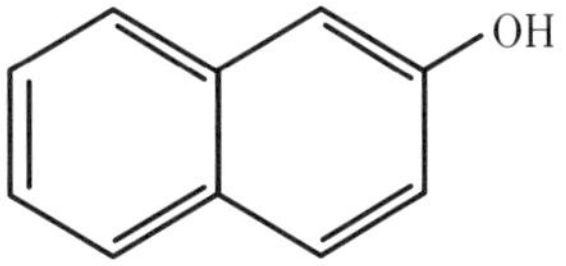

（3）物質Bの主な用途として、正しいものはどれか。

1．殺鼠剤　　2．スルホン化剤
3．特殊材料ガス　　4．除草剤

（4）物質Cの廃棄方法として、最も適切なものはどれか。

1．ナトリウム塩とした後、活性汚泥で処理する。
2．蒸留して回収し、再利用する。
3．耐食性の細い導管よりガス発生がないように少量ずつ、多量の水中深く流す装置を用い希釈してからアルカリ水溶液で中和する。
4．多量の水で希釈して処理する。

（5）物質Dを含有する製剤の毒物及び劇物取締法上の規制区分について、正しいものはどれか。

1．劇物に指定されている。
2．劇物に指定されている。ただし、1％以下を含有するものを除く。
3．劇物に指定されている。ただし、1％以下を含有し、黒色に着色され、かつ、トウガラシエキスを用いて著しくからく着味されているものを除く。
4．毒物に指定されている。

【50】あなたの店舗ではトルエンを取り扱っています。次の（1）～（5）の問いに答えなさい。

（1）「性状や規制区分について教えてください。」という質問を受けました。質問に対する回答の正誤について、正しい組合せはどれか。

A．無色でベンゼン臭のある液体です。

B．不燃性です。

C．毒物に指定されています。

	A	B	C
☐ 1．	正	誤	誤
2．	誤	正	誤
3．	正	誤	正
4．	誤	誤	誤

（2）「人体に対する影響について教えてください。」という質問を受けました。質問に対する回答の正誤について、正しい組合せはどれか。

A．皮膚に触れた場合、皮膚を刺激し、炎症を起こすことがあります。

B．吸入すると、麻酔状態になることがあります。

C．目に入ると、粘膜を刺激することがあります。

	A	B	C
☐ 1．	正	正	正
2．	正	誤	誤
3．	誤	正	誤
4．	誤	誤	正

（3）「取扱いの注意事項について教えてください。」という質問を受けました。質問に対する回答の正誤について、正しい組合せはどれか。

A．ガラスを腐食するので、プラスチック製の容器に保管してください。

B．水と接触すると多量の熱を発生するので、水と混合しないでください。

C．酸化剤と反応することがあるので、接触を避けてください。

	A	B	C
☐ 1．	正	誤	誤
2．	誤	正	誤
3．	誤	誤	正
4．	誤	正	正

（4）「性質について教えてください。」という質問を受けました。質問に対する回答の正誤について、正しい組合せはどれか。

A．融点が約10℃のため、冬期に凝固することがあります。
B．揮発した蒸気は空気より重いです。
C．ジエチルエーテルによく溶けます。

	A	B	C
1．	正	正	誤
2．	正	誤	正
3．	誤	正	正
4．	誤	誤	誤

（5）「廃棄方法について教えてください。」という質問を受けました。質問に対する回答として、最も適切なものはどれか。

1．ナトリウム塩とした後、活性汚泥で処理します。
2．セメントを用いて固化し、溶出試験を行い、溶出量が判定基準以下であることを確認して埋立処分します。
3．希硫酸に溶かし、クロム酸を遊離させ、還元剤の水溶液を過剰に用いて還元した後、水酸化カルシウムでの水溶液で処理し、沈殿濾過します。
4．焼却炉の火室へ噴霧し焼却します。

【51】 4つの容器にA～Dの物質が入っている。それぞれの物質は、黄燐、過酸化尿素、フェンチオン、ホスゲンのいずれかであり、それぞれの性状等は次の表のとおりである。（1）～（5）の問いに答えなさい。

A．特有の青草臭を有する窒息性の気体である。水があると加水分解し、塩化水素を発生する。
B．弱いニンニク臭を有する褐色の液体である。多くの有機溶媒に溶けるが、水にほとんど溶けない。
C．白色から淡黄色のロウ状の固体である。ニンニク臭があり、水にほとんど溶けない。
D．白色の固体である。水に溶ける。空気中で尿素、水及び酸素に分解することがある。

（1）A～Dにあてはまる物質について、正しい組合せはどれか。

	A	B	C	D
☐ 1．	ホスゲン	フェンチオン	過酸化尿素	黄燐
2．	ホスゲン	フェンチオン	黄燐	過酸化尿素
3．	フェンチオン	ホスゲン	過酸化尿素	黄燐
4．	フェンチオン	ホスゲン	黄燐	過酸化尿素

（2）物質Aの化学式として、正しいものはどれか。

☐ 1．

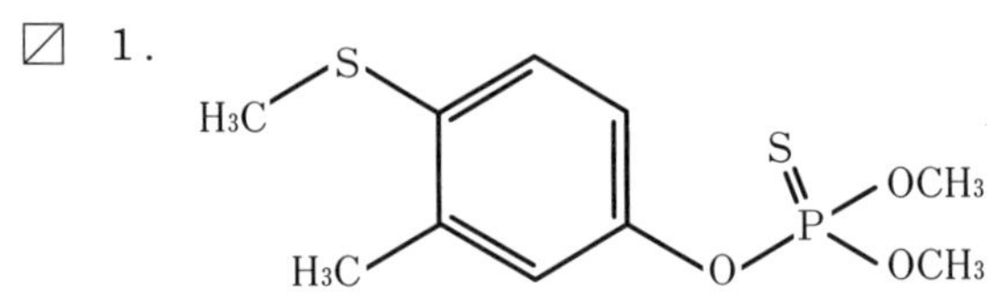

2．CCl_3CO_2H

3．CH_3NH_2

4．$COCl_2$

（3）次のア～エのうち、物質Bの中毒時の解毒に用いられる物質はどれか。正しいものの組合せを選びなさい。

ア．メチレンブルー

イ．硫酸アトロピン

ウ．1％フェロシアン化カリウム溶液

エ．2－ピリジルアルドキシムメチオダイド（別名：PAM）

☐ 1．ア、ウ　　2．ア、エ
3．イ、ウ　　4．イ、エ

（4）物質Cの廃棄方法として、最も適切なものはどれか。

☐ 1．燃焼法　　2．希釈法
3．固化隔離法　　4．回収法

（5）物質A～Dに関する毒物及び劇物取締法上の規制区分について、正しいものはどれか。

☐ 1．物質A、Bは毒物、物質C、Dは劇物である。
2．物質A、Cは毒物、物質B、Dは劇物である。
3．物質C、Dは毒物、物質A、Bは劇物である。
4．すべて劇物である。

▶▶正解&解説 ……………………………………………………………………………

【1】A…2　B…1　C…4　D…3　E…1

〔解説〕取締法第1条（取締法の目的）。

> この法律は、毒物及び劇物について、保健衛生上の見地から必要な（A：取締）を行うことを目的とする。

取締法第2条（定義）第1項。

> この法律で「毒物」とは、別表第1に掲げる物であって、医薬品及び（B：医薬部外品）以外のものをいう。

取締法第3条（毒物劇物の禁止規定）第2項。

> 毒物又は劇物の（C：輸入）業の登録を受けた者でなければ、毒物又は劇物を販売又は授与の目的で（C：輸入）してはならない。

取締法第3条の3（シンナー乱用の禁止）。

> （D：興奮）、幻覚又は麻酔の作用を有する毒物又は劇物（これらを含有する物を含む。）であって政令で定めるものは、みだりに摂取し、若しくは吸入し、又はこれらの目的で（E：所持）してはならない。

【2】2

〔解説〕A．取締法第4条（営業の登録）第2項。

B．取締法第4条の2（販売業の登録の種類）第1～3号。

C．「3年ごと」⇒「6年ごと」。取締法第4条（営業の登録）第3項。

D．取締法第4条（営業の登録）第2項。

【3】2

〔解説〕A．「黒地に白色」⇒「赤地に白色」。取締法第12条（毒物又は劇物の表示）第1項。

B．取締法第12条（毒物又は劇物の表示）第2項第2号。

C．取締法第12条（毒物又は劇物の表示）第3項。

D．取締法第12条（毒物又は劇物の表示）第2項第3号、施行規則第11条の5（解毒剤に関する表示）。有機燐（りん）化合物及びこれを含有する製剤たる毒物及び劇物の容器及び被包に表示しなければならない解毒剤は、2－ピリジルアルドキシムメチオダイド（PAM）の製剤及び硫（りゅう）酸アトロピンの製剤と定められている。

【4】2

〔解説〕取締法第3条の4（爆発性がある毒物劇物の所持禁止）、施行令第32条の3（発火性又は爆発性のある劇物）。ナトリウム、ピクリン酸のほか、亜塩素酸ナトリウム及びこれを含有する製剤（亜塩素酸ナトリウム30%以上含有するものに限る）、塩素酸塩類及びこれを含有する製剤（塩素酸塩類35%以上を含有するものに限る）が定められている。

【5】1

〔解説〕A．取締法第７条（毒物劇物取扱責任者）第２項。

B．「事前に」⇒「30日以内に」。取締法第７条（毒物劇物取扱責任者）第３項。

C．薬剤師は毒物又は劇物を取り扱う全ての店舗等で、毒物劇物取扱責任者になることができる。取締法第８条（毒物劇物取扱責任者の資格）第１項第１号。

D．農業用品目毒物劇物取扱者試験に合格した者は、農業用品目のみを取り扱う輸入業の営業所、販売業の店舗においてのみ、毒物劇物取扱責任者となることができる。製造業の製造所は含まれないため、毒物劇物取扱責任者になることができない。取締法第８条（毒物劇物取扱責任者の資格）第４項。

【6】4

〔解説〕取締法第22条（業務上取扱者の届出等）第１項、施行令第41条、第42条（業務上取扱者の届出）各号。

A＆B．業務上取扱者の届出は必要ない。

【7】3

〔解説〕A＆B．毒物又は劇物が盗難にあったときは、その量や種類にかかわらず、直ちに警察署に届け出なければならない。取締法第17条（事故の際の措置）第２項。

C．取締法第17条（事故の際の措置）第１項。

D．取締法第17条（事故の際の措置）第２項。

【8】3

〔解説〕A．毒物又は劇物を毒物劇物営業者に販売又は授与する場合は、その都度、法令で定められた事項を書面に記載しなければならない。取締法第14条（毒物又は劇物の譲渡手続）第１項第１～３号。

B．毒物又は劇物は、18歳未満の者に交付してはならない。取締法第15条（毒物又は劇物の交付の制限等）第１項第１号。

C．法令で定められた事項を記載した書面の提出を受け、確認した後でなければ毒物又は劇物を販売又は授与してはならない。取締法第14条（毒物又は劇物の譲渡手続）第２項。

D．取締法第14条（毒物又は劇物の譲渡手続）第４項。

【9】3

〔解説〕A．施行規則第４条の４（製造所等の設備）第１項第１号ロ。

B．施行規則第４条の４（製造所等の設備）第１項第２号イ、第２項。

C．常時、毒物劇物取扱責任者が直接監視できるか否かにかかわらず、毒物又は劇物を陳列する場所にはかぎをかける設備を設けなければならない。施行規則第４条の４（製造所等の設備）第１項第３号、第２項。

D．取締法第11条（毒物又は劇物の取扱い）第２項。

【10】2

〔解説〕A．施行令第40条の６（荷送人の通知義務）第１項。

B．鉄道によって運搬する場合でも、通知は必要である。施行令第40条の６（荷送人の通知義務）第１項。

C．運送距離については規定されていないが、通知は必要である。

D．口頭での通知は認められていない。書面に代えて電磁的方法において通知することはできる。施行令第40条の６（荷送人の通知義務）第２項。

【11】1

〔解説〕A．取締法第19条（登録の取消等）第１項。

B．取締法第19条（登録の取消等）第３項。

C．取締法第15条の３（回収等の命令）。

D．取締法第18条（立入検査等）第１項。

【12】（1）…1　（2）…3　（3）…2　（4）…4　（5）…1

〔解説〕（1）取締法第３条（禁止規定）第３項、第３条の２（特定毒物の禁止規定）各項。

ア．輸入業者「A」は自ら輸入した毒物劇物を、他の毒物劇物営業者「B」に販売することができる。

イ．輸入業者「A」は自ら輸入した毒物劇物を、毒物劇物営業者以外の者「D」に販売することはできない。

ウ．取締法第４条の２（販売業の登録の種類）第１～３号、取締法第４条の３（販売品目の制限）第１項、第２項。販売業は登録の種類により販売できる品目が定められているが、一般販売業の登録を受けた者「B」は販売品目の制限が定められていないため、特定毒物を特定毒物研究者「C」に販売することができる。

エ．特定毒物研究者「C」は、特定毒物を販売することはできない。

（2）登録を受けた毒物又は劇物以外の毒物又は劇物を輸入しようとするときは、あらかじめ、毒物又は劇物の品目につき、登録の変更を受けなければならない。取締法第９条（登録の変更）第１項。

（3）個人の製造業の登録とは別に、新たに法人として登録を受けなければならない。取締法第４条（営業の登録）第１項。

（4）店舗を移転する場合は、旧店舗で営業廃止の届出をしてから、移転先で新たに登録を受ける必要がある。取締法第10条（届出）第１項第４号、取締法第４条（営業の登録）第２項。

（5）取締法第22条（業務上取扱者の届出等）第４項。

ア．取締法第12条（毒物又は劇物の表示）第３項準用。

イ．取締法第11条（毒物又は劇物の取扱い）第１項準用。

ウ．取締法第12条（毒物又は劇物の表示）第１項準用。

エ．毒物劇物の容器には、飲食物の容器として通常使用される物を使用してはならない。取締法第11条（毒物又は劇物の取扱い）第４項準用、施行規則第11条の４（飲食物の容器を使用してはならない劇物）。

【13】２

〔解説〕Ａ．塩基とは、水に溶かすと水酸化物イオンOH^-を生じ、水素イオンH^+を受け取る物質をいう。従って、水に塩基を溶かすと水酸化物イオンが生じて濃度が「増加」し、水素イオン濃度は受け取られて（奪われて）「減少」する。

Ｂ＆Ｄ．水溶液中で溶質のほとんどが電離し、電離する割合である電離度が限りなく１に近いものを強酸、強塩基という。反対に、溶質の一部しか電離せず、電離度が１より著しく小さいものを弱酸、弱塩基という。酢酸CH_3COOHは弱酸であり、水溶液の濃度が大きくなるほど、電離度は「小さくなる」。

Ｃ．水溶液がpH７を示すとき、同じ数の水素イオンH^+と水酸化物イオンOH^-が存在する。

【14】４

〔解説〕アンモニア水溶液は１価の塩基である。電離度が0.002であるため、アンモニア水溶液中の水酸化物イオン濃度$[OH^-]$は次のとおり。

$1 \times 5.0\text{mol/L} \times 0.002 = 0.01\text{mol/L} = 1.0 \times 10^{-2}\text{mol/L}$

水のイオン積$[H^+][OH^-] = 1.0 \times 10^{-14}(\text{mol/L})^2$より、

$[H^+] \times 1.0 \times 10^{-2}\text{mol/L} = 1.0 \times 10^{-14}(\text{mol/L})^2$

$$[H^+] = \frac{1.0 \times 10^{-14}(\text{mol/L})^2}{1.0 \times 10^{-2}\text{mol/L}}$$

$$= 1.0 \times 10^{-12}\text{mol/L}$$

乗数の数がpHの値をあらわすため、pH12となる。

【15】３

〔解説〕Ａ．メチルオレンジ（MO）は変色域が酸性側（pH3.1～4.4）にあり、pH3.1以下では「赤色」を、pH4.4以上では「黄色」を示す。

Ｂ．ブロモチモールブルー（BTB）は変色域が中性（pH6.0～7.6）にあり、pH6.0以下では黄色を、7.6以上では青色を示す。

Ｃ．フェノールフタレイン（PP）は変色域がアルカリ（塩基）性側（pH8.0～9.8）にあり、pH8.3以下では無色、pH10.0以上では赤色を示す。

【16】１

〔解説〕濃度不明の酢酸水溶液を（Ａ：ホールピペット）を用いて（Ｂ：コニカルビーカー）に正確に量り取る。（Ｂ：コニカルビーカー）に指示薬を１～２滴加え、（Ｃ：ビュレット）から0.1mol/Lの水酸化カリウム水溶液を少しずつ滴下し攪拌（かくはん）する。指示薬が変色したら、滴下をやめ、（Ｃ：ビュレット）の目盛りを読む。

【17】2

〔解説〕ハロゲン化水素の酸性度は、ハロゲンの元素の原子番号が大きくなるほど原子半径が大きく、水素Hを電離しやすくなるため強くなる。

沃(よう)化水素HI ＞ 臭化水素HBr ＞ 塩化水素HCl ＞ 弗(ふっ)化水素HF（弱酸になる）

【18】4

〔解説〕次の酸化数のルールを用いて求める。

> 酸化数のルール
> ①単体中、化合物中の原子の酸化数の総和は「0」
> ②化合物中の水素H原子またはアルカリ金属（カリウムKなど）の酸化数は「＋1」、酸素O原子の酸化数は「－2」
> ③イオンの酸化数の総和は、そのイオンの電荷

A．SO_4^{2-}（硫(りゅう)酸イオン）の硫黄S原子の酸化数

［S酸化数］＋（－2）×4＝－2　⇒［S酸化数］＝「＋6」

B．HNO_3（硝(しょう)酸）の窒素N原子の酸化数

（＋1）＋［N酸化数］＋（－2）×3＝0　⇒［N酸化数］＝「＋5」

C．H_2（水素）は単体であるため、［H酸化数］＝「0」

【19】3

〔解説〕気体の状態方程式　$PV = nRT$を使って解く。求める気体の圧力Paを x とし、絶対温度Tは300K（27℃＋273）として代入する。

x ×6.0L＝2.0mol×8.3×10^3［Pa・L/（K・mol)］×300

$$\Rightarrow \ x = \frac{2.0\times8.3\times10^3\times300}{6.0} \ \Rightarrow \ x = 8.3\times10^3\times100\text{Pa} = 8.3\times10^5\text{Pa}$$

【20】1

〔解説〕求めるエチレンC_2H_4の生成熱を x kJとすると、燃焼の熱化学方程式は、

$2C$（固）＋ $2H_2$（気）＝ C_2H_4（気）＋ x kJ

次に、設問で提示された①～③の等式を次のように整理する。

①×2　$2C$（固）＝ $2CO_2$（気）－ $2O_2$（気）＋ 788kJ

②　$2H_2$（気）＝ $2H_2O$（液）－ O_2（気）＋ 572kJ

③　C_2H_4（気）＝$2CO_2$（気）＋ $2H_2O$（液）－$3O_2$（気）＋ 1411kJ

これらを、エチレンの燃焼の熱化学方程式に代入する。

$\{2CO_2 - 2O_2 + 788\text{kJ}\} + \{2H_2O - O_2 + 572\text{kJ}\}$

$= \{2CO_2 + 2H_2O - 3O_2 + 1411\text{kJ}\} + x\ \text{kJ}$

$\Rightarrow \ x\ \text{kJ} = 2CO_2 - 2CO_2 - 2O_2 - O_2 + 3O_2 + 2H_2O - 2H_2O$

$+ 788\text{kJ} + 572\text{kJ} - 1411\text{kJ}$

$x = -51$（kJ）

> 日本化学会の提案や学習指導要領の改訂により、今後「熱化学方程式」ではなく「エンタルピー変化」を使用した問題が出題される可能性があるため、注意が必要。

【21】3

〔解説〕A．金属の単体が水溶液中で「陽イオン」になろうとする性質を、金属のイオン化傾向という。

B＆C．イオン化傾向の大きい金属は酸化されやすく、電子を「失いやすい」。

D．イオン化傾向の大きいカルシウムCaやナトリウムNaは、常温の水でも激しく反応して水素Hを発生する。これはHよりもCaやNaのイオン化傾向が大きく、水素イオンH^+が還元されてH原子に戻るためである。

【22】3

〔解説〕密度1.2g/mLより、1,000mLあたりの質量は1,200gとなる。質量パーセント濃度20％の水酸化ナトリウム水溶液1,200gに含まれる水酸化ナトリウム（溶質）は、0.2×1,200＝240gである。

水酸化ナトリウムNaOHの式量は23＋16＋1＝40より、40g＝1.0molであるため、240gでは240／40＝6.0molとなる。従って、この水溶液のモル濃度は6.0mol/Lである。

【23】3

〔解説〕A．同じ元素の単体で、性質の異なるものを互いに「同素体」であるという。異性体とは、分子式が同じでも原子の結合の仕方が異なる物質をいう。

B．同位体（アイソトープ）の例として、水素H原子は質量数1の^{1}Hと質量数2の^{2}Hがある。

C．原子核から順にK殻、L殻、M殻、N殻…と定まっている。

【24】1

〔解説〕C．ボイルの法則…温度が一定のとき、一定物質量の気体の体積は圧力に反比例する。

D．ヘスの法則…反応熱は反応の経路によらず、反応の最初と最後の状態だけで決まる。

【25】2

〔解説〕H_2O（水）は折れ線形の極性分子である。

1＆3～4．いずれも無極性分子である。N_2（窒素）とCO_2（二酸化炭素）は直線形、CCl_4（四塩化炭素）は正四面体形である。

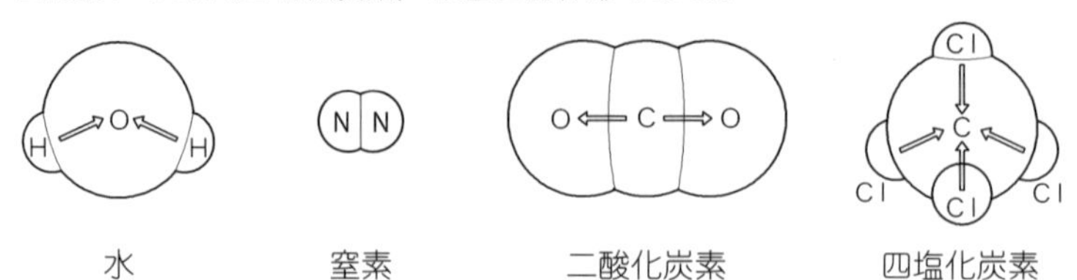

【26】3

〔解説〕選択肢は全て構造式で記されているため、官能基を抜き出した示性式であらわすと、1，3－ジクロロプロペンは$ClCH_2CH=CHCl$（分子式$C_3H_4Cl_2$）である。従って、該当する選択肢は3となる。

1．1，3－ジクロロアレン（分子式$C_3H_2Cl_2$）

2．1，3－ジクロロプロパン（分子式$C_3H_6Cl_2$）

【27】4

〔解説〕この混合溶液に希塩酸（塩化水素水溶液）を十分に加えたところ、白色の沈殿を生じた。この沈殿物の化学式は、（A：$PbCl_2$）である。これを濾過し、沈殿物と濾液を完全に分けた。

さらに、この濾液に硫化水素を通じたところ、黄色の沈殿物を生じた。この沈殿物の化学式は、（B：CdS）である。

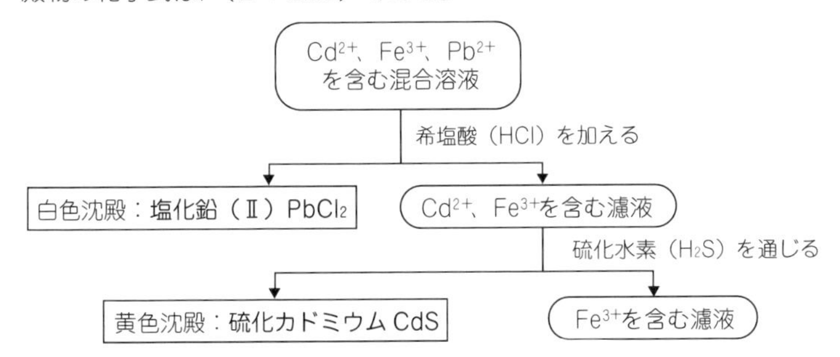

A．鉛（Ⅱ）イオンPb^{2+}は、希塩酸HClに含まれる塩化物イオンCl^-と反応して、塩化鉛（Ⅱ）$PbCl_2$の白色沈殿を生じる。

B．カドミウムイオンCd^{2+}は、硫化水素H_2Sに含まれる硫化物イオンS^{2-}と反応して、硫化カドミウムCdSの黄色沈殿を生じる。

※以下、物質名のみ表示している場合は、その物質の化学式及び選択肢の内容に該当する物質名を表す。また、物質名の後や文章中に記載されている［　］は、物質を見分ける際に特徴となるキーワードを表す。

【28】（1）…2　（2）…2　（3）…3　（4）…4　（5）…4

〔解説〕（1）～（2）&（5）

クロルピクリンは（A：刺激臭のある液体）であり、これを含有する製剤は、毒物及び劇物取締法により（B：劇物）に指定されている。化学式は（C：CCl_3NO_2）で、農薬としての用途は（D：土壌燻蒸剤）であり、最も適切な廃棄方法は（E：分解法）である。

令和4年度　東京

（3）1．$C_{14}H_4O_2N_2S_2$（ジチアノン）
2．$C_7H_{14}NO_5P$（モノクロトホス）
4．$C_5H_{12}NO_3PS_2$（ジメトエート）
（5）分解法はクロルピクリンにのみ適用される。

【29】1
〔解説〕カリウムK［金属光沢］［銀白色の軟らかい固体］［水と激しく反応］［水酸化カリウムKOHと水素H_2を生成］
C．炎色反応は「赤紫色」である。黄色はナトリウムNaの炎色反応。

【30】2
〔解説〕硫（りゅう）酸タリウムTl_2SO_4［水にやや溶け、熱湯には溶けやすい］
B．「毒物」⇒「劇物」。
C．CH_3COOTlは「酢酸タリウム」である。

【31】2
〔解説〕ヒドラジンH_4N_2［無色の油状液体］［還元作用（強い還元剤）］
C．H_2NCNは「シアナミド」である。

【32】2
〔解説〕塩化チオニル$SOCl_2$［刺激性のある無色又は橙黄色の液体］［水と激しく反応して分解］
B．$PbCl_2$は「塩化鉛（Ⅱ）」である。

【33】2
〔解説〕臭素Br_2［濃塩酸に触れると激しく発熱］［腐食性］
A．臭素は「赤褐色の重い液体」である。

【34】3
〔解説〕ヒドロキシルアミンの化学式は（A：NH_2OH）で（B：還元）作用を有する。毒物及び劇物取締法により（C：劇物）に指定されている。
A．$(CH_3)_2NH$は「ジメチルアミン」である。

【35】1
〔解説〕ニッケルカルボニル$Ni(CO)_4$は、（A：発火性）の（B：無色の揮発性液体）である。毒物及び劇物取締法により（C：毒物）に指定されている。

【36】4
〔解説〕ぎ酸は、（A：無色の刺激臭のある液体）で、（B：皮なめし助剤）として用いられる。化学式は（C：HCOOH）である。
C．$CH_3COOC_2H_5$は「酢酸エチル」である。

【37】4

〔解説〕アニリン$C_6H_5NH_2$は、無色又は淡黄色の（A：液体）で、官能基として（B：アミノ基「$-NH_2$」）を有する化合物である。毒物及び劇物取締法により（C：劇物）に指定されている。

B．ニトロ基「$-NO_2$」

【38】2

〔解説〕ヘキサン酸（カプロン酸）は、（A：特徴的な臭気のある無色、油状の液体）で、化学式は（B：$C_6H_{12}O_2$）である。ヘキサン酸を（C：11）％を超えて含有する製剤は、毒物及び劇物取締法により劇物に指定されている。

B．$C_2H_2O_4$は「蓚酸」である。

【39】3

〔解説〕シアン化カリウム（青酸カリ）KCN［無色又は白色の結晶］［水に溶けやすい］

1．［無色の刺激臭を有する気体］［水に溶けやすい］から、アンモニアNH_3やホルムアルデヒドHCHOが考えられる。

2．［黄橙色の粉末］［水に不溶］から、硫化カドミウムCdSが考えられる。

4．［無色の刺激臭を有する液体］［水に混和］から、ホルマリンHCHO aqが考えられる。

【40】3

〔解説〕ピクリン酸アンモニウム$C_6H_2(ONH_4)(NO_2)_3$［輝黄色の安定形］［輝赤色の準安定形の結晶］［燃焼法で廃棄］

1．［クロロホルムに似た刺激臭（エーテル臭）の液体］［活性汚泥法で廃棄］から、エチレンオキシドC_2H_4Oが考えられる。

2．［無色又は白色の固体］［沈殿隔離法で廃棄］から、塩化第二水銀$HgCl_2$が考えられる。

4．［白色の固体］［中和法で廃棄］から、水酸化カリウムKOHや水酸化ナトリウムNaOHなどが考えられる。

【41】1

〔解説〕五塩化アンチモン$SbCl_5$［淡黄色の液体］

2．五塩化砒素（塩化第二砒素）$AsCl_5$［無色の気体］

3．五塩化燐PCl_5［淡黄色の結晶］

4．酸性亜砒酸銅（シェーレグリーン）$CuHAsO_3$［緑色の粉末］

【42】4

〔解説〕ブロムエチル（臭化エチル）C_2H_5Br［無色又はわずかに黄色の液体］［アルキル化剤］

1．［白色の結晶］［接触性殺虫剤］から、EPN　$C_{14}H_{14}NO_4PS$ が考えられる。

2．［無色無臭］［光輝ある葉状結晶］［殺鼠剤］から、メチルスルホナール $C_8H_{18}O_4S_2$ が考えられる。

3．［無色の気体］［殺菌剤］から、エチレンオキシド C_2H_4O が考えられる。

【43】2

〔解説〕三塩化チタン $TiCl_3$［暗紫色又は暗赤紫色の潮解性結晶］［大気中で酸化］［白煙］

1．［淡黄色の固体］［光により分解して黒変］から、臭化銀 $AgBr$ が考えられる。

4．［銀白色の液体の金属］［ナトリウムと合金をつくる］から、水銀 Hg が考えられる。

【44】1

〔解説〕アクリルニトリル $CH_2=CHCN$［無臭又はわずかに刺激臭］［無色の液体］［合成繊維や合成樹脂の原料］

2．［強アンモニア臭の気体］［界面活性剤の原料］から、ジメチルアミン $(CH_3)_2NH$ が考えられる。

3．［白色の結晶性粉末］［殺鼠剤］から、硫酸タリウム Tl_2SO_4 が考えられる。

4．［黄色から赤色の固体］［触媒］から、五酸化バナジウム V_2O_5 が考えられる。

【45】4

〔解説〕オルトケイ酸テトラメチル $SiC_4H_{12}O_4$［無色の液体］［高純度合成シリカ原料］

1．［白色の結晶状粉末］［殺虫剤］から、EPN　$C_{14}H_{14}NO_4PS$ や、DEP $C_4H_8Cl_3O_4P$ が考えられる。

2．［赤色又は黄色の粉末］［塗料］から、酸化第二水銀 HgO が考えられる。

3．［黄緑色の気体］［漂白剤（さらし粉）の原料］から、塩素 Cl_2 が考えられる。

【46】4

〔解説〕ダイアジノン $C_{12}H_{21}N_2O_3PS$［無色の液体］［燃焼法で廃棄］

1．［黄色から赤色の固体］［固化隔離法で廃棄］から、一酸化鉛 PbO が考えられる。

2．［白色又は淡黄褐色の固体］［アルカリ法で廃棄］から、五塩化燐 PCl_5 が考えられる。

3．［無色、腐魚臭の気体］［酸化法で廃棄］から、燐化水素（ホスフィン）PH_3 が考えられる。

【47】1

〔解説〕水素化砒素（アルシン）AsH_3［ニンニク臭の無色の気体］

2．クラーレ（ウラリ）$C_{39}H_{46}N_2O_5$［黒褐色の固体］

3．2－チオ－3，5－ジメチルテトラヒドロ－1，3，5－チアジアジン（ダゾメット）$C_5H_{10}N_2S_2$［白色の結晶性粉末］

4．塩基性炭酸銅（マラカイト）$CH_2Cu_2O_5$［暗緑色の結晶性粉末］

【48】3

〔解説〕アジ化ナトリウムNaN_3［無色の固体］［防腐剤］

1．［特徴的臭気の無色の液体］［化学繊維］［樹脂添加剤］から、アリルアルコール$CH_2=CHCH_2OH$が考えられる。

2．［黒灰色又は黒紫色］［金属様の光沢をもつ結晶］［アニリン色素の製造］から、沃素I_2が考えられる。

4．［無色又は帯黄色の液体］［医薬品の製造原料］から、アニリン$C_6H_5NH_2$が考えられる。

【49】（1）…4　（2）…4　（3）…1　（4）…3　（5）…4

〔解説〕（1）＆（3）＆（5）

A．ベタナフトール$C_{10}H_7OH$［無色又は白色の固体］［特異臭］［水に溶けにくい］…劇物。

B．燐化亜鉛Zn_3P_2［暗赤色から暗灰色の結晶性粉末］［塩酸と反応してホスフィンを発生］［殺鼠剤］…劇物。

C．クロルスルホン酸$ClSO_3H$［無色又は淡黄色の液体］［水と爆発的に分解反応］［スルホン化剤］…劇物。

D．ジボランB_2H_6［無色のビタミン臭を有する気体］［加水分解し、硼酸と水素を生成］［特殊材料ガス］…毒物。

（2）1．$C_6H_2CH_3(NO_2)_3$（トリニトロトルオール）

3．C_7H_9N（N－メチルアニリン）

4．$C_{10}H_8O$（2－ナフトール）

（4）クロルスルホン酸…中和法［ガス発生がないように少量ずつ］［アルカリ水溶液で中和］

1．［ナトリウム塩］［活性汚泥で処理］から、活性汚泥法であり、蓚酸$(COOH)_2 \cdot 2H_2O$が考えられる。

2．［蒸留して回収］［再利用］から、回収法であり、水銀Hgや砒素Asが考えられる。

4．［多量の水で希釈］から、希釈法であり、過酸化水素水H_2O_2 aqや過酸化尿素水$CO(NH_2)_2 \cdot H_2O_2$が考えられる。

【50】（1）…1　（2）…1　（3）…3　（4）…3　（5）…4

〔解説〕（1）B＆C．トルエン$C_6H_5CH_3$は「引火しやすい劇物」である。

（3）A＆B．トルエンはガラスを腐食する性質はなく、水に溶けない。

C．トルエンは酸化剤と反応し、酸化されて安息香酸C_6H_5COOHとなる。

（4）A．トルエンの融点は－95℃。

（5）トルエン…燃焼法［焼却炉の火室へ噴霧］

1．［ナトリウム塩］［活性汚泥で処理］から、活性汚泥法であり、蓚酸（しゅう）$(COOH)_2 \cdot 2H_2O$が考えられる。

2．［セメントを用いて固化］［溶出試験］から、固化隔離法であり、一酸化鉛（なまり）PbOやセレンSeが考えられる。

3．［還元剤の水溶液を過剰に用いて還元］［水酸化カルシウム］［沈殿濾（ろ）過］から、還元沈殿法であり、クロム酸ナトリウム$Na_2CrO_4 \cdot 10H_2O$などの六価クロムを含む化合物が考えられる。

【51】（1）…2　（2）…4　（3）…4　（4）…1　（5）…2

〔解説〕（1）＆（4）～（5）

A．ホスゲン$COCl_2$［特有の青草臭］［窒息性の気体］…毒物。アルカリ法で廃棄する。

B．フェンチオン（MPP）$C_{10}H_{15}O_3PS_2$［弱いニンニク臭］［褐色の液体］［水にほとんど溶けない］…劇物。燃焼法で廃棄する。

C．黄燐（りん）P_4［白色から淡黄色のロウ状の固体］［ニンニク臭］…毒物。燃焼法で廃棄する。

D．過酸化尿素$CO(NH_2)_2 \cdot H_2O_2$［白色の固体］［空気中で尿素、水、酸素に分解］…劇物。希釈法で廃棄する。

（2）1．フェンチオン

2．CCl_3CO_2H（トリクロロ酢酸）

3．CH_3NH_2（メチルアミン）

（3）フェンチオンは有機燐化合物であるため、中毒時の解毒剤はPAMもしくは硫酸（りゅう）アトロピンとなる。

ア．メチレンブルーはメトヘモグロビン血症の治療薬として用いられる。

3 令和5年度（2023年） 神奈川県

一般受験者数・合格率《参考》

受験者数（人）	合格者数（人）	合格率（%）
562	265	47.2

〔毒物及び劇物に関する法規〕

【1】毒物及び劇物取締法に規定する次の記述について、正しいものは○を、誤っているものは×を選びなさい。なお、毒物劇物営業者とは、毒物又は劇物の製造業者、輸入業者及び販売業者のことをいう。

☐ A．この法律は、毒物及び劇物について、保健衛生上の見地から必要な取締を行うことを目的とする。

☐ B．毒物又は劇物の販売業の登録は、6年ごとに、更新を受けなければ、その効力を失う。

☐ C．毒物又は劇物の輸入業者は、すでに登録を受けた品目以外の毒物又は劇物を販売又は授与の目的で輸入したときは、輸入後30日以内に登録の変更を受けなければならない。

☐ D．毒物劇物営業者は、毒物又は劇物を、麻薬、大麻、あへん又は覚せい剤の中毒者に交付してはならない。

☐ E．特定毒物研究者は、氏名又は住所を変更したときは、30日以内に、その主たる研究所の所在地の都道府県知事を経て厚生労働大臣に、その旨を届け出なければならない。

【2】次の文章は、毒物及び劇物取締法第12条第1項の条文である。(　)の中に入る字句の番号を選びなさい。なお、毒物劇物営業者とは、毒物又は劇物の製造業者、輸入業者及び販売業者のことをいう。

毒物劇物営業者及び特定毒物研究者は、毒物又は劇物の容器及び被包に、「(A)」の文字及び毒物については（B）に（C）をもって「毒物」の文字、劇物については（D）に（E）をもって「劇物」の文字を表示しなければならない。

☐ 1．白地　　2．黒地　　3．赤地
4．白色　　5．黒色　　6．赤色
7．医薬用外　　8．危険物　　9．医薬部外

【3】毒物及び劇物取締法に規定する毒物劇物取扱責任者に関する次の記述について、正しいものは○を、誤っているものは×を選びなさい。なお、毒物劇物営業者とは、毒物又は劇物の製造業者、輸入業者及び販売業者のことをいう。

☑ A．毒物又は劇物の輸入業及び販売業を併せて営む場合において、その営業所と店舗が互いに隣接しているときは、毒物劇物取扱責任者は２つの施設を通じて１人で足りる。

☑ B．毒物劇物営業者は、毒物劇物取扱責任者を変更するときは、事前に届け出なければならない。

☑ C．薬剤師は、毒物劇物取扱責任者になることができる。

☑ D．毒物若しくは劇物又は薬事に関する罪を犯し、罰金以上の刑に処せられた者は、生涯、毒物劇物取扱責任者となることができない。

☑ E．特定品目毒物劇物取扱者試験に合格した者は、特定品目のみを取り扱う毒物劇物製造業の製造所において、毒物劇物取扱責任者となることができる。

【4】次の文章は、毒物及び劇物取締法の条文である。(　)の中に入る字句の番号をそれぞれ選びなさい。なお、毒物劇物営業者とは、毒物又は劇物の製造業者、輸入業者及び販売業者のことをいう。

法第14条第１項

毒物劇物営業者は、毒物又は劇物を他の毒物劇物営業者に販売し、又は授与したときは、その都度、次に掲げる事項を書面に記載しておかなければならない。

第１号　毒物又は劇物の名称及び（A）

第２号　販売又は授与の（B）

第３号　譲受人の氏名、（C）及び住所（法人にあっては、その名称及び主たる事務所の所在地）

法第14条第２項

毒物劇物営業者は、譲受人から前項各号に掲げる事項を記載し、厚生労働省令で定めるところにより作成した書面の提出を受けなければ、毒物又は劇物を毒物劇物営業者以外の者に販売し、又は授与してはならない。

法第14条第４項

毒物劇物営業者は、販売又は授与の日から（D）、第１項及び第２項の書面（略）を保存しなければならない。

法第17条第２項

毒物劇物営業者及び特定毒物研究者は、その取扱いに係る毒物又は劇物が盗難にあい、又は紛失したときは、直ちに、その旨を（E）に届け出なければならない。

☐ A～C　１．濃度　２．数量　３．年齢　４．含量
５．本籍地　６．年月日　７．目的　８．純度
９．職業　０．生年月日

☐ D　１．３年間　２．５年間　３．６年間

☐ E　１．警察署　２．都道府県知事　３．厚生労働大臣

【５】次の物質について、劇物に該当するものは１を、毒物（特定毒物を除く。）に該当するものは２を、特定毒物に該当するものは３を、これらのいずれにも該当しないものは４を選びなさい。ただし、記載してある物質は全て原体である。

☐ A．水銀
☐ B．モノフルオール酢酸
☐ C．クラーレ
☐ D．塩化第一水銀
☐ E．ベンゼン

〔基礎化学〕

【６】次の気体のうち、標準状態で224Lの質量が最も大きいものはどれか。ただし、質量数はH＝１、C＝12、N＝14、O＝16、標準状態における１molの気体の体積を22.4Lとする。

☐ １．二酸化炭素　２．酸素　３．二酸化窒素
４．ブタン　５．プロパン

【７】次の水溶液のうち、最も凝固点が低いものはどれか。ただし、電解質は全て電離するものとする。

☐ １．0.20mol/kg　塩化マグネシウム水溶液
２．0.20mol/kg　硫酸マグネシウム水溶液
３．0.24mol/kg　塩化ナトリウム水溶液
４．0.50mol/kg　グルコース水溶液

【8】次の物質の中で芳香族炭化水素でないものはどれか。

☐ 1．エチレン　2．トルエン　3．キシレン
4．ナフタレン　5．スチレン

【9】39gのベンゼンを完全燃焼させた時、発生する水は何gか。ただし、質量数はH＝1、C＝12、N＝14、O＝16とする。

☐ 1．9g　2．18g　3．27g
4．36g　5．45g

【10】0.1mol/Lの硫酸50mLを過不足なく中和するのに0.5mol/Lの水酸化ナトリウム水溶液は何mL必要か。

☐ 1．2.5mL　2．5mL　3．10mL
4．20mL　5．30mL

【11】次の文章はコロイドに関して記述したものである。（　）の中に入る最も適当なものの番号を選びなさい。なお、2箇所の（B）（D）内にはそれぞれ同じ字句が入る。

コロイド溶液に横から光束を当てると、光の通路が明るく輝いて見える。これは、コロイド粒子が光を散乱させるために起こる現象で、（A）という。

コロイド粒子の中にはタンパク質やデンプンのように水分子と親和性が強いものがあり、（B）という。（B）は多量の電解質を加えていくとコロイド粒子同士が反発力を失って沈殿する。このような現象を（C）という。一方、水酸化鉄（Ⅲ）や粘土など水に対する親和性が弱いコロイド粒子を（D）という。（D）は少量の電解質を加えると沈殿する。この現象を（E）という。

☐ 1．チンダル現象　2．ブラウン運動　3．親水コロイド
4．分子コロイド　5．会合コロイド　6．疎水コロイド
7．ゲル　8．塩析　9．透析
0．凝析

【12】次の記述の下線部が正しければ○を、誤りであれば×を選びなさい。

☐ A．塩化銅（Ⅱ）水溶液を炭素電極を用いて電気分解すると、陽極に銅が析出する。

☐ B．ストロンチウムはアルカリ金属元素である。

☐ C．酢酸の組成式はCH_2Oである。

☐ D．炭酸ナトリウムは工業的にはハーバー・ボッシュ法で製造されている。

☐ E．セッケンを硬水（カルシウムイオンやマグネシウムイオンを多く含む水）中で使用すると沈殿を生じ、泡立ちが悪くなる。

【13】次の文章は酸化還元滴定に関して記述したものである。（　）の中に入る最も適当なものの番号をそれぞれ選びなさい。

シュウ酸二水和物（式量126）の結晶0.756gを、水に溶かして100mLにした。この水溶液を（A）を用いて正確に10mLとって希硫酸を加え温めてから、ある濃度の過マンガン酸カリウム水溶液を（B）で滴下したところ、16.0mL加えたところで過マンガン酸カリウム水溶液の（C）が消えなくなった。

化学反応式：$2KMnO_4 +$（D）$H_2C_2O_4 + 3H_2SO_4$

$\longrightarrow 2MnSO_4 + 10CO_2 + 8H_2O + K_2SO_4$

この時、過マンガン酸カリウム水溶液の濃度は（E）である。ただし、シュウ酸と過マンガン酸カリウムが過不足なく反応したものとする。

☐ A～B　1．ビュレット　2．メスフラスコ　3．駒込ピペット
4．ホールピペット　5．パスツールピペット

☐ C　1．淡黄色　2．青白色　3．黄緑色
4．黒色　5．赤紫色

☐ D　1．1　2．2　3．3　4．4　5．5

☐ E　1．7.5×10^{-2} mol/L　2．2.5×10^{-2} mol/L
3．1.5×10^{-2} mol/L　4．2.5×10^{-3} mol/L
5．1.5×10^{-3} mol/L

令和5年度　神奈川

【14】次の文章の（　）に入る最も適当なものの番号を選びなさい。ただし、文中のR及びR'は鎖式炭化水素基を示すものとする。

C_nH_{2n+2}であらわされる鎖式炭化水素を（A）、C_nH_{2n}であらわされる鎖式炭化水素を（B）、C_nH_{2n-2}であらわされる鎖式炭化水素を（C）という。

第一級アルコールが酸化されて生じるR－CHOであらわされる物質を（D）と、第二級アルコールが酸化されて生じるR－CO－R'であらわされる物質を（E）という。

☐ 1．エーテル　2．アルキン　3．エステル　4．アミン
5．アルカン　6．アミノ酸　7．カルボン酸　8．ケトン
9．アルケン　0．アルデヒド

〔実地（性質・貯蔵・取扱い方法等）〕

【15】次の物質について、貯蔵方法等の説明として最も適当なものの番号を選びなさい。

☐ A．過酸化水素水
☐ B．二硫化炭素
☐ C．アクリルニトリル
☐ D．水酸化カリウム
☐ E．ナトリウム

1．強酸と激しく反応するので、強酸と安全な距離を保つ必要がある。貯蔵場所は防火性で適当な換気装置を備え、特に換気には注意し、屋内で取り扱う場合には下層部空気の機械的換気が必要である。
2．少量ならば褐色ガラス瓶、大量ならばカーボイなどを使用し、3分の1の空間を保って貯蔵する。日光の直射を避け、冷所に有機物、金属塩、樹脂、油類、その他有機性蒸気を放出する物質と引き離して貯蔵する。
3．空気中にそのまま保存することはできないので、通常石油中に保管する。冷所で雨水などの漏れが絶対ない場所に貯蔵する。
4．少量ならば共栓ガラス瓶、多量ならば鋼鉄ドラム等を使用する。揮発性が強く、容器内で圧力を生じ、微孔を通って放出するので、密閉するのは困難である。可燃性、発熱性、自然発火性のものから十分に引き離し、直射日光を受けない冷所で貯蔵する。
5．二酸化炭素と水を強く吸収するから、密栓して貯蔵する。

【16】次の物質について、その主な用途として最も適当なものの番号を選びなさい。

☐ A．セレン化水素
☐ B．アクリルアミド
☐ C．トリブチルアミン
☐ D．塩素酸カリウム
☐ E．チメロサール

1．土木工事用の土質安定剤（反応開始剤および促進剤と混合して地盤に注入）
2．防錆（さび）剤、腐食防止剤、医薬品や農薬の原料
3．ドーピングガス
4．煙火、爆発物の原料、酸化剤、抜染剤、医療用外用消毒剤
5．殺菌消毒剤

【17】次の物質について、性状の説明として最も適当なものの番号を選びなさい。

☐ A．ヒドラジン
☐ B．クロルエチル
☐ C．燐（りん）化水素
☐ D．ピクリン酸
☐ E．三塩化チタン

1．常温（25℃）で気体。可燃性。点火すれば緑色の辺縁を有する炎をあげて燃焼する。
2．淡黄色の光沢のある小葉状あるいは針状結晶。徐々に熱すると昇華するが、急熱あるいは衝撃により爆発する。
3．無色、腐魚臭の気体。自然発火性。酸素及びハロゲンと激しく化合する。
4．暗紫色の六方晶系の潮解性結晶。大気中で酸化して白煙を発生する。
5．無色の油状の液体。空気中で発煙する。

【18】次の物質について、毒性の説明として最も適当なものの番号を選びなさい。

□ A．塩素
□ B．ニコチン
□ C．蓚酸アンモニウム
□ D．沃素
□ E．クロロホルム

1．猛烈な神経毒がある。急性中毒ではよだれ、吐気、悪心、嘔吐があり、ついで脈拍緩徐不整となり、発汗、瞳孔縮小、呼吸困難、痙攣をきたす。
2．粘膜接触により刺激症状を呈し、眼、鼻、咽喉及び口腔粘膜を障害する。吸入により、窒息感、喉頭及び気管支筋の硬直をきたし、呼吸困難に陥る。
3．原形質毒であり、脳の節細胞を麻痺させ、赤血球を溶解する。吸収すると、はじめに嘔吐、瞳孔の縮小、運動性不安が現れる。
4．皮膚に触れると褐色に染め、その揮散する蒸気を吸入すると、めまいや頭痛を伴う一種の酩酊を起こす。
5．血液中のカルシウム分を奪取し、神経系を侵す。急性中毒症状は、胃痛、嘔吐、口腔・咽喉の炎症、腎障害である。

【19】次の文章は、クロルピクリンについて記述したものである。（　）の中に入る最も適当なものの番号をそれぞれ選びなさい。

化学式：（A）
性　状：純品は（B）の油状体。（C）がある。
毒　性：血液中で（D）を生成、また、中枢神経や心臓、眼結膜を侵し、肺も強く障害する。
用　途：（E）

		1	2	3
□	A	1．$CHCl_3$	2．$ClHO_3S$	3．CCl_3NO_2
□	B	1．赤色	2．青色	3．無色
□	C	1．催涙性	2．引火性	3．芳香性
□	D	1．尿酸	2．メトヘモグロビン	3．ケトン体
□	E	1．土壌燻蒸剤	2．顔料	3．ロケット燃料

【20】次の物質について、鑑識法として最も適当なものの番号を選びなさい。

☐ A．ベタナフトール
☐ B．カリウム
☐ C．硫酸亜鉛
☐ D．硝酸
☐ E．四塩化炭素

1．水に溶かして硫化水素を通じると白色の沈殿を生成する。また水に溶かして塩化バリウムを加えると白色の沈殿を生成する。
2．水溶液にアンモニア水を加えると紫色の蛍石彩をはなつ。
3．銅屑（くず）を加えて熱すると藍色を呈して溶け、その際に赤褐色の蒸気を生成する。
4．白金線につけて溶融炎で熱し、炎の色を見ると青紫色となる。この炎はコバルトの色ガラスを通してみると紅紫色となる。
5．アルコール性の水酸化カリウムと銅粉とともに煮沸すると、黄赤色の沈殿を生成する。

【21】次の物質について、廃棄方法として最も適当なものの番号を選びなさい。なお、廃棄方法は「毒物及び劇物の廃棄の方法に関する基準」によるものとする。

☐ A．弗（ふっ）化水素
☐ B．重クロム酸ナトリウム
☐ C．黄燐（りん）
☐ D．一酸化鉛
☐ E．硫酸

1．セメントを用いて固化し、溶出試験を行い、溶出量が判定基準以下であることを確認して埋立処分する。
2．徐々に石灰乳などの攪拌（かくはん）溶液に加え中和させた後、多量の水で希釈して処理する。
3．希硫酸に溶かし、還元剤（硫酸第一鉄等）の水溶液を過剰に用いて還元した後、水酸化カルシウム、炭酸ナトリウム等の水溶液で処理し、沈殿濾（ろ）過する。溶出試験を行い、溶出量が判定基準以下であることを確認して埋立処分する。
4．多量の水酸化カルシウム水溶液中に吹き込んで吸収させ、中和し、沈殿濾（ろ）過して埋立処分する。
5．廃ガス水洗設備及び必要があればアフターバーナーを備えた焼却設備で焼却する。廃ガス水洗設備から発生する廃水は水酸化カルシウム等を加えて中和する。

【22】次の物質について、漏えい時の措置として最も適当なものの番号を選びなさい。なお、作業にあたっては、風下の人を退避させ周囲の立入禁止、保護具の着用、風下での作業を行わないことや廃液が河川等に排出されないよう注意する等の基本的な対応のうえ実施することとする。

☐ A．臭素
☐ B．蓚酸（しゅう）
☐ C．重クロム酸アンモニウム
☐ D．キシレン
☐ E．酸化バリウム

1．飛散したものは速やかに掃き集めて空容器に回収し、そのあとを多量の水で洗い流す。
2．飛散したものは空容器にできるだけ回収し、そのあとに希硫酸を用いて中和し、多量の水で洗い流す。
3．飛散したものは空容器にできるだけ回収し、そのあとを還元剤（硫酸第一鉄等）の水溶液を散布し、水酸化カルシウム、炭酸ナトリウム等の水溶液で処理した後、多量の水で洗い流す。
4．多量に漏えいした液は、土砂等でその流れを止め、液の表面を泡で覆いできるだけ空容器に回収する。
5．少量の場合は漏えい箇所や漏えいした液に水酸化カルシウムを十分に散布して吸収させる。多量に気体が噴出した場所には遠くから霧状の水をかけ吸収させる。

【23】次の文章は、フェノールについて記述したものである。（　）の中に入る最も適当なものの番号をそれぞれ選びなさい。なお、廃棄方法は「毒物及び劇物の廃棄の方法に関する基準」によるものとする。

分　　類：（A）（ただし、５％以下を含有するものを除く。）
化 学 式：（B）
性　　状：原体は、常温（25℃）で（C）、特異な臭気がする。
廃棄方法：（D）、燃焼法
鑑 識 法：水溶液に過クロール鉄液を加えると（E）を呈する。

☐	A	1．劇物	2．毒物（特定毒物を除く。）	3．特定毒物
☐	B	1．C_8H_{10}	2．C_6H_6O	3．C_7H_8
☐	C	1．気体	2．液体	3．固体
☐	D	1．希釈法	2．中和法	3．活性汚泥法
☐	E	1．白色	2．紫色	3．褐色

【24】次の文章は、アニリンについて記述したものである。（　）の中に入る最も適当なものの番号をそれぞれ選びなさい。なお、廃棄方法は「毒物及び劇物の廃棄の方法に関する基準」によるものとする。

分　　類：（A）
化 学 式：（B）
性　　状：純品は無色透明な油状の液体で、特有の臭気がある。
　　　　　空気に触れて（C）を呈する。
鑑 識 法：水溶液にさらし粉を加えると（D）を呈する。
廃棄方法：（E）、活性汚泥法

☐	A	1．劇物	2．毒物（特定毒物を除く。）	3．特定毒物
☐	B	1．C_6H_7N	2．C_7H_9N	3．$C_6H_5NO_2$
☐	C	1．赤褐色	2．藍色	3．緑色
☐	D	1．灰色	2．黄色	3．紫色
☐	E	1．固化隔離法	2．分解沈殿法	3．燃焼法

▶▶正解&解説

【1】A…○　B…○　C…×　D…○　E…×

〔解説〕A．取締法第1条（取締法の目的）。

B．取締法第4条（営業の登録）第3項。

C．登録を受けた品目以外のものを輸入し販売するときは、あらかじめ、都道府県知事の、登録の変更を受けなければならない。取締法第9条（登録の変更）第1項。

D．取締法第15条（毒物又は劇物の交付の制限等）第1項第3号。

E．「都道府県知事を経て厚生労働大臣」⇒「都道府県知事」。取締法第10条（届出）第2項第1号。

【2】A…7　B…3　C…4　D…1　E…6

〔解説〕取締法第12条（毒物又は劇物の表示）第1項。

> 毒物劇物営業者及び特定毒物研究者は、毒物又は劇物の容器及び被包に、「（A：医薬用外）」の文字及び毒物については（B：赤地）に（C：白色）をもって「毒物」の文字、劇物については（D：白地）に（E：赤色）をもって「劇物」の文字を表示しなければならない。

【3】A…○　B…×　C…○　D…×　E…×

〔解説〕A．取締法第7条（毒物劇物取扱責任者）第2項。

B．「事前に」⇒「30日以内に」。取締法第7条（毒物劇物取扱責任者）第3項。

C．取締法第8条（毒物劇物取扱責任者の資格）第1項第1号。毒物劇物取扱責任者になることができるのは、①薬剤師、②厚生労働省令で定める学校で応用化学に関する学課を修了した者、③都道府県知事が行う毒物劇物取扱者試験に合格した者である。

D．罰金以上の刑に処せられても、その執行を終り、又は執行を受けることがなくなった日から起算して3年を経過すれば、毒物劇物取扱責任者となることができる。取締法第8条（毒物劇物取扱責任者の資格）第2項第4号。

E．特定品目毒物劇物取扱者試験に合格した者は、特定品目のみを取り扱う輸入業の営業所、販売業の店舗においてのみ、毒物劇物取扱責任者となることができる。製造業の製造所は含まれないため、毒物劇物取扱責任者になれない。取締法第8条（毒物劇物取扱責任者の資格）第4項。

【4】A…2　B…6　C…9　D…2　E…1

〔解説〕取締法第14条（毒物又は劇物の譲渡手続）第1項第1～3号。

> 第1号　毒物又は劇物の名称及び（A：数量）
> 第2号　販売又は授与の（B：年月日）
> 第3号　譲受人の氏名、（C：職業）及び住所（法人にあっては、その名称及び主たる事務所の所在地）

取締法第14条（毒物又は劇物の譲渡手続）第４項。

> 毒物劇物営業者は、販売又は授与の日から（D：５年間）、第１項及び第２項の書面（略）を保存しなければならない。

取締法第17条（事故の際の措置）第２項。

> （略）、直ちに、その旨を（E：警察署）に届け出なければならない。

【5】A…2　B…3　C…2　D…1　E…4

〔解説〕取締法第２条（定義）第１項～第３項、別表第１～第３、指定令第１条（毒物）、第２条（劇物）、第３条（特定毒物）。

A＆C．水銀、クラーレ…毒物。

B．モノフルオール酢酸…特定毒物。

C．クラーレ…劇物。

E．ベンゼンは毒物及び劇物に指定されていない。

【6】4

〔解説〕標準状態において１mol＝22.4Lであるため、224Lの質量とは10molの質量をいう。各気体が10molのとき最も大きい質量は、ブタンC_4H_{10}となる。

ブタンC_4H_{10}＝（12×４）＋（１×10）＝58　⇒ 58×10mol＝580

1．二酸化炭素CO_2＝12＋（16×２）＝44　⇒ 44×10mol＝440

2．酸素O_2＝16×２＝32　⇒ 32×10mol＝320

3．二酸化窒素NO_2＝ 14＋（16×２）＝46　⇒ 46×10mol＝460

5．プロパンC_3H_8＝（12×３）＋（１×８）＝44　⇒ 44×10mol＝440

【7】1

〔解説〕凝固点降下度は、水溶液（溶媒）に含まれる溶質の質量モル濃度（mol/kg）に比例し、質量モル濃度が高いと大きくなり（凝固点が低い）、低いと小さくなる（凝固点が高い）。

電解質の質量モル濃度は、溶媒の質量モル濃度×電離したイオンの数で求められ、非電解質の質量モル濃度は、そのまま溶媒の質量モル濃度を使用する。

塩化マグネシウム$MgCl_2$水溶液は、$MgCl_2 \longrightarrow Mg^{2+} + 2Cl^-$と電離する電解質。マグネシウムイオン$Mg^{2+}$が１個、塩化物イオン$Cl^-$が２個あるため、質量モル濃度は0.20mol/kg×３＝0.60mol/kgとなり、選択肢の中で最も質量モル濃度が高いため、凝固点が低い。

2．硫酸マグネシウム$MgSO_4$水溶液は、$MgSO_4 \longrightarrow Mg^{2+} + SO_4^{2-}$と電離する電解質。マグネシウムイオン$Mg^{2+}$と硫酸イオン$SO_4^{2-}$が１個ずつあるため、質量モル濃度は0.20mol/kg×２＝0.40mol/kgとなる。

3．塩化ナトリウム NaCl 水溶液は、$NaCl \longrightarrow Na^{+} + Cl^{-}$ と電離する電解質。ナトリウムイオン Na^{+} と塩化物イオン Cl^{-} が1個ずつあるため、質量モル濃度は、0.24mol/kg × 2 ＝0.48mol/kg となる。

4．グルコース $C_6H_{12}O_6$ 水溶液は、非電解質であるため電離はしない。従って、溶質の質量モル濃度は変わらず、0.50mol/kg となる。

【8】1

〔解説〕ベンゼン環 C_6H_6 をもつ炭化水素を芳香族炭化水素という。エチレン C_2H_4 は鎖式炭化水素であり、二重結合を1個含むアルケンである。

2～5．トルエン $C_6H_5CH_3$、キシレン $C_6H_4(CH_3)_2$、ナフタレン $C_{10}H_8$、スチレン $C_6H_5CH=CH_2$ は、いずれもベンゼン環をもつ。

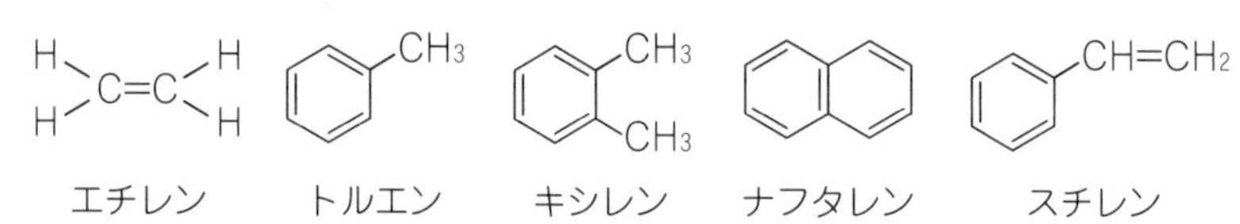

エチレン　トルエン　キシレン　ナフタレン　スチレン

【9】3

〔解説〕完全燃焼式：$2C_6H_6 + 15O_2 \longrightarrow 12CO_2 + 6H_2O$

反応式より、2molのベンゼン C_6H_6 から6molの水 H_2O が生じることがわかる。ベンゼンの分子量は、C_6H_6＝（12×6）＋（1×6）＝ 78であるため、78g＝1molとなり、39gでは39／78＝0.5molとなる。ベンゼンが0.5molのときに生じる水を x molとすると、次の比例式で求められる。

2mol：6mol ＝ 0.5mol：x mol

$2x = 3$

$x = 1.5$（mol）

水 H_2O の分子量は（1×2）＋ 16 ＝18であるため、1.5mol×18＝27gとなる。

【10】4

〔解説〕中和反応式：$H_2SO_4 + 2NaOH \longrightarrow Na_2SO_4 + 2H_2O$

硫酸は2価の酸、水酸化ナトリウムは1価の塩基であり、求める水酸化ナトリウムの量を x mLとすると、次の等式が成り立つ。

2×0.1mol/L×（50mL／1000mL）＝1×0.5mol/L×（x mL／1000mL）

両辺に1000をかける。　2×0.1mol/L×50mL＝1×0.5mol/L× x mL

$0.5x = 10$

$x = 20$（mL）

【11】A…1　B…3　C…8　D…6　E…0

〔解説〕コロイド溶液に横から光束を当てると、光の通路が明るく輝いて見える。これは、コロイド粒子が光を散乱させるために起こる現象で、（A：チンダル現象）という。

コロイド粒子の中にはタンパク質やデンプンのように水分子と親和性が強いものがあり、（B：親水コロイド）という。（B：親水コロイド）は多量の電解質を加えていくとコロイド粒子同士が反発力を失って沈殿する。このような現象を（C：塩析）という。一方、水酸化鉄（Ⅲ）や粘土など水に対する親和性が弱いコロイド粒子を（D：疎水コロイド）という。（D：疎水コロイド）は少量の電解質を加えると沈殿する。この現象を（E：凝析）という。

【12】A…×　B…×　C…○　D…×　E…○

〔解説〕A．塩化銅（Ⅱ）水溶液$CuCl_2$を炭素電極を用いて電気分解すると、銅（Ⅱ）イオンCu^{2+}が電子e^-を受け取って還元され、「陰極」の表面に銅Cuが析出する。なお、陽極では塩化物イオンCl^-が電子e^-を失って酸化され、塩素Cl_2が気体となって生じる。

陰極：$Cu^{2+} + 2e^- \longrightarrow Cu$　（還元）

陽極：$2Cl^- \longrightarrow Cl_2 + 2e^-$（酸化）

B．ストロンチウムSrは2族の「アルカリ土類金属」元素である。

C．組成式とは、分子式の最も小さい原子の比をとったものである。酢酸の分子式は$C_2H_4O_2$であるため、組成式はCH_2Oである。なお、官能基を抜き出す示性式で表すとCH_3COOHである。

D．炭酸ナトリウムNa_2CO_3は、工業的には「アンモニアソーダ法（ソルベー法）」で製造されている。ハーバー・ボッシュ法は、アンモニアNH_3の工業的製造法である。

E．硬水に含まれるカルシウムイオンCa^{2+}やマグネシウムイオンMg^{2+}は、セッケンと反応して水に溶けない塩（沈殿）を生じるため、泡立ちが悪くなる。

【13】A…4　B…1　C…5　D…5　E…3

〔解説〕シュウ酸二水和物（式量126）の結晶0.756gを、水に溶かして100mLにした。この水溶液を（A：ホールピペット）を用いて正確に10mLとって希硫酸を加え温めてから、ある濃度の過マンガン酸カリウム水溶液を（B：ビュレット）で滴下したところ、16.0mL加えたところで過マンガン酸カリウム水溶液の（C：赤紫色）が消えなくなった。

化学反応式：$2KMnO_4 +$（D：5）$H_2C_2O_4 + 3H_2SO_4$

$\longrightarrow 2MnSO_4 + 10CO_2 + 8H_2O + K_2SO_4$

この時、過マンガン酸カリウム水溶液の濃度は（E：1.5×10^{-2}mol/L）である。ただし、シュウ酸と過マンガン酸カリウムが過不足なく反応したものとする。

A＆B．ホールピペットやビュレットは、中和滴定に使用する器具である。

C．赤紫色は、過マンガン酸カリウム$KMnO_4$に含まれる、過マンガン酸イオンMnO_4^-の色である。

D．右辺の炭素C原子の数が10個であるため、左辺のDは「5」となる。

	左辺			右辺			
	$2KMnO_4$	$5H_2C_2O_4$	$3H_2SO_4$	$2MnSO_4$	$10CO_2$	$8H_2O$	K_2SO_4
K	2	-	-	-	-	-	2
Mn	2	-	-	2	-	-	-
O	8	20	12	8	20	8	4
H	-	10	6	-	-	16	-
C	-	10	-	-	10	-	-
S	-	-	3	2	-	-	1

E．シュウ酸の式量より1 mol＝126となり、0.756gでは0.756／126＝0.006 molとなる。100mL（0.1L）のときのモル濃度は、0.006／0.1L＝0.06mol/Lとなる。

化学反応式より、過マンガン酸カリウム水溶液とシュウ酸は2：5の物質量比で酸化還元反応を起こすことがわかる。過マンガン酸カリウムの濃度をxとすると、次の比例式で求められる。

x mol/L×(16.0mL／1000mL)：0.06mol/L×(10.0mL／1000mL)＝2：5

両辺に1000をかける。　$16.0x : 0.6 = 2000 : 5000$

$80000x = 1200$

$x = 0.015 = 1.5\times10^{-2}$ (mol/L)

【14】A…5　B…9　C…2　D…0　E…8

〔解説〕C_nH_{2n+2}であらわされる鎖式炭化水素（脂肪族炭化水素・全て単結合）を（A：アルカン）、C_nH_{2n}であらわされる鎖式炭化水素（二重結合1つ）を（B：アルケン）、C_nH_{2n-2}であらわされる鎖式炭化水素（三重結合1つ）を（C：アルキン）という。

第一級アルコールが酸化されて生じるR－CHOであらわされる物質を（D：アルデヒド）と、第二級アルコールが酸化されて生じるR－CO－R'であらわされる物質を（E：ケトン）という。

その他選択肢の詳細は以下のとおり。

1．エーテル…酸素O原子に二つの炭化水素基が結合した形の化合物。R^1－O－R^2であらわされる。

3．エステル…カルボン酸とアルコールから水分子がとれて縮合（しゅくごう）すると生成する化合物。R^1－COO－R^2であらわされる。

4．アミン…アンモニアNH_3の水素H原子を炭化水素基で置換した化合物。

6．アミノ酸$R-CH(NH_2)COOH$…タンパク質を構成する化合物で、アミノ基$-NH_2$とカルボキシ基$-COOH$をもつ。

7．カルボン酸…カルボキシ基$-COOH$をもつ化合物。

※以下、物質名の後や文章中に記載されている［　］は、物質を見分ける際に特徴となるキーワードを表す。

【15】 A…2　B…4　C…1　D…5　E…3

〔解説〕A．過酸化水素水H_2O_2 aq［少量ならば褐色ガラス瓶、大量ならばカーボイ］［3分の1の空間］

B．二硫化炭素CS_2［少量ならば共栓ガラス瓶、多量ならば鋼鉄ドラム等］［揮発性が強い］

C．アクリルニトリル$CH_2=CHCN$［強酸と激しく反応］［強酸と安全な距離を保つ必要］［防火性で適当な換気装置を備える］

D．水酸化カリウムKOH［二酸化炭素（炭酸ガス）と水を強く吸収］［密栓］

E．ナトリウムNa［通常石油中に保管］［冷所で雨水などの漏れが絶対ない場所］

【16】 A…3　B…1　C…2　D…4　E…5

〔解説〕A．セレン化水素H_2Se［ドーピングガス］

B．アクリルアミド$CH_2=CHCONH_3$［土質安定剤］

C．トリブチルアミン$(C_4H_9)_3N$［防錆剤］［腐食防止剤］

D．塩素酸カリウム$KClO_3$［煙火］［爆発物の原料］

E．チメロサール$C_9H_9HgNaO_2S$［殺菌消毒剤］

【17】 A…5　B…1　C…3　D…2　E…4

〔解説〕A．ヒドラジンH_4N_2［無色の油状の液体］［空気中で発煙］

B．クロルエチルC_2H_5Cl［常温（25℃）で気体］［緑色の辺縁を有する炎］

C．燐化水素（ホスフィン）PH_3［無色、腐魚臭の気体］［酸素及びハロゲンと激しく化合］

D．ピクリン酸$C_6H_2(OH)(NO_2)_3$［淡黄色］［光沢のある小葉状あるいは針状結晶］［徐々に熱すると昇華］［急熱あるいは衝撃により爆発］

E．三塩化チタン$TiCl_3$［暗紫色の六方晶系の潮解性結晶］［大気中で酸化して白煙］

【18】 A…2　B…1　C…5　D…4　E…3

〔解説〕A．塩素Cl_2［口腔粘膜を障害］［気管支筋の硬直］

B．ニコチン$C_{10}H_{14}N_2$［猛烈な神経毒］

C．蓚酸アンモニウム$(NH_4)_2C_2O_4$［血液中のカルシウム（石灰）分を奪取］

D．沃素I_2［皮膚に触れると褐色］［めまいや頭痛を伴う一種の酩酊］

E．クロロホルム$CHCl_3$［原形質毒］［脳の節細胞を麻痺］［赤血球を溶解］

【19】A…3　B…3　C…1　D…2　E…1

〔解説〕クロルピクリン

化学式：（A：CCl_3NO_2）

性　状：純品は（B：無色）の油状体。（C：催涙性）がある。

毒　性：血液中で（D：メトヘモグロビン）を生成、また、中枢神経や心臓、眼結膜を侵し、肺も強く障害する。

用　途：（E：土壌燻（くん）蒸剤）

なお、Aの選択肢1はクロロホルム、選択肢3はクロロスルホン酸である。

【20】A…2　B…4　C…1　D…3　E…5

〔解説〕A．ベタナフトール$C_{10}H_7OH$［紫色の蛍石彩］

B．カリウムK［白金線につけて溶融炎］［炎の色は青紫色］［コバルトの色ガラスを通してみると紅紫色］

C．硫（りゅう）酸亜鉛$ZnSO_4 \cdot 7H_2O$［硫化水素を通じると白色の沈殿（硫化亜鉛ZnS）］［塩化バリウムを加えると白色の沈殿（硫酸バリウム$BaSO_4$）］

D．硝（しょう）酸HNO_3［銅屑（くず）を加えて熱すると藍色］［赤褐色の蒸気（二酸化窒素NO_2）］

E．四塩化炭素CCl_4［水酸化カリウムと銅粉］［黄赤色の沈殿］

【21】A…4　B…3　C…5　D…1　E…2

〔解説〕A．弗（ふっ）化水素HF…沈殿法［吹き込んで吸収］［沈殿濾（ろ）過して埋立処分］

B．重クロム酸ナトリウム$Na_2Cr_2O_7$…還元沈殿法［還元剤（硫酸第一鉄等）の水溶液を過剰に用いて還元］［炭酸ナトリウム等の水溶液で処理し、沈殿濾過］［埋立処分］

C．黄燐（りん）P_4…燃焼法［廃ガス水洗設備］［アフターバーナーを備えた焼却設備で焼却］

D．一酸化鉛（なまり）PbO…固化隔離法［セメントを用いて固化］［埋立処分］

E．硫酸H_2SO_4…中和法［石灰乳］［中和］［多量の水で希釈］

【22】A…5　B…1　C…3　D…4　E…2

〔解説〕A．臭素Br_2［水酸化カルシウム（消石灰）を十分に散布］［遠くから霧状の水をかけ吸収］

B．蓚（しゅう）酸$(COOH)_2 \cdot 2H_2O$［速やかに掃き集めて空容器に回収］［多量の水で洗い流す］

C．重クロム酸アンモニウム$Cr_2H_2O_7 \cdot 2H_3N$［還元剤（硫酸第一鉄等）の水溶液を散布］［水酸化カルシウム（消石灰）、炭酸ナトリウム（ソーダ灰）等の水溶液で処理］

D．キシレン$C_6H_4(CH_3)_2$［液の表面を泡で覆う］

E．酸化バリウムBaO［希硫酸を用いて中和］［多量の水で洗い流す］

【23】A…1　B…2　C…3　D…3　E…2

〔解説〕フェノール

分　　類：（A：劇物）（ただし、5％以下を含有するものを除く。）

化 学 式：（B：C_6H_6O）

性　　状：原体は、常温（25℃）で（C：固体）、特異な臭気がする。

廃棄方法：（D：活性汚泥法）、燃焼法

鑑 識 法：水溶液に過クロール鉄液を加えると（E：紫色）を呈する。

なお、Bの選択肢1はキシレンやエチルベンゼンなど、選択肢3はトルエンやシクロヘプタトリエンなどが該当する。

【24】A…1　B…1　C…1　D…3　E…3

〔解説〕アニリン

分　　類：（A：劇物）

化 学 式：（B：C_6H_7N）

性　　状：純品は無色透明な油状の液体で、特有の臭気がある。
空気に触れて（C：赤褐色）を呈する。

鑑 識 法：水溶液にさらし粉を加えると（D：紫色）を呈する。

廃棄方法：（E：燃焼法）、活性汚泥法

なお、Bの選択肢2はトルイジンやベンジルアミンなど、選択肢3はニトロベンゼン、ピコリン酸などが該当する。

4 令和４年度（2023年） 神奈川県

一般受験者数・合格率《参考》	受験者数（人）	合格者数（人）	合格率（%）
	595	341	57.3

〔毒物及び劇物に関する法規〕

【1】毒物及び劇物取締法の規定に関する次の記述について、正しいものは○を、誤っているものは×を選びなさい。

☐ A．医薬部外品は、法第２条に規定する別表第１又は別表第２に該当するものであっても、毒物又は劇物には該当しない。

☐ B．特定毒物は、毒物であって、別表第３に掲げるものをいい、販売する場合は、特定品目販売業の登録を行う必要がある。

☐ C．毒物又は劇物の製造業、輸入業又は販売業の登録は、製造所、営業所又は店舗ごとに登録が必要である。

☐ D．毒物劇物製造業又は輸入業の登録は６年ごとに、毒物劇物販売業の登録は５年ごとに、更新を受けなければ、その効力を失う。

☐ E．毒物劇物製造業者又は輸入業者は、製造又は輸入する毒物又は劇物の品目を登録する必要がある。

【2】次の文章は、毒物及び劇物取締法の条文である。（　）の中に入れるべき字句の番号をそれぞれ選びなさい。

ア．この法律は、毒物及び劇物について、（A）の見地から必要な取締を行うことを目的とする。(法第１条)

イ．次の各号に掲げる者でなければ、前条の毒物劇物取扱責任者となることができない。(法第８条第１項)

一　（B）

二　厚生労働省令で定める学校で、（C）に関する学課を修了した者

三　都道府県知事が行う毒物劇物取扱者試験に合格した者

ウ．次に掲げる者は、前条の毒物劇物取扱責任者となることができない。（法第8条第2項）

一　（D）の者

二　心身の障害により毒物劇物取扱責任者の業務を適正に行うことができない者として厚生労働省令で定めるもの

三　麻薬、大麻、あへん又は（E）の中毒者

四　毒物若しくは劇物又は薬事に関する罪を犯し、罰金以上の刑に処せられ、その執行を終り、又は執行を受けることがなくなった日から起算して3年を経過していない者

☐ A	1．危害防止上	2．保健衛生上	3．環境保全上
☐ B～C	1．医師	2．薬剤師	3．危険物取扱者
	4．医学	5．生化学	6．応用化学
☐ D～E	1．15歳未満	2．18歳未満	3．20歳未満
	4．向精神薬	5．覚せい剤	6．アルコール

【3】毒物及び劇物取締法の規定に関する次の記述について、正しいものは○を、誤っているものは×を選びなさい。なお、毒物劇物営業者とは、毒物又は劇物の製造業者、輸入業者及び販売業者のことをいう。

☐ A．毒物劇物営業者は、毒物又は劇物が盗難にあい、又は紛失することを防ぐのに必要な措置を講じなければならない。

☐ B．毒物劇物営業者は、法に定められた表示をすれば、毒物又は劇物の容器として、どのような容器を使用してもよい。

☐ C．毒物劇物営業者は、毒物又は劇物を貯蔵し、又は陳列する場所に、「医薬用外」の文字及び毒物については「毒物」、劇物については「劇物」の文字を表示しなければならない。

☐ D．毒物劇物営業者は、他の毒物劇物営業者に毒物又は劇物を販売したときに、「毒物又は劇物の名称及び数量」、「販売年月日」及び「譲受人の氏名、職業及び住所」を書面に記載した場合には、その書面を販売の日から5年間保存しなければならない。

☐ E．毒物劇物営業者は、16歳の者に、毒物又は劇物を交付することができる。

【4】毒物及び劇物取締法第22条第1項で規定される届出が必要な業務上取扱者に該当するものは○を、該当しないものは×を選びなさい。

法第22条第1項

政令で定める事業を行う者であってその業務上シアン化ナトリウム又は政令で定めるその他の毒物若しくは劇物を取り扱うものは、事業場ごとに、その業務上これらの毒物又は劇物を取り扱うことになった日から30日以内に、(中略) その事業場の所在地の都道府県知事に届け出なければならない。

☐ A．無機シアン化合物たる毒物を取り扱う電気めっきを行う事業者
☐ B．無機シアン化合物たる毒物を取り扱う金属熱処理を行う事業者
☐ C．最大積載量が5,000kg以上の自動車又は被牽(けん)引自動車に固定された容器を用い、アクリルニトリルを運送する事業者
☐ D．砒(ひ)素化合物たる毒物を取り扱う試験研究を行う事業者
☐ E．砒(ひ)素化合物たる毒物を取り扱うしろありの防除を行う事業者

【5】次の物質について、劇物に該当するものは1を、毒物（特定毒物を除く。）に該当するものは2を、特定毒物に該当するものは3を、これらのいずれにも該当しないものは4を選びなさい。

☐ A．ニコチン
☐ B．次亜塩素酸ナトリウム6％溶液
☐ C．ブロムエチル
☐ D．クレゾール
☐ E．ジエチルパラニトロフェニルチオホスフェイト（別名：パラチオン）

令和4年度　神奈川

〔基礎化学〕

【6】次のうち、ハロゲン元素はどれか。

☐ 1．Ar　2．Be　3．Cl
4．Li　5．Ne

【7】ファラデー定数を9.65×10^{4}C/molとした場合、19300Cは何molの電子がもつ電気量か。

☐ 1．0.2mol　2．0.4mol　3．0.6mol
4．0.8mol　5．1.0mol

【8】酸・塩基に関する次の記述のうち、誤っているものはどれか。

☐ 1．強酸と弱塩基の中和滴定では指示薬としてメチルオレンジを用いる。
2．中和滴定において、中和点の水溶液は必ず中性を示す。
3．ブレンステッド・ローリーの定義によると、酸とは水素イオンを他に与える物質であり、塩基とは水素イオンを他から受け取る物質である。
4．中和点の前後では水溶液のpHは急激に変化する。
5．溶けている酸・塩基の物質量に対する電離している酸・塩基の物質量の割合を電離度という。電離度は一般に濃度が小さいほど、温度が高いほど、値が大きくなる。

【9】フェノールに関する次の記述のうち、誤っているものはどれか。

☐ 1．官能基としてヒドロキシ基をもつ。
2．水溶液は弱酸性を示す。
3．水酸化ナトリウムと反応しない。
4．塩化鉄水溶液と反応して、青紫～赤紫色を呈する。
5．ナトリウムと反応して水素が発生する。

【10】次のうち、極性分子はどれか。

☐ 1．二酸化炭素　2．四塩化炭素　3．アンモニア
4．水素　5．メタン

【11】次の文章は、物質の状態変化について記述したものである。（　）の中に入る最も適当なものの番号を選びなさい。なお、2箇所の（B）（C）内にはそれぞれ同じ字句が入る。

固体から液体への変化を（A）という。逆に液体から固体への変化を（B）といい、その時の温度を（C）という。液体を冷却していくと（C）以下の温度になってもすぐには（B）が起こらないことがある。この状態を（D）という。また、固体から気体へ、液体を経由しないで直接変化することを（E）という。

☐ 1．沸点　2．昇華　3．融解　4．凝固点降下
5．凝縮　6．凝固　7．沸騰　8．過冷却
9．蒸発　0．凝固点

【12】次の設問の答えとして最も適当なものの番号をそれぞれ選びなさい。ただし、質量数はH＝1、He＝2、C＝12、O＝16、Na＝23、S＝32とする。

□ A．鉛蓄電池の放電により、負極の鉛が0.5mol反応すると、何molの電子が流れるか。

1．0.2mol　　2．0.4mol　　3．0.6mol
4．0.8mol　　5．1.0mol

□ B．水酸化ナトリウム4.0gを少量の水で溶かした後、水を加えて200mLの水溶液にした。この水溶液のモル濃度は何mol/Lか。

1．0.2mol/L　　2．0.5mol/L　　3．1.0mol/L
4．1.5mol/L　　5．2.0mol/L

□ C．1.0×10^5Paで6.0Lの気体は、温度を一定に保ちながら体積を2.0Lに圧縮すると、圧力は何Paになるか。

1．1.0×10^5Pa　　2．2.0×10^5Pa　　3．3.0×10^5Pa
4．4.0×10^5Pa　　5．5.0×10^5Pa

□ D．酢酸18gの物質量は何molか。

1．0.1mol　　2．0.3mol　　3．0.5mol　　4．1.0mol　　5．1.5mol

□ E．各気体10gを比較したとき、物質量が最も大きいものはどれか。

1．He　　2．CO_2　　3．SO_2　　4．CH_4　　5．C_3H_8

令和4年度　神奈川

【13】次の記述の下線部が正しいものは○を、誤っているものは×を選びなさい。
［改］

□ A．カルボン酸とアルコールが縮合して生じる化合物を、エステルという。
□ B．周期表の3～12族の元素を典型元素という。
□ C．シス形とトランス形からなる異性体を、互いに光学異性体という。
□ D．オストワルト法は硝酸の工業的製造方法である。
□ E．スクロース（ショ糖）やマルトース（麦芽糖）は単糖に分類される。

【14】次の記述は脂肪族カルボン酸の分類を示している。（　）の中に入る最も適当なものの番号を選びなさい。

□ ア．飽和モノカルボン酸 ………… ギ酸、（A）
□ イ．不飽和モノカルボン酸 ……… アクリル酸、（B）
□ ウ．飽和ジカルボン酸 …………… アジピン酸、（C）
□ エ．不飽和ジカルボン酸 ………… マレイン酸、（D）
□ オ．ヒドロキシ酸 ………………… 乳酸、（E）

1．フマル酸　　2．サリチル酸　　3．酒石酸　　4．酢酸
5．リン酸　　6．シュウ酸　　7．リノール酸　　8．フタル酸
9．硝酸　　0．安息香酸

〔実地（性質・貯蔵・取扱い方法等）〕

【15】 次の物質について、貯蔵方法の説明として最も適当なものの番号を選びなさい。

□ A．アクロレイン
□ B．四塩化炭素
□ C．黄燐（りん）
□ D．ベタナフトール
□ E．カリウム

1．空気や光線に触れると赤変するため、遮光して貯蔵する。
2．空気中にそのまま貯蔵することはできないので、通常石油中に貯蔵する。
3．亜鉛又は錫（すず）メッキをした鋼鉄製容器で保管し、高温に接しない場所に保管する。ドラム缶で保管する場合は、雨水が漏入しないようにし、直射日光を避け冷所に貯蔵する。
4．火気厳禁。非常に反応性に富む物質なので、安定剤を加え、空気を遮断して貯蔵する。
5．空気に触れると発火しやすいので、水中に沈めて瓶に入れ、さらに砂を入れた缶中に固定して、冷暗所に貯蔵する。

【16】 次の物質について、その主な用途として最も適当なものの番号を選びなさい。

□ A．六弗（ふっ）化タングステン
□ B．ヒドラジン
□ C．塩素酸カリウム
□ D．クロム酸亜鉛カリウム
□ E．パラフェニレンジアミン

1．ロケット燃料
2．半導体配線の原料
3．さび止め下塗り塗料
4．工業用のマッチ、煙火、爆発物の原料、酸化剤、抜染剤、医療用外用消毒剤
5．染料製造、毛皮の染色、ゴム工業、染毛剤、試薬

【17】次の物質について、性状の説明として最も適当なものの番号を選びなさい。

☐ A．三塩化アンチモン

☐ B．水銀

☐ C．セレン化鉄

☐ D．燐(りん)化水素

☐ E．メチルメルカプタン

1．淡黄色の結晶で、水分により分解して、オキシ塩化物と白煙（塩化水素の気体）を生成する。

2．腐ったキャベツ様の悪臭を有する気体で、水に可溶で結晶性の水化物を生成する。

3．黒色塊状で、空気中高温で分解する。

4．無色の気体で、腐った魚の臭いを有する。

5．銀白色、金属光沢を有する重い液体。

【18】次の物質について、毒性の説明として最も適当なものの番号を選びなさい。

☐ A．アニリン

☐ B．トルエン

☐ C．硫酸タリウム

☐ D．ブロム水素酸

☐ E．蓚(しゅう)酸

1．吸入した場合、頭痛、食欲不振等がみられる。大量に吸入した場合、緩和な大赤血球性貧血を起こす。

2．接触部位の激痛、皮膚の潰瘍を起こすほか、眼接触では疼(とう)痛、結膜浮腫から失明することもある。蒸気の吸入によって頭痛、めまい、肺浮腫を起こす。

3．血液毒と神経毒を有しているため、血液に作用してメトヘモグロビンを作り、チアノーゼを引き起こす。

4．疝(せん)痛、嘔吐、振戦、痙攣(けいれん)、麻痺等の症状に伴い、次第に呼吸困難となり、虚脱症状となる。

5．血液中のカルシウム分を奪取し、神経系を侵す。急性中毒症状は、胃痛、嘔吐、口腔・咽喉の炎症、腎障害である。

【19】次の文章は、メタノールについて記述したものである。（　）の中に入る最も適当なものの番号をそれぞれ選びなさい。

化学式：(A)

分　類：(B)

性　状：無色透明、(C) で、特異な香気を有する。

用　途：(D)

毒　性：(E)

☐ A　1．CH_4O　2．C_2H_6O　3．C_3H_8O

☐ B　1．劇物　2．毒物（特定毒物を除く。）　3．特定毒物

☐ C　1．潮解性のある固体　2．揮発性のある液体

3．腐食性のある気体

☐ D　1．手指用消毒薬　2．金属石鹸（けん）　3．塗料等の溶剤

☐ E　1．頭痛、めまい、嘔吐、下痢、腹痛等を起こし、致死量に近ければ麻酔状態になり、視神経が侵され、眼がかすみ、失明することがある。

2．極めて猛毒で、希薄な蒸気でも吸入すると呼吸中枢を刺激し、次いで麻痺させる。

3．原形質毒であり、脳の節細胞を麻酔させ、赤血球を溶解する。吸収すると、はじめは嘔吐、瞳孔の縮小、運動性不安が現れる。

令和4年度　神奈川

【20】次の物質について、廃棄方法として最も適当なものの番号を選びなさい。なお、廃棄方法は「毒物及び劇物の廃棄の方法に関する基準」によるものとする。

☐ A．モノクロル酢酸

☐ B．過酸化ナトリウム

☐ C．過酸化尿素

☐ D．塩化バリウム

☐ E．エチレンオキシド

1．水に加えて希薄な水溶液とし、酸（希塩酸、希硫酸等）で中和した後、多量の水で希釈して処理する。

2．可燃性溶剤とともにアフターバーナー及びスクラバーを備えた焼却炉の火室へ噴霧し焼却する。

3．多量の水で希釈して処理する。

4．水に溶かし、硫酸ナトリウムの水溶液を加えて処理し、沈殿濾（ろ）過して埋立処分する。

5．多量の水に少量ずつガスを吹き込み溶解し希釈した後、少量の硫酸を加え、アルカリ水で中和し、活性汚泥で処理する。

【21】次の物質について、鑑識法として最も適当なものの番号を選びなさい。

□ A．水酸化ナトリウム

□ B．臭素

□ C．硝酸鉛

□ D．アンモニア水

□ E．セレン

1．水溶液を白金線につけて無色の火炎中に入れると、火炎は著しく黄色に染まり、長時間続く。

2．でんぷんのり液を橙黄色に染め、沃（よう）化カリウムでんぷん紙を藍変し、フルオレッセン溶液を赤変する。

3．少量を磁製のルツボに入れて熱すると、小爆鳴を発し、赤褐色の蒸気を出す。

4．炭の上に小さな孔をつくり、無水炭酸ナトリウムの粉末とともに試料を吹管炎で熱灼すると、特有のニラ臭を出し、冷えると赤色の塊となる。これに濃硫酸を加えると緑色に溶ける。

5．濃塩酸を潤したガラス棒を近づけると、白い霧を生じる。

【22】次の物質について、漏えい時の措置として最も適当なものの番号を選びなさい。なお、作業にあたっては、風下の人を退避させ周囲の立入禁止、保護具の着用、風下での作業を行わないことや廃液が河川等に排出されないよう注意する等の基本的な対応のうえ実施することとする。

□ A．クロロホルム

□ B．シアン化カリウム

□ C．過酸化水素水

□ D．弗（ふっ）化水素酸

□ E．硝酸銀

1．飛散したものは空容器にできるだけ回収する。砂利等に付着している場合は、砂利等を回収し、そのあとに水酸化ナトリウム、炭酸水素ナトリウム等の水溶液を散布してアルカリ性とし、さらに酸化剤の水溶液で酸化処理を行い、多量の水で洗い流す。

2．多量に漏えいした場合、漏えいした液は土砂等でその流れを止め、安全な場所に導き多量の水で十分に希釈して洗い流す。

3．飛散したものは空容器にできるだけ回収し、そのあと食塩水を用いて処理し、多量の水で洗い流す。

4．空容器にできるだけ回収し、そのあとを中性洗剤等の分散剤を使用して多量の水で洗い流す。

5．空容器にできるだけ回収し、そのあとを徐々に注水してある程度希釈した後、水酸化カルシウム等の水溶液で処理し、多量の水で洗い流す。発生する気体は霧状の水をかけて吸収させる。

【23】 次の文章は、塩酸について記述したものである。（　）の中に入る最も適当なものの番号をそれぞれ選びなさい。なお、廃棄方法は「毒物及び劇物の廃棄の方法に関する基準」によるものとする。

分　　類：（A）。（ただし、塩化水素10％以下を含有するものを除く。）

性　　状：無色透明の液体。種々の金属を溶解し、（B）を生成。

廃棄方法：（C）

鑑 識 法：硝酸銀溶液を加えると、塩化銀の（D）沈殿を生じる。硫酸及び過マンガン酸カリウムを加えて加熱すると、（E）を発生させる。

		1	2	3
☐	A	1．劇物	2．毒物（特定毒物を除く。）	3．特定毒物
☐	B	1．水素	2．酸素	3．塩素
☐	C	1．燃焼法	2．中和法	3．沈殿隔離法
☐	D	1．赤色	2．黒色	3．白色
☐	E	1．水素	2．酸素	3．塩素

【24】 次の文章は、硫酸第二銅について記述したものである。（　）の中に入る最も適当なものの番号をそれぞれ選びなさい。なお、廃棄方法は「毒物及び劇物の廃棄の方法に関する基準」によるものとする。

性　　状：（A）の結晶。150℃で結晶水を失って、（B）の無水硫酸銅の粉末を生成する。

用　　途：工業用電解液の原料、媒染剤、（C）

鑑 識 法：水に溶かして硝酸バリウムを加えると、（D）の沈殿を生じる。

廃棄方法：焙焼法、（E）

		1	2	3
☐	A	1．赤褐色	2．濃い藍色	3．無色
☐	B	1．金属銅色	2．青色	3．白色
☐	C	1．漂白剤	2．界面活性剤	3．農薬
☐	D	1．青色	2．白色	3．黒色
☐	E	1．沈殿法	2．活性汚泥法	3．中和法

▶▶正解＆解説 ……………………………………………………………………………

【1】A…○　B…×　C…○　D…×　E…○

〔解説〕A．取締法第２条（定義）第１項、第２項。

B．特定毒物とは毒物であって取締法 別表第３に掲げるものをいい、特定品目とは厚生労働省令（施行規則 別表第２）で定める毒物又は劇物のことをいう。特定毒物を販売する場合は、一般販売業の登録が必要である。取締法第２条（定義）第３項、第３条（毒物劇物の禁止規定）第３項。

C．取締法第４条（営業の登録）第１項。

D．製造業又は輸入業の登録は５年ごとに、販売業の登録は６年ごとに更新を受けなければ、その効力を失う。取締法第４条（営業の登録）第３項。

E．取締法第６条（登録事項）第２号。

【2】A…2　B…2　C…6　D…2　E…5

〔解説〕ア．取締法第１条（取締法の目的）。

> この法律は、毒物及び劇物について、（A：保健衛生上）の見地から必要な取締を行うことを目的とする。

イ．取締法第８条（毒物劇物取扱責任者の資格）第１項第１～３号。

> 一　（B：薬剤師）
> 二　厚生労働省令で定める学校で、（C：応用化学）に関する学課を修了した者
> 三　都道府県知事が行う毒物劇物取扱者試験に合格した者

ウ．取締法第８条（毒物劇物取扱責任者の資格）第２項第１～４号。

> 一　（D：18歳未満）の者
> 二　（略）
> 三　麻薬、大麻、あへん又は（E：覚せい剤）の中毒者
> 四　（略）

【3】A…○　B…×　C…○　D…○　E…×

〔解説〕A．取締法第11条（毒物又は劇物の取扱い）第１項。

B．毒物又は全ての劇物について、その容器として飲食物の容器として通常使用される物を使用してはならない。取締法第11条（毒物又は劇物の取扱い）第４項、施行規則第11条の４（飲食物の容器を使用してはならない劇物）。

C．取締法第12条（毒物又は劇物の表示）第３項。

D．取締法第14条（毒物又は劇物の譲渡手続）第１項第１～３号、第４項。

E．18歳未満の者には毒物又は劇物を交付してはならない。取締法第15条（毒物又は劇物の交付の制限等）第１項第１号。

【4】A…○　B…○　C…○　D…×　E…○

〔解説〕取締法第22条（業務上取扱者の届出等）第１項、施行令第41条、第42条（業務上取扱者の届出）各号。

D．試験研究を行う事業者は、届出の必要がない。

【5】A…2　B…4　C…1　D…1　E…3

〔解説〕取締法第2条（定義）第1項～第3項、別表第1～第3、指定令第1条（毒物）、第2条（劇物）、第3条（特定毒物）。

A．ニコチン…毒物。

B．次亜塩素酸ナトリウムは濃度にかかわらず、毒物及び劇物に指定されていない。

C＆D．ブロムエチル、クレゾール…劇物。

E．パラチオン…特定毒物。

【6】3

〔解説〕Cl（塩素）は17族のハロゲン元素である。

1＆5．Ar（アルゴン）、Ne（ネオン）…18族の貴ガス。

2．Be（ベリリウム）…2族のアルカリ土類金属。

4．Li（リチウム）…1族のアルカリ金属。

【7】1

〔解説〕ファラデー定数とは、1molの電子がもつ電気量である。また、1Cとは1Aの電流が1秒間流れたときの電気量であり、設問の19300Cであるときの電気量は次のとおりとなる。

$$\frac{19300\text{C}}{9.65\times10^{4}\text{C/mol}} = \frac{1.93\times10^{4}}{9.65\times10^{4}} = 0.2\text{mol}$$

【8】2

〔解説〕中和点の水溶液は、必ずしも中性になるとは限らない。

1．強酸と弱塩基の中和滴定では、水溶液は酸性を示す。従って、変色域が酸性側（pH3.1～4.4）にあるメチルオレンジ（MO）を用いる。

4．中和点前後でpHが急激に変化することをpHジャンプという。

【9】3

〔解説〕フェノールC_6H_5OHは水酸化ナトリウム水溶液NaOHと反応して、ナトリウムフェノキシドC_6H_5ONaという塩と水をつくる。この塩は、水に溶ける。

$$C_6H_5OH + NaOH \longrightarrow C_6H_5ONa + H_2O$$

【10】3

〔解説〕アンモニアNH_3は三角錐形の極性分子である。

1～2＆4～5．いずれも無極性分子である。二酸化炭素CO_2と水素H_2は直線形、四塩化炭素CCl_4とメタンCH_4は正四面体形である。

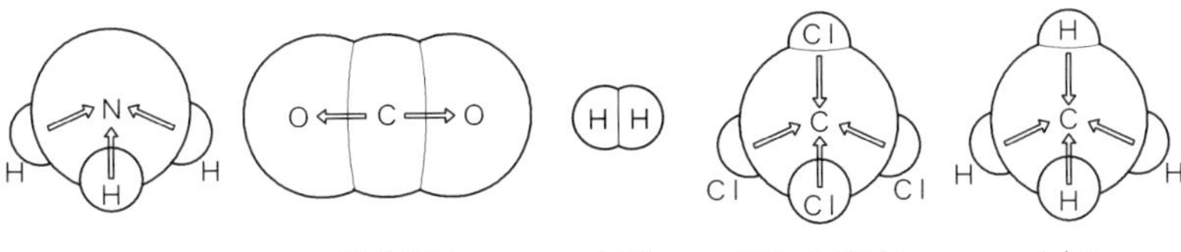

【11】A…3　B…6　C…0　D…8　E…2

〔解説〕固体から液体への変化を（A：融解）という。逆に液体から固体への変化を（B：凝固）といい、その時の温度を（C：凝固点）という。液体を冷却していくと（C：凝固点）以下の温度になってもすぐには（B：凝固）が起こらないことがある。この状態を（D：過冷却）という。また、固体から気体へ、液体を経由しないで直接変化することを（E：昇華）という。

1．沸点…液体の飽和蒸気圧が外圧と等しくなる温度。

4．凝固点降下…溶液の凝固点が純溶媒の凝固点よりも低くなる現象。

5．凝縮…気体から液体への変化。

7．沸騰…液体を熱したとき、その蒸気圧が液体の表面にかかる圧力よりも大きくなると、内部から気化が生じる現象。

9．蒸発…液体から気体への変化。

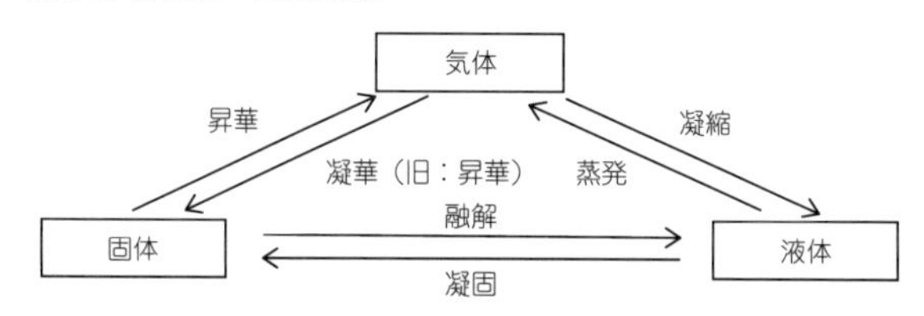

【12】A…5　B…2　C…3　D…2　E…1

〔解説〕A．鉛蓄電池の負極の反応は、$Pb + SO_4^{2-} \longrightarrow PbSO_4 + 2e^-$で表され、1molの鉛から2molの電子が流れることがわかる。従って、鉛が0.5mol反応すると、1molの電子が流れる。

B．水酸化ナトリウムNaOHの式量は23+16+1＝40であるため、4.0gでは0.1mol。従って水溶液200mL（0.2L）中の水酸化ナトリウムのモル濃度は、0.1mol／0.2L＝0.5mol/Lとなる。

C．理想気体の状態方程式より、温度が一定であるとき、圧力と体積の積は一定となる。求める圧力をx Paとすると、次の等式が成り立つ。

$(1.0\times10^5\text{Pa})\times6.0\text{L} = x\text{ Pa}\times2.0\text{L} \Rightarrow x = 3.0\times10^5\text{Pa}$

D．酢酸CH_3COOHの式量＝12＋（1×3）＋12＋16＋16＋1＝60。従って酢酸18gの物質量は、18／60＝0.3molとなる。

E．各気体の式量（モル質量）は次のとおり。He（ヘリウム）＝2、CO_2（二酸化炭素）＝44、SO_2（二酸化硫黄）＝64、CH_4（メタン）＝16、C_3H_8（プロパン）＝44。従って、物質量＝物質の質量（g）／モル質量（mol）より、10gあたりの物質量が最も大きいものは、10／2＝5molのHeである。

【13】A…○　B…×　C…×　D…○　E…×

〔解説〕B．周期表の3～12族の元素を「遷移元素」という。典型元素とは、遷移元素以外の元素をいう。

C．シス形とトランス形からなる異性体を、互いに「幾何異性体」という。光学異性体とは立体異性体の一つで、原子団の立体的な配置が異なり、実像と虚像（鏡に映った光景）の関係にあるものをいう。

E．スクロース（ショ糖）やマルトース（麦芽糖）は「二糖類」に分類される。単糖は加水分解されない糖類で、グルコース（ブドウ糖）などがある。

【14】A…4　B…7　C…6　D…1　E…3

〔解説〕カルボン酸とは、カルボキシ基「－COOH」をもつ化合物をいい、カルボキシ基の数が1つの場合はモノカルボン酸、2つの場合はジカルボン酸に分類される。また、炭素間の結合がすべて単結合の場合は飽和脂肪酸、炭素間の結合に二重結合や三重結合を含む場合は、不飽和脂肪酸に分類される。

ア．飽和モノカルボン酸…ギ酸HCOOH、（A：酢酸CH_3COOH）が該当。

イ．不飽和モノカルボン酸…アクリル酸$CH_2=CHCOOH$、（B：リノール酸$CH_3(CH_2)_4(CH=CHCH_2)_2(CH_2)_6COOH$）が該当。

ウ．飽和ジカルボン酸…アジピン酸$HOOC-(CH_2)_4-COOH$、（C：シュウ酸$(COOH)_2$）が該当。

エ．不飽和ジカルボン酸…マレイン酸HOOC－CH＝CH－COOH、マレイン酸とシス－トランス異性体の（D：フマル酸HOOC－CH＝CH－COOH）が該当。

オ．ヒドロキシ酸…カルボキシ基の他にヒドロキシ基「－OH」を併せもつカルボン酸をいう。乳酸$CH_3CH(OH)COOH$、（E：酒石酸$(CH(OH)COOH)_2$）が該当。

その他選択肢の詳細は以下のとおり。

2＆8＆0．サリチル酸$C_6H_4(OH)COOH$、フタル酸$C_6H_4(COOH)_2$、安息香酸C_6H_5COOH…芳香族カルボン酸。

5＆9．リン酸$PO(OH)_3$、硝酸（しょう）HNO_3…それぞれリンと硝酸のオキソ酸。

※以下、物質名の後や文章中に記載されている［　］は、物質を見分ける際に特徴となるキーワードを表す。

【15】A…4　B…3　C…5　D…1　E…2

〔解説〕A．アクロレイン$CH_2=CHCHO$［反応性に富む］［安定剤］

B．四塩化炭素CCl_4［亜鉛又は錫（すず）メッキをした鋼鉄製容器］［冷所に貯蔵］

C．黄燐（りん）P_4［水中に沈めて瓶に入れる］［砂を入れた缶中に固定］

D．ベタナフトール$C_{10}H_7OH$［空気や光線に触れると赤変］［遮光］

E．カリウムK［石油中に貯蔵］

【16】A…2　B…1　C…4　D…3　E…5

〔解説〕A．六弗(ふっ)化タングステンWF_6［半導体配線の原料］
B．ヒドラジンH_4N_2［ロケット燃料］
C．塩素酸カリウム$KClO_3$［工業用のマッチ］［酸化剤］［医療用外用消毒剤］
D．クロム酸亜鉛カリウム$Cr_2K_2O_8Zn$［さび止め下塗り塗料］
E．パラフェニレンジアミン$C_6H_4(NH_2)_2$［染料製造］［毛皮の染色］

【17】A…1　B…5　C…3　D…4　E…2

〔解説〕A．三塩化アンチモン$SbCl_3$［淡黄色の結晶］［オキシ塩化物と白煙（塩化水素の気体）を生成］
B．水銀Hg［金属光沢を有する重い液体］
C．セレン化鉄FeSe［黒色塊状］［空気中高温で分解］
D．燐(りん)化水素PH_3［無色の気体］［腐った魚の臭い］
E．メチルメルカプタンCH_3SH［腐ったキャベツ様の悪臭を有する気体］

【18】A…3　B…1　C…4　D…2　E…5

〔解説〕A．アニリン$C_6H_5NH_2$［メトヘモグロビン］［チアノーゼ］
B．トルエン$C_6H_5CH_3$［緩和な大赤血球性貧血］
C．硫(りゅう)酸タリウムTl_2SO_4［次第に呼吸困難］［虚脱症状］
D．ブロム水素酸（臭化水素酸）HBr［接触部位の激痛］［皮膚の潰瘍］
E．蓚(しゅう)酸$(COOH)_2 \cdot 2H_2O$［血液中のカルシウム分を奪取］

【19】A…1　B…1　C…2　D…3　E…1

〔解説〕メタノール
化学式：（A：CH_4O）
分　類：（B：劇物）
性　状：無色透明、（C：揮発性のある液体）で、特異な香気を有する。
用　途：（D：塗料等の溶剤）
毒　性：（E：頭痛、めまい、嘔吐、下痢、腹痛等を起こし、致死量に近ければ麻酔状態になり、視神経が侵され、眼がかすみ、失明することがある。）
A．エタノール、ジメチルエーテル…C_2H_6O
エチルメチルエーテル、1－プロパノール、2－プロパノール…C_3H_8O

【20】A…2　B…1　C…3　D…4　E…5

〔解説〕A．モノクロル酢酸$CH_2ClCOOH$…燃焼法［可燃性溶剤］［アフターバーナー及びスクラバー］［焼却炉の火室へ噴霧］
B．過酸化ナトリウムNa_2O_2…中和法［酸（希塩酸、希硫酸等）で中和］［多量の水で希釈］

C．過酸化尿素$CO(NH_2)_2 \cdot H_2O_2$…希釈法［多量の水で希釈］

D．塩化バリウム$BaCl_2 \cdot 2H_2O$…沈殿法［沈殿濾（ろ）過して埋立処分］

E．エチレンオキシドC_2H_4O…活性汚泥法［少量ずつガスを吹き込む］［少量の硫（りゅう）酸］［活性汚泥］

【21】A…1　B…2　C…3　D…5　E…4

〔解説〕A．水酸化ナトリウム$NaOH$［水溶液を白金線］［火炎は黄色］

B．臭素Br_2［でんぷんのり液を橙黄色］［沃（よう）化カリウムでんぷん紙を藍（らん）変］［フルオレッセン溶液を赤変］

C．硝（しょう）酸鉛$Pb(NO_3)_2$［磁製のルツボ］［小爆鳴］

D．アンモニア水NH_3 aq［濃塩酸を潤したガラス棒］［白い霧］

E．セレンSe［吹管炎で熱灼］［特有のニラ臭］［赤色の塊］

【22】A…4　B…1　C…2　D…5　E…3

〔解説〕A．クロロホルム$CHCl_3$［中性洗剤等の分散剤］

B．シアン化カリウムKCN［水酸化ナトリウム、炭酸水素ナトリウム等を散布してアルカリ性］［酸化剤の水溶液で酸化処理］

C．過酸化水素水H_2O_2 aq［多量の水で十分に希釈して洗い流す］

D．弗（ふっ）化水素酸HF aq［水酸化カルシウム等で処理］［気体は霧状の水をかけて吸収］

E．硝酸銀$AgNO_3$［食塩水を用いて処理］［多量の水で洗い流す］

【23】A…1　B…1　C…2　D…3　E…3

〔解説〕塩酸HCl

分　　類：（A：劇物）。（ただし、塩化水素10％以下を含有するものを除く。）

貯　　法：無色透明の液体。種々の金属を溶解し、（B：水素）を生成。

廃棄方法：（C：中和法）

鑑 識 法：硝酸銀溶液を加えると、塩化銀の（D：白色）沈殿を生じる。硫酸及び過マンガン酸カリウムを加えて加熱すると、（E：塩素）を発生させる。

【24】A…2　B…3　C…3　D…2　E…1

〔解説〕硫酸第二銅$CuSO_4 \cdot 5H_2O$

性　　状：（A：濃い藍色）の結晶。150℃で結晶水を失って、（B：白色）の無水硫酸銅の粉末を生成する。

用　　途：工業用電解液の原料、媒染剤、（C：農薬）

鑑 識 法：水に溶かして硝酸バリウムを加えると、（D：白色）の沈殿を生じる。

廃棄方法：焙焼法、（E：沈殿法）

5 令和５年度（2023 年） 埼玉県

一般受験者数・合格率《参考》	受験者数（人）	合格者数（人）	合格率（%）
	655	344	52.5

〔毒物及び劇物に関する法規〕

【１】次の記述は、毒物及び劇物取締法第１条の条文である。（ ）内に入る正しい語句の組合せを選びなさい。

> この法律は、毒物及び劇物について、（A）の見地から必要な（B）を行うことを目的とする。

	A	B
☐ 1．	保健衛生上	取締
2．	保健衛生上	規制
3．	環境保全上	取締
4．	環境保全上	規制

【２】次のうち、毒物及び劇物取締法第２条第２項に規定する劇物として、正しいものを選びなさい。

☐ 1．モノフルオール酢酸アミド
2．シアン化ナトリウム
3．水銀
4．硫酸タリウム

【３】次のうち、毒物及び劇物取締法の規定に基づく毒物劇物営業者に関する記述として、最も適切なものを選びなさい。

☐ 1．毒物若しくは劇物の製造業者は、特定毒物を製造してはならない。
2．毒物若しくは劇物の製造業者は、特定毒物を輸入してはならない。
3．毒物若しくは劇物の輸入業者は、特定毒物を譲り受けてはならない。
4．特定品目販売業の登録を受けた者は、特定毒物以外の毒物又は劇物を販売してはならない。

【4】次の記述は、毒物及び劇物取締法第８条第１項の条文である。（　）内に入る正しい語句の組合せを選びなさい。

> 次の各号に掲げる者でなければ、前条の毒物劇物取扱責任者となることができない。
> 一　（A）
> 二　厚生労働省令で定める学校で、（B）に関する学課を修了した者
> 三　都道府県知事が行う毒物劇物取扱者試験に合格した者

	A	B
☐ 1．	臨床検査技師	基礎化学
2．	臨床検査技師	応用化学
3．	薬剤師	基礎化学
4．	薬剤師	応用化学

【5】次のうち、毒物及び劇物取締法第９条の規定に基づき、毒物又は劇物の製造業者が、あらかじめ登録の変更を受けなければならない事項として、正しいものを選びなさい。

☐ 1．製造所の名称を変更しようとするとき
2．営業者の住所を変更しようとするとき
3．登録を受けた毒物又は劇物以外の毒物又は劇物を製造しようとするとき
4．製造所における営業を廃止しようとするとき

【6】次のうち、毒物及び劇物取締法第12条第３項の規定に基づき、劇物の貯蔵場所に表示しなければならない事項として、正しいものを選びなさい。

☐ 1．「医薬用外」の文字及び「劇物」の文字
2．「医薬用外」の文字及び「劇」の文字
3．「医薬部外品」の文字及び「劇物」の文字
4．「医薬部外品」の文字及び「劇」の文字

【7】次のうち、毒物及び劇物取締法第14条の規定に基づき、毒物劇物営業者が劇物を毒物劇物営業者以外の者に販売したとき、譲受人から提出を受ける書面に記載されていなければならない事項として、正しいものを選びなさい。

☐ 1．譲受人の性別　　2．譲受人の年齢
3．譲受人の職業　　4．譲受人の電話番号

【8】次のうち、毒物及び劇物取締法施行令第40条の５及び同法施行規則第13条の６の規定に基づき、30％水酸化ナトリウム水溶液を、車両を使用して１回につき7,500kg運搬する場合に、車両に備えなければならない保護具の組合せとして、正しいものを選びなさい。

☐ 1．保護手袋、保護長ぐつ、保護衣、酸性ガス用防毒マスク
2．保護手袋、保護長ぐつ、有機ガス用防毒マスク
3．保護手袋、保護長ぐつ、保護眼鏡
4．保護手袋、保護長ぐつ、保護衣、保護眼鏡

【9】次の記述は、毒物及び劇物取締法施行令第40条の６の条文である。（　）内に入る正しい語句の組合せを選びなさい。

毒物又は劇物を車両を使用して、又は鉄道によって運搬する場合で、当該運搬を（A）するときは、その荷送人は、運送人に対し、あらかじめ、当該毒物又は劇物の（B）並びに数量並びに事故の際に講じなければならない応急の措置の内容を記載した書面を交付しなければならない。ただし、厚生労働省令で定める数量以下の毒物又は劇物を運搬する場合は、この限りでない。

	A	B
☐ 1．	他に委託	名称、成分及びその性状
2．	他に委託	名称、成分及びその含量
3．	初めて実施	名称、成分及びその性状
4．	初めて実施	名称、成分及びその含量

【10】次のうち、毒物及び劇物取締法第17条第１項の規定に基づき、毒物劇物営業者がその取扱いに係る劇物が流れ出る事故が発生し、多数の者について保健衛生上の危害が生ずるおそれがあるときに、直ちに、その旨を届け出なければならない機関として、正しいものを選びなさい。

☐ 1．保健所、警察署又は消防機関
2．保健所、地方厚生局又は消防機関
3．地方厚生局、警察署又は消防機関
4．保健所、地方厚生局又は警察署

〔基礎化学〕

【11】次のうち、再結晶に関する記述の（　）内に入る正しい語句の組合せを選びなさい。

不純物を含んだ結晶を液体に溶かし、（A）による（B）の違いを利用して、純度の高い結晶を得る操作を再結晶という。

	A	B
1．	極性	溶解度
2．	極性	吸着力
3．	温度	溶解度
4．	温度	吸着力

【12】次の物質同士の組合せのうち、互いに同素体であるものとして、正しいものを選びなさい。

1．酸素とオゾン　　2．鉛と黒鉛
3．水と氷　　4．銀と水銀

【13】次のうち、原子に関する記述として、最も適切なものを選びなさい。

1．原子は、中心に原子核があり、そのまわりを中性子が取りまいている。
2．原子の質量と陽子の質量は、ほぼ等しい。
3．原子核中の電子の数と陽子の数の和を質量数という。
4．原子核中の陽子の数を原子番号という。

【14】次の化合物と結合の種類の組合せのうち、正しいものを選びなさい。

	化合物	結合の種類
1．	塩化ナトリウム	共有結合
2．	二酸化炭素	共有結合
3．	硫酸アルミニウム	金属結合
4．	塩化水素	金属結合

【15】次のうち、グルコース0.5molに水を加え、全体を500mLとしたときのモル濃度として、正しいものを選びなさい。

1．0.001mol/L　　2．0.1mol/L
3．0.5mol/L　　4．1mol/L

【16】次のうち、酸及び塩基に関する記述として、最も適切なものを選びなさい。

☐ 1．水溶液中でほぼ完全に電離している酸を弱酸という。
2．水に溶かした酸や塩基のうち、電離するものの割合を電離度という。
3．酸性の水溶液中では、水素イオンよりも水酸化物イオンの方が多く存在する。
4．塩酸の電離度は、濃度によらずほぼ0である。

【17】次のうち、過酸化水素（H_2O_2）の酸素（O）の酸化数として、正しいものを選びなさい。

☐ 1．－2　　2．－1　　3．＋1　　4．＋2

【18】次のうち、金属の酸化還元反応に関する記述として、最も適切なものを選びなさい。

☐ 1．リチウムは常温の空気中で速やかに酸化される。
2．鉄は常温の水と反応して酸素を発生する。
3．銅は硝酸と反応しない。
4．アルミニウムはカリウムより酸化されやすい。

【19】次のうち、プロパン（C_3H_8）を空気中で完全燃焼させ、炭酸ガスと水を生じる化学反応式として、正しいものを選びなさい。

☐ 1．$C_3H_8 + 3O_2 \longrightarrow 3CO + 3H_2O$
2．$C_3H_8 + 5O_2 \longrightarrow 3CO + 4H_2O$
3．$C_3H_8 + 3O_2 \longrightarrow 3CO_2 + 3H_2O$
4．$C_3H_8 + 5O_2 \longrightarrow 3CO_2 + 4H_2O$

【20】次のうち、フェーリング液に加え加熱すると、酸化銅（Ⅰ）の赤色沈殿を生じるものとして、正しいものを選びなさい。

☐ 1．アセトン　　2．酢酸
3．アセトアルデヒド　　4．エタノール

〔実地（性質・貯蔵・取扱い方法等）〕

【21】次のうち、メタノールに関する記述として、最も適切なものを選びなさい。

☐ 1．化学式はC_2H_5OHである。
2．不揮発性の褐色透明液体である。
3．沸点は水より低い。
4．蒸気は空気より軽く、引火しやすい。

【22】次のうち、キシレンに関する記述として、最も適切なものを選びなさい。

☐ 1．黄色の液体で、無臭である。
2．水に溶けない。
3．不燃性のため、消火剤に用いられる。
4．吸入した場合、中毒症状として皮膚や粘膜が青黒くなる。

【23】次のうち、塩化水素に関する記述として、最も適切なものを選びなさい。

☐ 1．無色又は帯黄色の刺激臭を有する液体で、極めて引火しやすい。
2．白色の固体で、空気中に放置すると潮解する。
3．無色透明の液体で、果実様の芳香を有する。
4．無色の刺激臭を有する気体で、湿った空気中で激しく発煙する。

【24】次のうち、黄燐（りん）の貯法に関する記述として、最も適切なものを選びなさい。

☐ 1．亜鉛又はスズめっきをした鉄製容器に入れ、高温を避け貯蔵する。
2．色ガラス瓶に入れ、密栓して冷暗所に貯蔵する。
3．水中に沈めて瓶に入れ、さらに砂を入れた缶中に固定して冷暗所に貯蔵する。
4．少量のアルコールを加え、遮光して冷暗所に貯蔵する。

【25】次のうち、トルイジンに関する記述として、最も適切なものを選びなさい。

☐ 1．オルト（*o*-）、メタ（*m*-）、パラ（*p*-）の３種類の異性体がある。
2．官能基としてヒドロキシ基を有する。
3．主に殺虫剤として用いられる。
4．廃棄は主に中和法を用いる。

【26】次のうち、ヒドロキシルアミンに関する記述として、最も適切なものを選びなさい。

☐ 1．常温で安定な物質で、反応性が低い。
2．強力な還元作用を呈する。
3．水溶液は弱い酸性である。
4．体内に入るとホスゲンを生成し、中毒を起こす。

【27】次のうち、エチレンオキシドに関する記述として、最も適切なものを選びなさい。

☐ 1．蒸気は空気より軽い。　2．水に溶けない。
3．不燃性の気体である。　4．燻蒸消毒に用いられる。

【28】次のうち、三塩化硼(ほう)素に関する記述として、最も適切なものを選びなさい。

☐ 1．無色無臭の固体である。
2．可燃性を有する。
3．水と反応して、硼(ほう)酸と塩化水素を生成する。
4．廃棄は主に燃焼法を用いる。

【29】次のうち、ヘキサン酸（別名：カプロン酸）に関する記述として、最も適切なものを選びなさい。

☐ 1．特徴的な臭気のある無色、油状の液体である。
2．化学式はC_4H_9COOHである。
3．エタノールに溶けない。
4．製剤は濃度によらず全て毒物に該当する。

【30】次のうち、シアン化カリウムに関する記述の（　）内に入る最も適切な語句の組合せを選びなさい。

シアン化カリウムの水溶液は、（A）を呈する。酸や二酸化炭素と反応し、（B）を生成する。

	A	B
☐ 1．	強アルカリ性	シアン化水素
2．	強アルカリ性	ホスフィン
3．	弱アルカリ性	シアン化水素
4．	弱アルカリ性	ホスフィン

【31】次のA～Eの物質について、その性状として正しいものを１～５の中から選びなさい。

☐ A．塩化亜鉛
☐ B．トリクロル酢酸
☐ C．臭素
☐ D．弗(ふっ)化水素酸
☐ E．ナトリウム

1. 銀白色の光沢を有する軟らかい固体である。
2. 無色の斜方六面体結晶で、わずかな刺激臭を有する。
3. 無色又はわずかに着色した透明の液体で、特有の刺激臭を有する。
4. 白色の結晶で、潮解性を有し、水によく溶ける。
5. 赤褐色の揮発性液体で、刺激臭を有する。

【32】塩化亜鉛の鑑別法に関する記述として、適切なものを次のうちから選びなさい。

☐ 1. タンパク質の溶液を加えて加熱すると、黄色を呈する。
2. 水に溶かし、硝酸銀を加えると、白色沈殿を生じる。

【33】トリクロル酢酸の鑑別法に関する記述として、適切なものを次のうちから選びなさい。

☐ 1. 水酸化ナトリウム水溶液を加えて加熱すると、クロロホルム臭を放つ。
2. 硫酸を加えると、白色沈殿を生じる。

【34】臭素の鑑別法に関する記述として、適切なものを次のうちから選びなさい。

☐ 1. ヨウ化カリウムでんぷん紙を藍変する。
2. アンモニア性硝酸銀水溶液を加えて加熱すると、器壁に銀が析出する。

【35】弗(ふっ)化水素酸の鑑別法に関する記述として、適切なものを次のうちから選びなさい。

☐ 1. 一部にロウを塗ったガラス板に本品を塗ると、ロウをかぶらない部分のみ反応する。
2. さらし粉を加えると、紫色を呈する。

【36】ナトリウムの鑑別法に関する記述として、適切なものを次のうちから選びなさい。

☐ 1. 白金線に本品をつけて炎の中に入れると、炎が赤紫色になる。
2. 白金線に本品をつけて炎の中に入れると、炎が黄色になる。

▶▶正解＆解説

【1】1

〔解説〕取締法第1条（取締法の目的）。

> この法律は、毒物及び劇物について、（A：保健衛生上）の見地から必要な（B：取締）を行うことを目的とする。

【2】4

〔解説〕取締法第2条（定義）第2項、別表第1～第3。

硫(りゅう)酸タリウム…劇物。

1．モノフルオール酢酸アミド…特定毒物。

2＆3．シアン化ナトリウム、水銀…毒物。

【3】2

〔解説〕取締法第3条の2（特定毒物の禁止規定）第2項。

1．毒物又は劇物の製造業者は、特定毒物を製造することができる。取締法第3条の2（特定毒物の禁止規定）第1項。

3．輸入業者を含む毒物劇物営業者は、特定毒物を譲り受けることができる。取締法第3条の2（特定毒物の禁止規定）第6項。

4．特定毒物とは毒物であって取締法 別表第3に掲げるものをいう。特定品目販売業の登録を受けた者は、特定品目として厚生労働省令（施行規則 別表第2）で定めるもの以外の毒物又は劇物を販売してはならない。取締法第2条（定義）第3項、取締法第4条の3（販売品目の制限）第2項。

【4】4

〔解説〕取締法第8条（毒物劇物取扱責任者の資格）第1項第1～3号。

> 一　（A：薬剤師）
> 二　厚生労働省令で定める学校で、（B：応用化学）に関する学課を修了した者
> 三　都道府県知事が行う毒物劇物取扱者試験に合格した者

【5】3

〔解説〕取締法第9条（登録の変更）第1項。

1～2＆4．いずれも、30日以内に所在地の都道府県知事に届け出なければならない事項である。取締法第10条（届出）第1項第1号、第4号。

【6】1

〔解説〕取締法第12条（毒物又は劇物の表示）第3項。

【7】3

〔解説〕取締法第14条（毒物又は劇物の譲渡手続）第1項第3号。

1～2＆4．譲受人の性別、年齢、電話番号は、いずれも記載事項に含まれていない。

【8】4

〔解説〕施行令第40条の5（運搬方法）第2項第3号、施行規則第13条の6（毒物又は劇物を運搬する車両に備える保護具）、別表第5。

【9】2

〔解説〕施行令第40条の6（荷送人の通知義務）第1項。

> 毒物又は劇物を車両を使用して、又は鉄道によって運搬する場合で、当該運搬を（A：他に委託）するときは、その荷送人は、運送人に対し、あらかじめ、当該毒物又は劇物の（B：名称、成分及びその含量）並びに数量並びに事故の際に講じなければならない応急の措置の内容を記載した書面を交付しなければならない。（略）

【10】1

〔解説〕取締法第17条（事故の際の措置）第1項。

【11】3

〔解説〕不純物を含んだ結晶を液体に溶かし、（A：温度）による（B：溶解度）の違いを利用して、純度の高い結晶を得る操作を再結晶という。

【12】1

〔解説〕同素体とは、同じ元素からなる単体で、性質の異なる物質をいう。酸素O_2とオゾンO_3は互いに同素体である。

2＆4．鉛Pbと黒鉛C、銀Agと水銀Hgは、それぞれ異なる元素である。

3．水と氷は、物質の状態が変わる物理変化である。

【13】4

〔解説〕1．原子は、中心に原子核があり、そのまわりを「電子」が取りまいている。

2．「中性子」の質量と陽子の質量は、ほぼ等しい。

3．原子核中の「中性子」の数と陽子の数の和を質量数という。

【14】2

〔解説〕二酸化炭素CO_2は、非金属元素どうしの共有結合である。

1＆3．塩化ナトリウムNaClは、ナトリウムイオンNa^+と塩化物イオンCl^-から、硫(りゅう)酸アルミニウム$Al_2(SO_4)_3$は、アルミニウムイオンAl^{3+}と硫酸イオンSO_4^{2-}からなるイオン結合である。

4．塩化水素HClは、非金属元素どうしの共有結合である。

【15】4

〔解説〕水溶液が500mL（0.5L）であるため、モル濃度は次のとおりとなる。

$$\text{モル濃度（mol/L）} = \frac{\text{溶質の物質量（mol）}}{\text{溶液の体積（L）}}$$

$$= \frac{0.5\text{mol}}{0.5\text{L}}$$

$$= 1\ \text{(mol/L)}$$

【16】2

〔解説〕1．水溶液中でほぼ完全に電離している酸は、電離度が限りなく1に近いため「強酸」という。弱酸は、電離度が小さいものをいう。

3．「塩基性」の水溶液中では、水素イオンH^+よりも水酸化物イオンOH^-の方が多く存在する。反対に、酸性の水溶液中では、水酸化物イオンよりも水素イオンの方が多く存在する。

4．塩酸HClは強酸であるため、電離度は濃度によらずほぼ「1」である。

【17】2

〔解説〕通常、化合物中の酸素O原子の酸化数は「－2」であるが、過酸化水素H_2O_2においては、Oの酸化数が例外的に「－1」となる。

【18】1

〔解説〕金属の単体が水溶液中で電子を失い、陽イオンになろうとする性質のことをイオン化傾向という。イオン化傾向の大きな金属ほど、酸化されやすく反応性が大きい。イオン化傾向が極めて大きく、常温でも空気中で速やかに内部まで酸化される［リチウムLi］［カリウムK］［カルシウムCa］［ナトリウムNa］は覚えておく必要がある。

2．鉄Feは常温の水とは反応しないが、高温の水蒸気と反応して酸化物と水素を発生する。

3．銅Cuは水素H_2よりもイオン化傾向が小さく、酸化力の強い硝(しょう)酸HNO_3と反応して、水素以外の気体を発生しながら溶ける。

4．アルミニウムAlよりカリウムKのほうが、イオン化傾向が極めて大きく酸化されやすい。

【19】4

〔解説〕プロパンC_3H_8が完全燃焼すると、炭素Cと空気中の酸素O_2によって二酸化炭素CO_2が、水素Hと酸素によって水H_2Oが生じる。

プロパンの係数を「1」とすると、左辺のC原子が3個、H原子が8個となるため、右辺のCO_2の係数は「3」、H_2Oの係数は「4」となる。従って、右辺のO原子が10個となるため、左辺のO_2の係数は「5」となる。

$C_3H_8 + 5O_2 \longrightarrow 3CO_2 + 4H_2O$

	左辺		右辺	
	C_3H_8	$5O_2$	$3CO_2$	$4H_2O$
C	3	-	3	-
H	8	-	-	8
O	-	10	6	4

【20】3

〔解説〕フェーリング液とは、還元性物質の検出に用いられる試薬で、銅イオン（Ⅱ）Cu^{2+}が含まれている。アセトアルデヒドCH_3CHOを含むアルデヒドR－CHOは酸化されやすく、他の物質を還元する還元性がある。

フェーリング液にアルデヒドを加えて熱すると、銅イオン（Ⅱ）が還元され、酸化銅（Ⅰ）Cu_2Oの赤色沈殿が生じる。

$R-CHO + 2Cu^{2+} + 5OH^- \longrightarrow R-COO^- + Cu_2O + 3H_2O$

$2Cu^{2+} + 2OH^- + 2e^- \longrightarrow Cu_2O + H_2O$

※以下、物質名の後や文章中に記載されている［　］は、物質を見分ける際に特徴となるキーワードを表す。

【21】3

〔解説〕メタノールCH_3OH［沸点は水より低い］

1．化学式C_2H_5OHは「エタノール」である。

2＆4．メタノールは「揮発性」の「無色透明」液体であり、蒸気は空気より「重く」、引火しやすい。

【22】2

〔解説〕キシレン$C_6H_4(CH_3)_2$［水に溶けない］

1＆3～4．キシレンは「無色透明」の液体で、「芳香族炭化水素特有の臭い」をもつ。「引火性」があり、「染料中間体などの有機合成原料」に用いられる。吸入した場合、「目、鼻、のどを刺激し、はじめに短時間の興奮期を経て、深い麻酔状態」に陥ることがある。

【23】4

〔解説〕塩化水素HCl［無色の刺激臭を有する気体］［湿った空気中で激しく発煙］

1．［無色又は帯黄色］［刺激臭を有する液体］［極めて引火しやすい］から、アクロレイン$CH_2=CHCHO$が考えられる。

2．［白色の固体］［空気中に放置すると潮解］から、水酸化カリウムKOHや、水酸化ナトリウムNaOHが考えられる。

3．［無色透明の液体］［果実様の芳香］から、酢酸エチル$CH_3COOC_2H_5$が考えられる。

【24】3

〔解説〕黄燐（りん）P_4［水中に沈めて瓶に入れる］［砂を入れた缶中に固定］

1．［亜鉛又はスズめっきをした鉄製容器］［高温を避け貯蔵］から、四塩化炭素CCl_4が考えられる。

4．［少量のアルコールを加える］［遮光して冷暗所に貯蔵］から、クロロホルム$CHCl_3$が考えられる。

【25】1

〔解説〕トルイジン$C_6H_4(NH_2)CH_3$［オルト、メタ、パラの３種類の異性体］

2～4．トルイジンは官能基として「アミノ基－NH_2」と「メチル基－CH_3」を有する。主に「染料、有機合成の製造原料」として用いられ、廃棄は主に「燃焼法」を用いる。

【26】2

〔解説〕ヒドロキシルアミンNH_2OH［強力な還元作用］

1＆3～4．ヒドロキシルアミンは、常温で「不安定」な物質で、「多少分解する」。水溶液は「強い塩基性」であり、体内に入ると「亜硝(しょう)酸塩とアンモニアNH_3」を生成し、「メトヘモグロビンをつくり、痙攣(けいれん)、麻痺(まひ)」を起こす。

【27】4

〔解説〕エチレンオキシドC_2H_4O［燻蒸消毒］

1～3．エチレンオキシドの蒸気は空気より「重く」、水に「溶ける」、「引火性のある」気体である。

【28】3

〔解説〕三塩化硼(ほう)素BCl_3［水と反応して硼酸$B(OH)_3$と塩化水素HClを生成］

1～2＆4．三塩化硼素は、「刺激臭のある気体」で、「不燃性」である。廃棄は「容器を都道府県知事の許可を受けた、専門の廃棄物処理業者に依頼」する。

【29】1

〔解説〕ヘキサン酸（カプロン酸）$CH_3(CH_2)_4COOH$［特徴的な臭気］［無色、油状の液体］

2．化学式C_4H_9COOHは「吉草酸（ペンタン酸）」である。

3＆4．ヘキサン酸は、エタノールに「溶ける」。製剤は「劇物（11％以下を含有するものを除く）」に該当する。

【30】1

〔解説〕シアン化カリウムKCNの水溶液は、（A：強アルカリ性）を呈する。酸や二酸化炭素CO_2と反応し、（B：シアン化水素（青酸ガス）HCN）を生成する。
なお、ホスフィンとは燐(りん)化水素PH_3のことである。

【31】A…4　B…2　C…5　D…3　E…1

〔解説〕A．塩化亜鉛$ZnCl_2$［白色の結晶］［潮解性］［水によく溶ける］

B．トリクロル酢酸（トリクロロ酢酸）CCl_3COOH［無色の斜方六面体結晶］［わずかな刺激臭］

C．臭素Br_2［赤褐色の揮発性液体］［刺激臭］

D．弗(ふっ)化水素酸HF aq［無色又はわずかに着色した透明の液体］［特有の刺激臭］

E．ナトリウムNa［銀白色の光沢］［軟らかい固体］

【32】2

〔解説〕塩化亜鉛$ZnCl_2$〔硝(しょう)酸銀を加えると白色沈殿（塩化銀$AgCl$）〕

【33】1

〔解説〕トリクロル酢酸（トリクロロ酢酸）CCl_3COOH〔水酸化ナトリウム水溶液を加えて加熱〕〔クロロホルム臭〕

【34】1

〔解説〕臭素Br_2〔ヨウ化カリウムでんぷん紙を藍変(らんへん)〕

2．〔アンモニア性硝酸銀水溶液〕〔銀が析出〕から、ホルマリン$HCHO$ aqが考えられる。

【35】1

〔解説〕弗(ふっ)化水素酸HF aq〔ロウを塗ったガラス板〕〔ロウをかぶらない部分のみ反応〕

2．〔さらし粉を加えると紫色〕から、アニリン$C_6H_5NH_2$が考えられる。

【36】2

〔解説〕ナトリウムNa〔白金線に本品をつけて炎の中に入れる〕〔炎が黄色〕

6 令和４年度（2022年） 埼玉県

一般受験者数・合格率《参考》

受験者数（人）	合格者数（人）	合格率（%）
593	79	13.3

〔毒物及び劇物に関する法規〕

【１】次のうち、毒物及び劇物取締法第２条の条文として、正しいものを選びなさい。

☐ 1．この法律で「毒物」とは、別表第１に掲げる物であって、医薬品及び医薬部外品以外のものをいう。
2．この法律で「劇物」とは、別表第２に掲げる物であって、医薬品以外のものをいう。
3．この法律で「劇物」とは、別表第２に掲げる物であって、医薬品及び化粧品以外のものをいう。
4．この法律で「特定毒物」とは、劇物であって、別表第３に掲げるものをいう。

【２】次のうち、毒物及び劇物取締法第２条第１項に規定する毒物として、正しいものを選びなさい。

☐ 1．メタノール
2．クロロホルム
3．シアン酸ナトリウム
4．四アルキル鉛

【３】次の記述は、毒物及び劇物取締法第３条の４の条文である。（　）内に入る正しい語句を選びなさい。

引火性、発火性又は爆発性のある毒物又は劇物であって政令で定めるものは、業務その他正当な理由による場合を除いては、（　）してはならない。

☐ 1．販売又は授与　　2．所持
3．吸入　　4．製造

令和４年度　埼玉

【4】次のうち、毒物及び劇物取締法に規定する毒物劇物取扱責任者に関する記述として、正しいものを選びなさい。

☐ 1．20歳未満の者は毒物劇物取扱責任者となることができない。
2．毒物劇物営業者は、毒物又は劇物を直接に取り扱う店舗ごとに、専任の毒物劇物取扱責任者を置かなければならない。
3．毒物劇物営業者は、毒物劇物取扱責任者を置こうとするときは、その15日前までに届けなければならない。
4．一般毒物劇物取扱者試験に合格した者は、特定品目販売業の登録を受けた店舗の毒物劇物取扱責任者となることができない。

【5】次のうち、毒物及び劇物取締法に規定する登録等に関する記述として、正しいものを選びなさい。

☐ 1．毒物劇物販売業の登録は、厚生労働大臣が行う。
2．毒物劇物販売業の登録は、５年ごとに更新を受けなければ、その効力を失う。
3．毒物劇物製造業又は輸入業の登録にあっては、製造し、又は輸入しようとする毒物又は劇物の品目を登録しなければならない。
4．毒物劇物営業者は、その営業を廃止しようとするときは、廃止する15日前までに届け出なければならない。

【6】次の記述は、毒物及び劇物取締法第11条第４項及び同法施行規則第11条の４の条文である。（　）内に入る正しい語句を選びなさい。

（毒物及び劇物取締法第11条第４項）

毒物劇物営業者及び特定毒物研究者は、毒物又は厚生労働省令で定める劇物については、その容器として、飲食物の容器として通常使用される物を使用してはならない。

（毒物及び劇物取締法施行規則第11条の４）

法第11条第４項に規定する劇物は、（　）とする。

☐ 1．興奮、幻覚又は麻酔の作用を有する劇物
2．引火性、発火性又は爆発性のある劇物
3．農業用劇物
4．すべての劇物

【7】次のうち、毒物及び劇物取締法第12条に規定する毒物又は劇物の容器及び被包に表示しなければならない事項として、正しいものを選びなさい。

☐ 1．毒物又は劇物の毒性
2．「医薬部外品」の文字
3．有機燐（りん）化合物においては、解毒剤の名称
4．劇物については赤地に白色をもって「劇物」の文字

【8】次のうち、毒物及び劇物取締法第15条の２に規定する毒物又は劇物の廃棄に関する記述として、適切なものの組合せを選びなさい。

A．毒物又は劇物は、廃棄の方法について政令に定める技術上の基準に従わなければ、廃棄してはならない。

B．揮発性の毒物又は劇物は、保健衛生上危害を生ずるおそれがない場所で、少量ずつ揮発させて廃棄する。

C．ガス体の毒物又は劇物は、保健衛生上危害を生ずるおそれがない場所で、一度に全量を燃焼させて廃棄する。

D．可燃性の毒物又は劇物は、保健衛生上危害を生ずるおそれがない場所で、一度に全量を放出して廃棄する。

☐ 1．A、B　　2．A、C　　3．B、D　　4．C、D

【9】次のうち、毒物及び劇物取締法施行令第40条の９に規定する毒物又は劇物の性状及び取扱いに関する情報（以下、「情報」という）として、誤っているものを選びなさい。

☐ 1．毒物劇物営業者は、毒物又は劇物を販売し、又は授与する時までに、譲受人に対し情報を提供しなければならない。
2．情報の提供は、譲受人の求める言語で行わなければならない。
3．情報の内容に変更が生じたときは、速やかに当該譲受人に変更後の情報を提供するよう努めなければならない。
4．提供しなければならない情報の内容に、安定性及び反応性がある。

【10】次のうち、毒物及び劇物取締法第22条第１項で規定する、業務上取扱者として届け出なければならない者として、正しいものを選びなさい。

☐ 1．無機シアン化合物を使用して電気めっきを行う事業者
2．黄燐（りん）を使用して金属熱処理を行う事業者
3．塩素を使用してしろありの防除を行う事業者
4．クロルピクリンを使用してねずみの防除を行う事業者

〔基礎化学〕

【11】次のうち、分留に関する記述の（　）内に入る正しい語句の組合せを選びなさい。

> ２種類以上の（A）の混合物を、（B）の違いを利用して蒸留により各成分に分離する操作を分留という。

	A	B
☐ １．	液体	沸点
２．	液体	凝固点
３．	固体	凝固点
４．	固体	溶解度

【12】次のうち、物質の状態に関する記述として、誤っているものを選びなさい。

☐ １．物質の種類は変化せず、その状態だけが変化する現象を物理変化という。
２．固体が液体になっていく過程では固体と液体が共存し、温度は変化しない。
３．気体の体積は、同じ質量の固体や液体に比べて大きい。
４．液体の温度を上げると、液体中の粒子の熱運動がおだやかになる。

【13】次のうち、同位体の特徴として、最も適切なものを選びなさい。

☐ １．原子番号が異なる。　　２．中性子の数が異なる。
３．陽子の数が異なる。　　４．電子の数が異なる。

【14】次のうち、極性分子として、正しいものを選びなさい。

☐ １．二酸化炭素　　２．塩素
３．ベンゼン　　４．メタノール

【15】次のうち、水100gに塩化ナトリウムを25g溶かした水溶液の質量パーセント濃度として、正しいものを選びなさい。

☐ １．15％　　２．20％
３．25％　　４．30％

【16】次のうち、過酸化水素（H_2O_2）に触媒を加え、水と酸素が生成する化学反応式として、正しいものを選びなさい。

☐ １．$H_2O_2 \longrightarrow H_2O + O_2$　　２．$H_2O_2 \longrightarrow H_2O + 2O_2$
３．$2H_2O_2 \longrightarrow 2H_2O + O_2$　　４．$2H_2O_2 \longrightarrow 2H_2O + 2O_2$

【17】次のうち、中和滴定に関する記述として、最も適切なものを選びなさい。

☐ 1．中和点でのpHは常に7である。
2．塩酸を水酸化ナトリウム水溶液で中和すると強酸の塩が生成する。
3．酢酸を水酸化ナトリウム水溶液で中和する場合、pH指示薬としてメチルオレンジが適当である。
4．硫酸10mLを水酸化ナトリウム水溶液で中和する場合、硫酸と同じモル濃度の水酸化ナトリウム水溶液は20mL必要である。

【18】次のうち、酸化還元反応に関する記述の（　）内に入る正しい語句の組合せを選びなさい。

> 酸化還元反応において、相手の物質を酸化する物質を酸化剤という。酸化剤自身は（A）され、相手の（B）を奪う性質を持つ。

	A	B
☐ 1．	還元	酸素
2．	還元	電子
3．	酸化	酸素
4．	酸化	電子

【19】次のうち、0.10mol/L塩酸のpHとして、正しいものを選びなさい。なお、温度は25℃、電離度は1.0とする。

☐ 1．pH 1　　2．pH 2　　3．pH 3　　4．pH 4

【20】次のうち、セッケンに関する記述として、最も適切なものを選びなさい。

☐ 1．グリセリンに水酸化ナトリウムを加えるとセッケンが生じる。
2．セッケンは、水溶液中で弱い酸性を示す。
3．セッケンは、カルシウムイオンやマグネシウムイオンを含む硬水中では、洗浄力が低下する。
4．セッケンは、水中ではイオンになり、親水性の部分を内側にして集まりミセルを形成する。

〔実地（性質・貯蔵・取扱い方法等）〕

【21】次のうち、2－アミノエタノールに関する記述として、最も適切なものを選びなさい。

☐ 1．無臭の液体である。　　2．酸性を示す。
3．主に染料として用いられる。　　4．水に溶ける。

【22】次のうち、重クロム酸ナトリウムに関する記述として、最も適切なものを選びなさい。

1．強力な酸化剤である。
2．体内に吸収されると中枢神経抑制作用を示す。
3．一般に流通している二水和物は空気中に放置すると風解する。
4．水に溶けない。

【23】次のうち、一酸化鉛に関する記述として、最も適切なものを選びなさい。

1．白色の粉末である。
2．水によく溶ける。
3．希硝酸に溶かすと無色の液になる。
4．水に入れると水素ガスを発生し爆発する。

【24】次のうち、ジメチル－2, 2－ジクロルビニルホスフェイト（別名：ジクロルボス、DDVP）に関する記述として、最も適切なものを選びなさい。

1．刺激が少ない無臭の油状液体で、揮発しにくい。
2．アルカリで急激に分解すると発熱する。
3．有機燐（りん）化合物の一種で、解毒剤にチオ硫酸ナトリウム水溶液が有効である。
4．水と激しく反応するため接触させない。

【25】次のうち、アクリルニトリルに関する記述として、最も適切なものを選びなさい。

1．ニコチン様骨格を有する化合物である。
2．黄色の液体である。
3．引火しやすい。
4．酸や空気、光に対し安定である。

【26】次のうち、四塩化炭素に関する記述として、最も適切なものを選びなさい。

1．揮発性を有する、空気より軽い気体である。
2．アルコールには溶けるがエーテルには溶けにくい。
3．引火しやすいため火気や静電気に注意する。
4．高熱下で酸素と水が共存すると、ホスゲンを生成する。

【27】次のうち、フェノールに関する記述として、最も適切なものを選びなさい。

☐ 1．無色あるいは白色の結晶である。
2．強い酸性を示す。
3．空気中で容易に昇華する。
4．アンモニアと重曹を加えて加熱すると紫色を呈する。

【28】次のうち、クロルメチルの用途と廃棄方法の組合せとして、最も適切なものを選びなさい。

	用途	廃棄方法
☐ 1．	溶媒	燃焼法
2．	溶媒	分解法
3．	煙霧剤	燃焼法
4．	煙霧剤	分解法

【29】次のうち、メタクリル酸に関する記述の（　）内に入る語句の組合せとして、最も適切なものを選びなさい。

メタクリル酸は（A）や日光により（B）し爆発することがあるため、市販品には（B）防止剤が添加されていることがある。

	A	B
☐ 1．	加熱	重合
2．	水分	重合
3．	加熱	酸化
4．	水分	酸化

【30】次のうち、アンチモン化合物に関する記述として、誤っているものを選びなさい。

☐ 1．ヒ素と同族のため類似の毒性を発揮するが、ヒ素より毒性は弱い。
2．三塩化アンチモンは淡黄色の結晶で潮解性がある。
3．水溶液は、硫化水素や硫化ナトリウムなどを加えることにより、橙赤色の硫化物が沈殿する。
4．通常、アンチモン化合物は燃焼法で廃棄する。

【31】次のA～Eの物質について、その性状として正しいものを1～5の中から選びなさい。

☐ A．ヒドラジン
☐ B．ニトロベンゼン
☐ C．パラフェニレンジアミン
☐ D．スルホナール
☐ E．ヨウ化第二水銀

1．白色又は微赤色の板状結晶。アルコール、エーテルに溶ける。
2．アンモニア臭を有する無色の液体で、強力な還元作用がある。空気中で発煙する。
3．紅色の粉末で、126℃以上の高温では黄色に変化する。
4．無色又は微黄色の液体で、吸湿性がある。水より重い。
5．無色の稜柱状結晶性粉末で、約300℃に熱するとほとんど分解しないで沸騰し、これに点火すると亜硫酸ガスを生成する。

【32】ヒドラジンの用途として、適切なものを次のうちから選びなさい。

☐ 1．土壌消毒剤　　2．ロケット燃料

【33】ニトロベンゼンの廃棄方法として、適切なものを次のうちから選びなさい。

☐ 1．燃焼法　　2．酸化法

【34】パラフェニレンジアミンの用途として、適切なものを次のうちから選びなさい。

☐ 1．樹脂硬化剤　　2．染料

【35】スルホナールの鑑別法に関する記述として、適切なものを次のうちから選びなさい。

☐ 1．木炭と共に加熱すると、メルカプタンの臭気を放つ。
2．銅屑を加えて熱すると、藍色を呈して溶け、その際赤褐色の蒸気を生じる。

【36】ヨウ化第二水銀の鑑別法に関する記述として、適切なものを次のうちから選びなさい。

☐ 1．水酸化ナトリウム水溶液にヨウ化第二水銀と乳糖を加えて熱すると、水銀が生じる。
2．ヨウ化第二水銀にアンモニア水を加えると、青緑色沈殿が生じる。

▶▶正解＆解説

【1】1

〔解説〕取締法第２条（定義）第１項。

2＆3．劇物とは別表第２に掲げる物であって、医薬品及び医薬部外品以外のものをいう。取締法第２条（定義）第２項。

4．特定毒物とは、「毒物」であって、別表第３に掲げるものをいう。取締法第２条（定義）第３項。

【2】4

〔解説〕取締法第２条（定義）第１項、別表第１～第３。

四アルキル鉛（なまり）…毒物（特定毒物）。

1～3．メタノール、クロロホルム、シアン酸ナトリウム…劇物。

【3】2

〔解説〕取締法第３条の４（爆発性がある毒物劇物の所持禁止）。

> 引火性、発火性又は爆発性のある毒物又は劇物であって政令で定めるものは、業務その他正当な理由による場合を除いては、（所持）してはならない。

【4】2

〔解説〕取締法第７条（毒物劇物取扱責任者）第１項。

1．「20歳未満」⇒「18歳未満」。取締法第８条（毒物劇物取扱責任者の資格）第２項第１号。

3．「その15日前までに」⇒「置いた30日以内に」。取締法第７条（毒物劇物取扱責任者）第３項。

4．一般毒物劇物取扱者試験に合格した者は、毒物劇物を取り扱う全ての製造所、営業所、店舗において、毒物劇物取扱責任者になることができる。取締法第８条（毒物劇物取扱責任者の資格）第４項。

【5】3

〔解説〕取締法第９条（登録の変更）第１項。

1．「厚生労働大臣」⇒「都道府県知事（保健所を設置する市又は特別区の区域にある場合は、市長又は区長）」。取締法第４条（営業の登録）第１項。

2．「５年ごと」⇒「６年ごと」。取締法第４条（営業の登録）第３項。

4．「廃止する15日前までに」⇒「廃止をした30日以内に」。取締法第10条（届出）第１項第４号。

【6】4

〔解説〕施行規則第11条の４（飲食物の容器を使用してはならない劇物）。

> 法第11条第４項に規定する劇物は、（すべての劇物）とする。

【7】3

〔解説〕取締法第12条（毒物又は劇物の表示）第２項第３号、施行規則第11条の５（解毒剤に関する表示）。有機燐化合物及びこれを含有する製剤たる毒物及び劇物の容器及び被包に表示しなければならない解毒剤は、２－ピリジルアルドキシムメチオダイド（PAM）の製剤及び硫酸アトロピンの製剤と定められている。

1．毒物又は劇物の毒性は、表示しなければならない事項として規定されていない。

2．「医薬部外品」⇒「医薬用外」。取締法第12条（毒物又は劇物の表示）第１項。

3．「赤地に白色」⇒「白地に赤色」。取締法第12条（毒物又は劇物の表示）第１項。

【8】1

〔解説〕A．取締法第15条の２（廃棄）。

B＆C．ガス体又は揮発性の毒物劇物は、保健衛生上危害を生ずるおそれがない場所で、少量ずつ放出するか、又は揮発させること。施行令第40条（廃棄の方法）第２号。

D．「一度に全量を放出して廃棄する」⇒「少量ずつ燃焼させる」。施行令第40条（廃棄の方法）第３号。

【9】2

〔解説〕情報の提供は邦文で行わなければならない。施行規則第13条の11（情報の提供の詳細）。

1＆3．施行令第40条の９（毒物劇物営業者等による情報の提供）第１項、第２項。

4．施行規則第13条の12（毒物劇物営業者等による情報の提供）第10号。

【10】1

〔解説〕取締法第22条（業務上取扱者の届出等）第１項、施行令第41条、第42条（業務上取扱者の届出）各号。

1＆2．「無機シアン化合物たる毒物及びこれを含有する製剤」を使用して、電気めっきや金属熱処理を行う事業では、業務上取扱者の届出が必要となる。

3．「砒素化合物たる毒物及びこれを含有する製剤」を使用して、しろありの防除を行う事業は、業務上取扱者の届出が必要となる。

4．業務上取扱者の届出は必要ない。

【11】1

〔解説〕２種類以上の（A：液体）の混合物を、（B：沸点）の違いを利用して蒸留により各成分に分離する操作を分留という。

B．凝固点とは液体が凝固し固化する温度のことをいい、溶解度とはある溶質が一定の量の溶媒に溶ける限界量のことをいう。

【12】4

〔解説〕液体の温度を上げると、液体中の粒子の熱運動が次第に活発になる。

【13】2

〔解説〕同位体（アイソトープ）とは、原子番号（陽子の数）が同じで、質量数（中性子）が異なり、化学的性質は非常に似ている原子をいう。

例えば陽子の数が１個の水素Ｈ原子の場合、質量数が１（陽子１個、中性子０個）の^{1}Hの他に、質量数が２（陽子１個、中性子１個）の^{2}Hが存在する。

【14】4

〔解説〕電気陰性度が異なる原子間で結合ができるときは、必ず結合に極性が生じる。メタノールCH_3OHは、電気陰性度の大きい酸素Ｏ原子の間に水素Ｈ原子が仲立ちして、隣接する分子同士を引き合わせる水素結合で結びついているため、極性分子である。

１～３．いずれも無極性分子である。二酸化炭素$O=C=O$では、左右の$C=O$結合自体には極性があるものの、直線形で正反対の方向を向いているため、分子全体では極性を打ち消し合っている。塩素$Cl-Cl$は、同じ原子が共有結合した分子であるため結合に極性がない。ベンゼンC_6H_6は、炭素Ｃと水素Ｈの電気陰性度がほぼ同じであるため、結合に極性がほとんどない。

【15】2

〔解説〕溶質は塩化ナトリウム、溶液は溶質を水に溶かした塩化ナトリウム水溶液である。質量パーセント濃度を x とすると、次の等式が成り立つ。

$$質量パーセント濃度（\%）= \frac{溶質の質量（g）}{溶液の質量（g）} \times 100$$

$$x\,\% = \frac{25g}{100g + 25g} \times 100$$

$$x = 20\,(\%)$$

【16】3

〔解説〕過酸化水素H_2O_2は酸化剤と還元剤の両方の性質をもち、二酸化マンガンMnO_2などの触媒を加えると反応が促進されて、水H_2Oと酸素O_2を生成する。
過酸化水素の係数を「2」とすると、左辺のH原子とO原子がともに4個となるため、右辺のH_2Oの係数は「2」、O_2の係数は「1」となる。

$2H_2O_2 \longrightarrow 2H_2O + O_2$

	左辺	右辺	
	$2H_2O_2$	$2H_2O$	O_2
H	4	4	-
O	4	2	2

【17】4

〔解説〕中和反応式：$2NaOH + H_2SO_4 \longrightarrow Na_2SO_4 + 2H_2O$
仮に、水酸化ナトリウム水溶液NaOHと硫酸(りゅう)H_2SO_4のモル濃度を1mol/Lとする。水酸化ナトリウム水溶液は1価の塩基、硫酸は2価の酸であり、水酸化ナトリウム水溶液の量をx mLとすると、次の等式が成り立つ。

$1 \times 1\text{mol/L} \times (x\text{ mL}/1000\text{mL}) = 2 \times 1\text{mol/L} \times (10\text{mL}/1000\text{mL})$

両辺に1000をかける。　$1\text{mol/L} \times x\text{ mL} = 2\text{mol/L} \times 10\text{mL}$

$x = 20\text{(mL)}$

従って、選択肢の記述は正しい。

1．中和とは酸と塩基が過不足なく反応し、お互いの性質を打ち消しあうことである。中和反応が完了した点を中和点といい、物質によってその位置は酸に寄ったり塩基に寄ったりする。従って、pH7（中性）になるとは限らない。

2．強酸（塩酸HCl）と強塩基（水酸化ナトリウム水溶液NaOH）からなる塩（正塩）は、水溶液中で加水分解せずH^+やOH^-を生じないため、水溶液は中性を示す。　$HCl + NaOH \longrightarrow NaCl$（塩化ナトリウム）$+ H_2O$
なお、塩はその組成によって次のように分類される。

正塩………酸のH^+も塩基のOH^-も残っていない塩
塩基性塩…塩基のOH^-が残っている塩
酸性塩……酸のH^+が残っている塩

3．弱酸（酢酸CH_3COOH）と強塩基（水酸化ナトリウム水溶液NaOH）の滴定であり、中和点は塩基性側となる。指示薬は変色域が塩基性側（pH8.0～9.8）にあるフェノールフタレイン（PP）を用いる。なお、メチルオレンジ（MO）は変色域が酸性側（pH3.1～4.4）にある。

$CH_3COOH + NaOH$水溶液 $\longrightarrow CH_3COONa$（酢酸ナトリウム）$+ H_2O$

令和4年度　埼玉

【18】2

〔解説〕酸化還元反応において、相手の物質を酸化する物質を酸化剤という。酸化剤自身は（A：還元）され、相手の（B：電子）を奪う性質を持つ。

	酸化／酸化剤	還元／還元剤
特徴	相手を酸化、自身は還元される	相手を還元、自身は酸化される
酸素の授受	酸素を受け取る	酸素を失う
水素の授受	水素を失う	水素を受け取る
電子の授受	電子を失う	電子を受け取る
酸化数	酸化数が増える	酸化数が減る

【19】1

〔解説〕塩酸HClは1価の酸である。電離度は1.0であるため、塩酸中の水素イオン濃度

$[H^+]$ は、$1 \times 0.10mol/L \times 1.0 = 0.10mol/L = 1.0 \times 10^{-1}mol/L$

乗数の数がpHの値をあらわすため、pH1となる。

【20】3

〔解説〕セッケンは、カルシウムイオンCa^{2+}やマグネシウムイオンMg^{+}を含む硬水や海水中では、泡立ちが悪くなり洗浄力が低下する。

1.「油脂（脂肪酸とグリセリンとのエステル）」に水酸化ナトリウムを加えるとセッケンが生じる。

2．セッケンは、水溶液中で弱い「塩基性」を示す。

4．セッケンは、水中ではイオンになり、親水性の部分を「外側」にして集まりミセル（コロイド粒子）を形成する。

※以下、物質名の後や文章中に記載されている［　］は、物質を見分ける際に特徴となるキーワードを表す。

【21】4

〔解説〕2－アミノエタノールC_2H_7NO［水に溶ける］

1～3．2－アミノエタノールは「アンモニア臭」の液体であり、「塩基性」を示す。主に「合成洗剤」や「乳化剤」として用いられる。

【22】1

〔解説〕重クロム酸ナトリウム$Na_2Cr_2O_7 \cdot 2H_2O$［強力な酸化剤］

1～3．重クロム酸ナトリウムは「粘膜や皮膚の刺激性が大きく」、二水和物には「潮解性」がある。水に「極めて溶けやすい」。

【23】3

〔解説〕一酸化鉛(なまり)PbO［希硝(しょう)酸に溶かすと無色の液］

1＆2．一酸化鉛は「黄色～橙色～赤色まで種々」の粉末で、水に「ほとんど溶けない」。

4．［水に入れると水素ガスを発生し爆発］から、ナトリウムNaが考えられる。

【24】2

〔解説〕ジクロルボス（DDVP）$C_4H_7Cl_2O_4P$［アルカリで急激に分解すると発熱］

1＆3～4．ジクロルボスは「刺激性のエーテルの臭気」の油状液体。有機燐(りん)化合物であり、解毒剤には「PAM」や「硫(りゅう)酸アトロピン」が有効で、水に「溶けにくい」。なお、チオ硫酸ナトリウム水溶液は、砒(ひ)素化合物や水銀、シアン化合物の解毒剤である。

【25】3

〔解説〕アクリルニトリル（アクリロニトリル）$CH_2=CHCN$［引火しやすい］

1～2＆4．アクリルニトリルは「ニトリル基$-C\equiv N$」を有する化合物で、「無色透明」の液体である。「蒸気と空気が混合すると爆発性ガス」となる。

【26】4

〔解説〕四塩化炭素CCl_4［酸素と水が分解してホスゲン$COCl_2$を生成］

1～3．四塩化炭素は揮発性を有する、空気より「重い」気体となる。アルコールやエーテルに「溶け」、「不燃性」である。

【27】1

〔解説〕フェノールC_6H_5OH［無色あるいは白色の結晶］

2～4．フェノールは「弱酸性」を示し、空気中で容易に「酸化」する。アンモニアNH_3と「さらし粉」を加えて加熱すると「藍色」を呈する。

【28】3

〔解説〕クロルメチル（塩化メチル）CH_3Cl…［煙霧剤］に用いられる。廃棄方法は、アフターバーナー及びスクラバー（洗浄液にアルカリ液）を具備した焼却炉の火室へ噴霧し焼却する、「燃焼法」を用いる。

【29】1

〔解説〕メタクリル酸$CH_2=C(CH_3)COOH$は（A：加熱）や日光により（B：重合）し爆発することがあるため、市販品には（B：重合）防止剤が添加されていることがある。

【30】4

〔解説〕アンチモン化合物は、多量の水に溶かし、硫(りゅう)化ナトリウム水溶液を加えて処理し、沈殿ろ過して埋立処分する「沈殿法」で廃棄する。

2．三塩化アンチモン$SbCl_3$［淡黄色の結晶］［潮解性］

【31】A…2　B…4　C…1　D…5　E…3

〔解説〕A．ヒドラジンH_4N_2［アンモニア臭］［無色の液体］［強力な還元作用］

B．ニトロベンゼン$C_6H_5NO_2$［無色又は微黄色の液体］［吸湿性］

C．パラフェニレンジアミン$C_6H_4(NH_2)_2$［白色又は微赤色の板状結晶］

D．スルホナール$C_7H_{16}O_4S_2$［稜柱状結晶性粉末］［約300℃に熱するとほとんど分解しないで沸騰］［点火すると亜硫(りゅう)酸ガス］

E．ヨウ化第二水銀HgI_2［紅色の粉末］［126℃以上の高温では黄色］

【32】2

〔解説〕ヒドラジンH_4N_2［ロケット燃料］

【33】1

〔解説〕ニトロベンゼン$C_6H_5NO_2$…燃焼法（可燃性溶剤とともに焼却炉の火室へ噴霧し焼却する）。

2．酸化法は、シアン化ナトリウム$NaCN$やホルムアルデヒド$HCHO$などの廃棄法として用いられる。

【34】2

〔解説〕パラフェニレンジアミン$C_6H_4(NH_2)_2$［染料］

【35】1

〔解説〕スルホナール$C_7H_{16}O_4S_2$［木炭と共に加熱］［メルカプタンの臭気］

2．［銅屑を加えて熱する］［藍色を呈して溶ける］［赤褐色の蒸気］から、硝(しょう)酸HNO_3が考えられる。

【36】1

〔解説〕ヨウ化第二水銀HgI_2［水酸化ナトリウム水溶液へ乳糖とともに熱する］［水銀Hgが生じる］

7 令和5年度（2023年） 千葉県

一般受験者数・合格率《参考》	受験者数（人）	合格者数（人）	合格率（%）
	693	375	54.1

〔毒物及び劇物に関する法規〕

【1】次の文章は、毒物及び劇物取締法の条文である。文中の（　）に当てはまる語句の組合せとして、正しいものを一つ選びなさい。

（第2条第1項）

この法律で「毒物」とは、別表第1に掲げる物であって、医薬品及び（ア）以外のものをいう。

（第11条第4項）

毒物劇物（イ）及び特定毒物研究者は、毒物又は厚生労働省令で定める劇物については、その容器として、（ウ）の容器として通常使用される物を使用してはならない。

	ア	イ	ウ
1.	化粧品	営業者	飲食物
2.	化粧品	研究者	医薬品
3.	化粧品	営業者	医薬品
4.	医薬部外品	研究者	飲食物
5.	医薬部外品	営業者	飲食物

【2】次の文章は、毒物及び劇物取締法の条文である。文中の（　）に当てはまる語句の組合せとして、正しいものを一つ選びなさい。

（第3条第3項抜粋）

毒物又は劇物の販売業の登録を受けた者でなければ、毒物又は劇物を販売し、授与し、又は販売若しくは授与の目的で（ア）し、（イ）し、若しくは（ウ）してはならない。

	ア	イ	ウ
1.	貯蔵	所持	陳列
2.	貯蔵	運搬	陳列
3.	貯蔵	運搬	広告
4.	保管	所持	広告
5.	保管	所持	陳列

【3】次の文章は、毒物及び劇物取締法の条文である。文中の（　）に当てはまる語句の組合せとして、正しいものを一つ選びなさい。

（第３条の３）

興奮、幻覚又は（ア）の作用を有する毒物又は劇物（これらを含有する物を含む。）であって政令で定めるものは、みだりに（イ）し、若しくは吸入し、又はこれらの目的で（ウ）してはならない。

	ア	イ	ウ
☐ 1．	麻酔	摂取	所持
2．	麻酔	摂取	販売
3．	麻酔	消費	所持
4．	鎮静	摂取	所持
5．	鎮静	消費	販売

【4】次の文章は、毒物及び劇物取締法の条文である。文中の（　）に当てはまる語句の組合せとして、正しいものを一つ選びなさい。

（第４条第３項）

（ア）又は輸入業の登録は、（イ）ごとに、（ウ）の登録は、（エ）ごとに、更新を受けなければ、その効力を失う。

	ア	イ	ウ	エ
☐ 1．	製造業	３年	販売業	５年
2．	製造業	６年	販売業	３年
3．	製造業	５年	販売業	６年
4．	販売業	５年	製造業	６年
5．	販売業	３年	製造業	５年

【5】次の文章は、毒物及び劇物取締法の条文である。文中の（　）に当てはまる語句の組合せとして、正しいものを一つ選びなさい。

（第６条の２第３項抜粋）

都道府県知事は、次に掲げる者には、特定毒物研究者の許可を与えないことができる。

一　（ア）の障害により特定毒物研究者の業務を適正に行うことができない者として厚生労働省令で定めるもの

二　麻薬、大麻、あへん又は覚せい剤の（イ）者

三　毒物若しくは劇物又は薬事に関する罪を犯し、罰金以上の刑に処せられ、その執行を終わり、又は執行を受けることがなくなった日から起算して（ウ）を経過していない者

	ア	イ	ウ
☐ 1.	心身	使用	3年
2.	心身	使用	2年
3.	心身	中毒	3年
4.	精神	中毒	2年
5.	精神	使用	3年

【6】次の文章は、毒物及び劇物取締法の条文である。文中の（　）に当てはまる語句の組合せとして、正しいものを一つ選びなさい。

（第8条第1項）

次の各号に掲げる者でなければ、前条の毒物劇物取扱責任者となることができない。

一　（ア）

二　厚生労働省令で定める学校で、（イ）に関する学課を修了した者

三　（ウ）が行う毒物劇物取扱者試験に合格した者

	ア	イ	ウ
☐ 1.	薬剤師	応用化学	都道府県知事
2.	薬剤師	応用化学	厚生労働大臣
3.	薬剤師	基礎科学	厚生労働大臣
4.	医師	基礎科学	都道府県知事
5.	医師	応用化学	厚生労働大臣

【7】次の文章は、毒物及び劇物取締法の条文である。文中の（　）に当てはまる語句の組合せとして、正しいものを一つ選びなさい。

（第12条第1項）

毒物劇物営業者及び特定毒物研究者は、毒物又は劇物の容器及び被包に、「（ア）」の文字及び毒物については（イ）をもって「毒物」の文字、劇物については（ウ）をもって「劇物」の文字を表示しなければならない。

	ア	イ	ウ
☐ 1.	医療用外	白地に赤色	赤地に白色
2.	医療用外	赤地に白色	黒地に白色
3.	医療用外	黒地に白色	白地に赤色
4.	医薬用外	白地に赤色	赤地に白色
5.	医薬用外	赤地に白色	白地に赤色

【8】毒物及び劇物取締法第12条第2項の規定により、毒物又は劇物の輸入業者が、その輸入した毒物又は劇物の容器及び被包に表示しなければ販売してはならないとされている事項の組合せとして、正しいものを一つ選びなさい。

ア．毒物又は劇物の成分及びその含量

イ．毒物又は劇物の使用期限

ウ．毒物又は劇物の製造業者の氏名及び住所

エ．毒物又は劇物の名称

☐ 1．ア、ウ　2．ア、エ　3．イ、ウ
4．イ、エ　5．ウ、エ

【9】次の文章は、毒物及び劇物取締法の条文である。文中の（　）に当てはまる語句の組合せとして、正しいものを一つ選びなさい。

(第14条第1項)

毒物劇物営業者は、毒物又は劇物を他の毒物劇物営業者に販売し、又は授与したときは、(ア)、次に掲げる事項を書面に記載しておかなければならない。

一　毒物又は劇物の名称及び（イ）

二　販売又は授与の年月日

三　譲受人の氏名、(ウ）及び住所（法人にあっては、その名称及び主たる事務所の所在地)

	ア	イ	ウ
☐ 1．	その都度	性状	資格
2．	その都度	数量	資格
3．	その都度	数量	職業
4．	遅滞なく	性状	職業
5．	遅滞なく	性状	資格

【10】次の文章は、毒物及び劇物取締法の条文である。文中の（　）に当てはまる語句の組合せとして、正しいものを一つ選びなさい。

(第17条第1項)

毒物劇物営業者及び特定毒物研究者は、その取扱いに係る毒物若しくは劇物又は第11条第2項の政令で定める物が飛散し、漏れ、流れ出し、染み出し、又は地下に染み込んだ場合において、不特定又は多数の者について保健衛生上の危害が生ずるおそれがあるときは、(ア)、その旨を（イ)、(ウ）又は消防機関に届け出るとともに、保健衛生上の危害を防止するために必要な応急の措置を講じなければならない。

	ア	イ	ウ
☐ 1.	3日以内に	保健所	医療機関
2.	3日以内に	地方厚生局	警察署
3.	3日以内に	保健所	警察署
4.	直ちに	保健所	警察署
5.	直ちに	地方厚生局	医療機関

【11】毒物及び劇物取締法施行規則第13条の12の規定に照らし、毒物劇物営業者が、毒物又は劇物を販売又は授与する時までに、原則として、譲受人に対し提供しなければならない情報の正誤の組合せとして、正しいものを一つ選びなさい。

ア．毒物又は劇物の別

イ．応急措置

ウ．火災時の措置

エ．輸送上の注意

	ア	イ	ウ	エ
☐ 1.	正	正	正	正
2.	誤	正	正	正
3.	正	誤	正	正
4.	正	正	誤	正
5.	正	正	正	誤

【12】次の文章は、毒物及び劇物取締法の条文である。文中の（　）に当てはまる語句の組合せとして、正しいものを一つ選びなさい。なお、2か所の（ア）にはどちらも同じ語句が入る。

(第22条第1項)

政令で定める事業を行う者であってその業務上（ア）又は政令で定めるその他の毒物若しくは劇物を取り扱うものは、事業場ごとに、その業務上これらの毒物又は劇物を取り扱うこととなった日から（イ）日以内に、厚生労働省令で定めるところにより、次に掲げる事項を、その事業場の所在地の都道府県知事（その事業場の所在地が保健所を設置する市又は特別区の区域にある場合においては、市長又は区長。第3項において同じ。）に届け出なければならない。

一　氏名又は住所（法人にあっては、その名称及び主たる事務所の所在地）

二　（ア）又は政令で定めるその他の毒物若しくは劇物のうち取り扱う毒物又は劇物の品目

三　事業場の（ウ）

四　その他厚生労働省令で定める事項

	ア	イ	ウ
☐ 1.	シアン化ナトリウム	50	面積
2.	シアン化ナトリウム	30	面積
3.	シアン化ナトリウム	30	所在地
4.	トルエン	30	所在地
5.	トルエン	50	面積

【13】次の文章は、毒物及び劇物取締法施行令の条文である。文中の（　）に当てはまる語句の組合せとして、正しいものを一つ選びなさい。

（第40条）

法第15条の２の規定により、毒物若しくは劇物又は法第11条第２項に規定する政令で定める物の廃棄の方法に関する技術上の基準を次のように定める。

一　中和、加水分解、（ア）、還元、稀釈その他の方法により、毒物及び劇物並びに法第11条第２項に規定する政令で定める物のいずれにも該当しない物とすること。

二　（イ）又は揮発性の毒物又は劇物は、保健衛生上危害を生ずるおそれがない場所で、少量ずつ放出し、又は揮発させること。

三　可燃性の毒物又は劇物は、保健衛生上危害を生ずるおそれがない場所で、少量ずつ燃焼させること。

四　前各号により難い場合には、地下１m以上で、かつ、（ウ）を汚染するおそれがない地中に確実に埋め、海面上に引き上げられ、若しくは浮き上がるおそれがない方法で海水中に沈め、又は保健衛生上危害を生ずるおそれがないその他の方法で処理すること。

	ア	イ	ウ
☐ 1.	融解	ガス体	地下水
2.	融解	ガス体	大気
3.	融解	流動体	地下水
4.	酸化	ガス体	地下水
5.	酸化	流動体	大気

【14】次の文章は、毒物及び劇物取締法施行規則の条文である。文中の（ ）に当てはまる語句の組合せとして、正しいものを一つ選びなさい。

（第4条の4第1項抜粋）

毒物又は劇物の製造所の設備の基準は、次のとおりとする。

一　毒物又は劇物の製造作業を行なう場所は、次に定めるところに適合するものであること。

イ．コンクリート、（ア）又はこれに準ずる構造とする等その外に毒物又は劇物が飛散し、漏れ、しみ出若しくは流れ出、又は地下にしみ込むおそれのない構造であること。

ロ．毒物又は劇物を含有する（イ）、蒸気又は（ウ）の処理に要する設備又は器具を備えていること。

	ア	イ	ウ
1．	板張り	粉じん	排気
2．	板張り	粉じん	廃水
3．	板張り	汚泥	排気
4．	鉄板張り	粉じん	廃水
5．	鉄板張り	汚泥	排気

【15】5,000kgのクロルピクリンを、1台の車両を使用して運搬することを他に委託するとき、毒物及び劇物取締法施行令第40条の6の規定により、荷送人が、運送人に対し、あらかじめ交付しなければならない書面に記載する内容の正誤の組合せとして、正しいものを一つ選びなさい。

ア．毒物又は劇物の名称

イ．毒物又は劇物の成分及びその含量

ウ．毒物又は劇物の用途

エ．事故の際に講じなければならない応急の措置の内容

	ア	イ	ウ	エ
1．	正	正	正	誤
2．	正	正	誤	正
3．	正	誤	誤	誤
4．	誤	誤	誤	正
5．	誤	正	正	誤

【16】次のうち、毒物及び劇物取締法第２条第３項に規定する「特定毒物」に該当しないものを一つ選びなさい。

☐ 1．オクタメチルピロホスホルアミド
2．モノフルオール酢酸アミド
3．モノフルオール酢酸
4．モノクロル酢酸
5．四アルキル鉛

【17】毒物及び劇物取締法の規定に照らし、次の記述の正誤の組合せとして、正しいものを一つ選びなさい。

ア．特定毒物研究者は、特定毒物を学術研究以外の用途に供してはならない。
イ．毒物劇物営業者は、毒物又は劇物を18歳未満の者に交付してはならない。
ウ．特定毒物研究者は、特定毒物を輸入することができる。

	ア	イ	ウ
☐ 1．	正	正	正
2．	正	正	誤
3．	誤	正	正
4．	誤	正	誤
5．	正	誤	誤

【18】毒物及び劇物取締法の規定に照らし、毒物劇物取扱責任者に関する次の記述の正誤の組合せとして、正しいものを一つ選びなさい。

ア．一般毒物劇物取扱者試験に合格した者は、特定品目販売業の店舗で毒物劇物取扱責任者になることができる。
イ．農業用品目毒物劇物取扱者試験に合格した者は、合格した都道府県以外では毒物劇物取扱責任者になることができない。
ウ．毒物劇物営業者は、自ら毒物劇物取扱責任者として毒物又は劇物による保健衛生上の危害の防止に当たることができない。

	ア	イ	ウ
☐ 1．	正	正	正
2．	正	正	誤
3．	正	誤	誤
4．	誤	正	誤
5．	誤	誤	正

【19】毒物及び劇物取締法第22条第１項、同法施行令第41条及び第42条の規定により、業務上取扱者としての届出が必要な事業の組合せとして、正しいものを一つ選びなさい。

ア．無水クロム酸を使用して電気めっきを行う事業

イ．最大積載量が5,000kg以上の自動車に固定された容器を用いてジメチル硫酸を運搬する事業所

ウ．亜砒（ひ）酸ナトリウムを使用してねずみの駆除を行う事業

エ．硫酸を使用して理科の実験を行う中学校

	ア	イ	ウ	エ
1．	正	正	正	正
2．	正	誤	正	誤
3．	正	正	誤	正
4．	誤	正	誤	誤
5．	誤	誤	正	誤

【20】10％過酸化水素水6,000kgを１台の車両を利用して運搬する場合、毒物及び劇物取締法及び同法施行規則の規定に照らし、車両に備え付けなければならない保護具として、誤っているものを一つ選びなさい。

１．保護衣　２．保護手袋　３．有機ガス用防毒マスク
４．保護長ぐつ　５．保護眼鏡

〔基礎化学〕

【21】次の元素のうち、電気陰性度の最も大きなものはどれか。正しいものを一つ選びなさい。

１．I　２．F　３．Na　４．P　５．H

【22】アンモニア分子（NH_3）の非共有電子対は何組あるか。正しいものを一つ選びなさい。

１．０組　２．１組　３．２組
４．３組　５．４組

【23】次の分子のうち、無極性分子であるものはどれか。正しいものを一つ選びなさい。

１．水　２．塩化水素　３．メタン
４．一酸化炭素　５．硫化水素

【24】プロパン2molが完全燃焼したときに発生する二酸化炭素の量は何gか。正しいものを一つ選びなさい。ただし、原子量をH＝1、C＝12、O＝16とする。

☐ 1．64g　2．88g　3．176g
4．264g　5．396g

【25】マルトース（化学式：$C_{12}H_{22}O_{11}$）85.5gを水に溶かして1Lにした。この水溶液のモル濃度は何mol/Lか。正しいものを一つ選びなさい。ただし、原子量H＝1、C＝12、O＝16とする。

☐ 1．0.250mol/L　2．0.475mol/L　3．0.855mol/L
4．1.000mol/L　5．4.000mol/L

【26】酸素に関する次の記述のうち、正しいものの組合せを一つ選びなさい。

ア．単体は、空気の約78％（体積）を占める気体である。
イ．周期表の15族に属し、同族にリンがある。
ウ．水、岩石の成分元素として地殻中に最も多量に含まれる。
エ．酸素中で無声放電を行うか、酸素に強い紫外線を当てることで、オゾンが生成する。

☐ 1．ア、イ　2．ア、エ　3．イ、ウ
4．イ、エ　5．ウ、エ

【27】次の記述の正誤の組合せとして、正しいものを一つ選びなさい。

ア．塩酸1molを過不足なく中和するのに必要な水酸化カルシウムは1molである。
イ．硝酸1molと過不足なく中和するのに必要な水酸化カリウムは1molである。
ウ．中和点でのpHは常に7.0である。

	ア	イ	ウ
☐ 1．	正	正	正
2．	正	誤	正
3．	正	誤	誤
4．	誤	正	誤
5．	誤	正	正

【28】アミノ酸の検出に用いられる反応はどれか。正しいものを一つ選びなさい。

☐ 1．炎色反応　2．ヨウ素デンプン反応　3．銀鏡反応
4．ルミノール反応　5．ニンヒドリン反応

【29】次の記述の正誤の組合せとして、正しいものを一つ選びなさい。

ア．コロイド粒子を取り巻く溶媒分子が、粒子に衝突することで起こる不規則粒子運動をブラウン運動という。

イ．疎水コロイドに少量の電解質を加えると沈殿する現象を塩析という。

ウ．コロイド溶液に、直流電圧をかけると、陽極又は陰極にコロイド粒子が移動する。この現象を電気泳動という。

	ア	イ	ウ
1．	正	正	正
2．	正	誤	正
3．	誤	正	正
4．	誤	正	誤
5．	誤	誤	誤

【30】次の熱化学方程式中の反応熱の名称として、正しいものを一つ選びなさい。

C_2H_5OH（液）＋ 3O_2（気）＝ 2CO_2（気）＋ 3H_2O（液）＋ 1,368kJ

1．燃焼熱　2．生成熱　3．溶解熱
4．中和熱　5．蒸発熱

【31】カルボン酸とアルコールが縮合し、化合物が生じる反応を何というか。正しいものを一つ選びなさい。

1．エステル化　2．ラジカル反応　3．アルキル化
4．アルドール反応　5．けん化

【32】次の物質のうち、ケトンであるものはどれか。正しいものを一つ選びなさい。

1．アセチレン　2．ブタン　3．アセトン
4．プロパン　5．グリセリン

【33】次の物質のうち、水溶液にしたとき酸性を示す物質はどれか。正しいものを一つ選びなさい。

1．炭酸ナトリウム　2．炭酸水素ナトリウム
3．塩化ナトリウム　4．水酸化ナトリウム
5．硫酸水素ナトリウム

【34】次の物質のうち、官能基（$-NO_2$）をもつ化合物はどれか。正しいものを一つ選びなさい。

☐ 1．シアン化カリウム　2．キシレン　3．ピクリン酸
4．アセトニトリル　5．アニリン

【35】物質の化学変化のうち、固体から液体を経由せず気体となる変化を何というか。正しいものを一つ選びなさい。

☐ 1．融解　2．昇華　3．風解
4．蒸発　5．凝縮

【36】pH１の塩酸の水素イオン濃度は、pH２の塩酸の水素イオン濃度の何倍か。正しいものを一つ選びなさい。

☐ 1．0.1倍　2．0.5倍　3．２倍
4．10倍　5．100倍

【37】次の記述の正誤の組合せとして、正しいものを一つ選びなさい。

ア．物質が水素を失う反応を還元という。
イ．酸化と還元は常に同時に起こる。
ウ．物質が電子を得る反応を酸化という。

	ア	イ	ウ
☐ 1．	正	正	正
2．	正	誤	正
3．	正	誤	誤
4．	誤	正	誤
5．	誤	誤	誤

【38】純水に不揮発性の溶質を溶かした希薄溶液について、次の記述の正誤の組合せとして、正しいものを一つ選びなさい。

ア．希薄溶液の凝固点は、純水の凝固点より下降する。
イ．希薄溶液の蒸気圧は、純水の蒸気圧より上昇する。
ウ．希薄溶液の沸点は、純水の沸点より上昇する。

	ア	イ	ウ
1.	正	正	誤
2.	正	正	正
3.	正	誤	正
4.	誤	正	誤
5.	誤	誤	正

【39】次の物質のうち、炭素の同素体ではないものはどれか。正しいものを一つ選びなさい。

1．黒鉛　2．コールタール　3．カーボンナノチューブ
4．フラーレン　5．ダイヤモンド

【40】5ppmを百分率で表したものはどれか。正しいものを一つ選びなさい。

1．0.0005%　2．0.005%　3．0.05%
4．0.5%　5．5%

〔実地（性質・貯蔵・取扱い方法等）〕

【41】次の物質の貯蔵方法等について、最も適切なものをそれぞれ一つ選びなさい。

A．ベタナフトール
B．弗（ふっ）化水素酸
C．ブロムメチル
D．二硫化炭素
E．黄燐（りん）

1．銅、鉄、コンクリート又は木製のタンクにゴム、鉛、ポリ塩化ビニルあるいはポリエチレンのライニングを施したものを用いる。火気厳禁。
2．空気や光線に触れると赤変するため、遮光して貯蔵する。
3．常温では気体なので、圧縮冷却して液化し、圧縮容器に入れ、直射日光その他、温度上昇の原因を避けて、冷暗所に貯蔵する。
4．空気に触れると発火しやすいので、水中に沈めて瓶に入れ、さらに砂を入れた缶中に固定して、冷暗所に保管する。
5．少量ならば共栓ガラス瓶、多量ならば鋼製ドラムを用い、可燃性、発熱性、自然発火性のものからは、十分に引き離し、直射日光を受けない冷所に貯蔵する。

【42】次の物質の性状等について、最も適切なものをそれぞれ一つ選びなさい。

☐ A．重クロム酸カリウム
☐ B．弗化スルフリル
☐ C．クラーレ
☐ D．水酸化カリウム
☐ E．キノリン

1．もろい黒又は黒褐色の塊状あるいは粒状で、水に可溶。猛毒性アルカロイドを含有する。
2．白色の固体で水、アルコールに可溶。アンモニア水に不溶。空気中に放置すると、潮解する。
3．橙赤色の柱状結晶である。融点398℃、分解点500℃。水に可溶。アルコールに不溶。強力な酸化剤である。
4．無色又は淡黄色の不快臭の吸湿性の液体。熱水、アルコール、エーテル、二硫化炭素に可溶。
5．無色の気体。水に難溶で、アセトン及びクロロホルムに可溶。

【43】次の物質の代表的な用途について、最も適切なものをそれぞれ一つ選びなさい。

☐ A．ジクワット（別名：2・2’－ジピリジリウム－1・1’－エチレンジブロミド）
☐ B．ヒドラジン
☐ C．六弗化タングステン
☐ D．四エチル鉛
☐ E．アクリルアミド

1．除草剤に使用される。
2．ロケット燃料に使用される。
3．ガソリンのアンチノック剤として使用される。
4．半導体配線の原料として使用される。
5．土木工事用の土質安定剤のほか、重合体は水処理剤、紙力増強剤及び接着剤等に使用される。

【44】次の物質の毒性について、最も適切なものをそれぞれ一つ選びなさい。

☐　A．過酸化水素

☐　B．水素化アンチモン

☐　C．蓚酸

☐　D．ジクロルボス（別名：DDVP、ジメチル－２・２－ジクロルビニルホスフェイト）

☐　E．沃素

1．皮膚に触れると褐色に染め、その揮散する蒸気を吸入すると、めまいや頭痛を伴う一種の酩酊を起こす。

2．血液中のカルシウム分を奪取し、神経系を侵す。急性中毒症状は、胃痛、嘔吐、口腔・咽喉の炎症、腎障害。

3．ヘモグロビンと結合し急激な赤血球の低下を導き、強い溶血作用が現れる。また、肺水腫や肝臓、腎臓にも影響し、頭痛、吐気、衰弱、呼吸低下等の兆候が現れる。

4．血液中のコリンエステラーゼと結合し、その働きを阻害する。吸入した場合、倦怠感、頭痛、嘔吐等の症状を呈し、はなはだしい場合には、縮瞳、意識混濁、全身痙攣等を起こすことがある。

5．溶液、蒸気いずれも刺激性が強い。35％以上の溶液は皮膚に水疱をつくりやすい。眼には腐食作用を及ぼす。

【45】次の物質の鑑別方法として、最も適切なものをそれぞれ一つ 選びなさい。

☐　A．ピクリン酸

☐　B．アニリン

☐　C．メタノール

☐　D．ニコチン

☐　E．クロム酸カリウム

1．この物質の水溶液にさらし粉を加えると、紫色を呈する。

2．この物質のエーテル溶液に、ヨードのエーテル溶液を加えると、褐色の液状沈殿を生じ、これを放置すると、赤色の針状結晶となる。

3．この物質の水溶液に酢酸鉛水溶液を加えると、黄色の沈殿を生じる。

4．この物質の温飽和水溶液は、シアン化カリウム溶液によって暗赤色を呈する。

5．この物質にあらかじめ熱灼した酸化銅を加えると、ホルムアルデヒドができ、酸化銅は還元されて金属銅色を呈する。

【46】次の物質の廃棄方法について、「毒物及び劇物の廃棄の方法に関する基準」の内容に照らし、最も適切なものをそれぞれ一つ選びなさい。

☐ A．硅弗化ナトリウム
☐ B．塩化バリウム
☐ C．クロルピクリン
☐ D．クロロホルム
☐ E．アンモニア

1．水に溶かし、消石灰（水酸化カルシウム）等の水溶液を加えて処理した後、希硫酸を加えて中和し、沈殿濾過して埋立処分する。（分解沈殿法）
2．水で希薄な水溶液とし、酸（希塩酸、希硫酸等）で中和させた後、多量の水で希釈して処理する。（中和法）
3．少量の界面活性剤を加えた亜硫酸ナトリウムとソーダ灰（炭酸ナトリウム）の混合溶液中で、攪拌し分解させた後、多量の水で希釈して処理する。（分解法）
4．水に溶かし、硫酸ナトリウム水溶液を加えて処理し、沈殿濾過して埋立処分する。（沈殿法）
5．過剰の可燃性溶剤又は重油等の燃料とともにアフターバーナー及びスクラバーを備えた焼却炉の火室へ噴霧して、できるだけ高温で焼却する。（燃焼法）

【47】次の物質の漏えい時の措置について、「毒物及び劇物の運搬事故時における応急措置に関する基準」に照らし、最も適切なものをそれぞれ一つ選びなさい。

☐ A．硫酸
☐ B．カリウム
☐ C．エチレンオキシド
☐ D．砒素
☐ E．四アルキル鉛

1．付近の着火源となるものは速やかに取り除く。多量に漏えいした場合は、活性白土、砂、おが屑等でその流れを止め、過マンガン酸カリウム水溶液（5％）又はさらし粉で十分に処理すると共に、至急関係先に連絡し専門家に任せる。
2．流動パラフィン浸漬品の場合、露出したものは、速やかに拾い集めて灯油又は流動パラフィンの入った容器に回収する。砂利、石等に付着している場合には砂利等ごと回収する。

3．多量に漏えいした場合は、土砂等でその流れを止め、これに吸着させるか、又は安全な場所に導いて、遠くから徐々に注水して、ある程度希釈した後、消石灰（水酸化カルシウム）、ソーダ灰（炭酸ナトリウム）等で中和し、多量の水で洗い流す。

4．付近の着火源となるものは速やかに取り除く。漏えいしたボンベ等を多量の水に容器ごと投入して気体を吸収させ、処理し、その処理液を多量の水で希釈して流す。

5．空容器にできるだけ回収し、そのあとを硫酸鉄（Ⅲ）等の水溶液を散布し、消石灰（水酸化カルシウム）、ソーダ灰（炭酸ナトリウム）等の水溶液を用いて処理した後、多量の水で洗い流す。

【48】次の物質の注意事項について、最も適切なものをそれぞれ一つ選びなさい。

☐ A．重クロム酸アンモニウム

☐ B．メタクリル酸

☐ C．三酸化二砒（ひ）素

☐ D．ナトリウム

☐ E．塩素

1．可燃物と混合すると常温でも発火することがある。200℃付近に加熱すると発光しながら分解する。

2．水、二酸化炭素、ハロゲン化炭化水素等と激しく反応するので、これらと接触させない。

3．加熱、直射日光、過酸化物、鉄錆（さび）等により重合が始まり、爆発することがある。

4．極めて反応性が強く、水素又は炭化水素（特にアセチレン）と爆発的に反応する。

5．火災等で強熱されたときに生成する煙霧は、少量の吸入であっても強い溶血作用がある。

▶▶正解＆解説

【1】5

〔解説〕取締法第２条（定義）第１項。

> この法律で「毒物」とは、別表第１に掲げる物であって、医薬品及び（ア：医薬部外品）以外のものをいう。

取締法第11条（毒物又は劇物の取扱い）第４項。

> 毒物劇物（イ：営業者）及び特定毒物研究者は、毒物又は厚生労働省令で定める劇物については、その容器として、（ウ：飲食物）の容器として通常使用される物を使用してはならない。

【2】2

〔解説〕取締法第３条（毒物劇物の禁止規定）第３項。

> 毒物又は劇物の販売業の登録を受けた者でなければ、毒物又は劇物を販売し、授与し、又は販売若しくは授与の目的で（ア：貯蔵）し、（イ：運搬）し、若しくは（ウ：陳列）してはならない。

【3】1

〔解説〕取締法第３条の３（シンナー乱用の禁止）。

> 興奮、幻覚又は（ア：麻酔）の作用を有する毒物又は劇物（これらを含有する物を含む。）であって政令で定めるものは、みだりに（イ：摂取）し、若しくは吸入し、又はこれらの目的で（ウ：所持）してはならない。

【4】3

〔解説〕取締法第４条（営業の登録）第３項。

> （ア：製造業）又は輸入業の登録は、（イ：５年）ごとに、（ウ：販売業）の登録は、（エ：６年）ごとに、更新を受けなければ、その効力を失う。

【5】3

〔解説〕取締法第６条の２（特定毒物研究者の許可）第３項第１～３号。

> 一　（ア：心身）の障害により特定毒物研究者の業務を適正に行うことができない者として厚生労働省令で定めるもの
> 二　麻薬、大麻、あへん又は覚せい剤の（イ：中毒）者
> 三　毒物若しくは劇物又は薬事に関する罪を犯し、罰金以上の刑に処せられ、その執行を終わり、又は執行を受けることがなくなった日から起算して（ウ：３年）を経過していない者

【6】1

〔解説〕取締法第８条（毒物劇物取扱責任者の資格）第１項第１～３号。

> 一　（ア：薬剤師）
> 二　厚生労働省令で定める学校で、（イ：応用化学）に関する学課を修了した者
> 三　（ウ：都道府県知事）が行う毒物劇物取扱者試験に合格した者

【7】5

〔解説〕取締法第12条（毒物又は劇物の表示）第１項。

> 毒物劇物営業者及び特定毒物研究者は、毒物又は劇物の容器及び被包に、「（ア：医薬用外）」の文字及び毒物については（イ：赤地に白色）をもって「毒物」の文字、劇物については（ウ：白地に赤色）をもって「劇物」の文字を表示しなければならない。

【8】2

〔解説〕ア＆エ．取締法第12条（毒物又は劇物の表示）第２項。順に、第２号、第１号。
イ＆ウ．毒物又は劇物の使用期限や、製造業者の氏名及び住所は、容器及び被包に表示しなければならない事項に含まれない。

【9】3

〔解説〕取締法第14条（毒物又は劇物の譲渡手続）第１項第１～３号。

> 毒物劇物営業者は、毒物又は劇物を他の毒物劇物営業者に販売し、又は授与したときは、（ア：その都度）、次に掲げる事項を書面に記載しておかなければならない。
> 一　毒物又は劇物の名称及び（イ：数量）
> 二　販売又は授与の年月日
> 三　譲受人の氏名、（ウ：職業）及び住所（(略)）

【10】4

〔解説〕取締法第17条（事故の際の措置）第１項。

> 毒物劇物営業者及び特定毒物研究者は、(略)、不特定又は多数の者について保健衛生上の危害が生ずるおそれがあるときは、（ア：直ちに）、その旨を（イ：保健所）、（ウ：警察署）又は消防機関に届け出るとともに、保健衛生上の危害を防止するために必要な応急の措置を講じなければならない。

【11】1

〔解説〕施行規則第13条の12（毒物劇物営業者等による情報の提供）各号。

【12】3

〔解説〕取締法第22条（業務上取扱者の届出等）第１項第１～４号。

> 政令で定める事業を行う者であってその業務上（ア：シアン化ナトリウム）又は政令で定めるその他の毒物若しくは劇物を取り扱うものは、事業場ごとに、その業務上これらの毒物又は劇物を取り扱うこととなった日から（イ：30）日以内に、厚生労働省令で定めるところにより、次に掲げる事項を、その事業場の所在地の都道府県知事（(略)）に届け出なければならない。
> 一　氏名又は住所（法人にあっては、その名称及び主たる事務所の所在地）
> 二　（ア：シアン化ナトリウム）又は政令で定めるその他の毒物若しくは劇物のうち取り扱う毒物又は劇物の品目
> 三　事業場の（ウ：所在地）
> 四　その他厚生労働省令で定める事項

【13】4

〔解説〕施行令第40条（廃棄の方法）第1～4号。

> 一　中和、加水分解、（ア：酸化）、還元、稀釈その他の方法により、毒物及び劇物並びに法第11条第2項に規定する政令で定める物のいずれにも該当しない物とすること。
> 二　（イ：ガス体）又は揮発性の毒物又は劇物は、保健衛生上危害を生ずるおそれがない場所で、少量ずつ放出し、又は揮発させること。
> 三　（略）
> 四　前各号により難い場合には、地下1m以上で、かつ、（ウ：地下水）を汚染するおそれがない地中に確実に埋め、（略）、又は保健衛生上危害を生ずるおそれがないその他の方法で処理すること。

【14】2

〔解説〕施行規則第4条の4（製造所等の設備）第1項第1号イ、ロ。

> イ．コンクリート、（ア：板張り）又はこれに準ずる構造とする等その外に毒物又は劇物が飛散し、漏れ、しみ出若しくは流れ出、又は地下にしみ込むおそれのない構造であること。
> ロ．毒物又は劇物を含有する（イ：粉じん）、蒸気又は（ウ：廃水）の処理に要する設備又は器具を備えていること。

【15】2

〔解説〕ア～イ＆エ．施行令第40条の6（荷送人の通知義務）第1項。

ウ．毒物又は劇物の用途は、書面への記載事項に含まれていない。

【16】4

〔解説〕モノクロル酢酸…劇物。取締法第2条（定義）第3項、別表第2、第3。

【17】1

〔解説〕ア．取締法第3条の2（特定毒物の禁止規定）第4項。

イ．取締法第15条（毒物又は劇物の交付の制限等）第1項第1号。

ウ．取締法第3条の2（特定毒物の禁止規定）第2項。

【18】3

〔解説〕ア．一般毒物劇物取扱者試験に合格した者は、取締法第8条（毒物劇物取扱責任者の資格）第4項で規定する制限に含まれないため、毒物劇物を取り扱う全ての製造所、営業所、店舗で、毒物劇物取扱責任者になることができる。

イ．合格した都道府県とは異なる都道府県においても、毒物劇物取扱責任者になることができる。

ウ．毒物劇物営業者は、自ら毒物劇物取扱責任者として毒物又は劇物による保健衛生上の危害の防止に当たることができる。取締法第7条（毒物劇物取扱責任者）第1項。

【19】4

〔解説〕取締法第22条（業務上取扱者の届出等）第１項、施行令第41条、第42条（業務上取扱者の届出）各号。

ア．「無機シアン化合物たる毒物及びこれを含有する製剤」を用いて電気めっきを行う事業は、業務上取扱者の届出が必要となる。

イ．最大積載量5,000kg以上の自動車（大型自動車）を使用して、施行令 別表第２に掲げる物に該当するジメチル硫（りゅう）酸を運送する事業は、業務上取扱者の届出が必要となる。

ウ．亜砒（ひ）酸ナトリウムを含む、砒素化合物たる毒物及びこれを含有する製剤を用いて「しろありの防除」を行う事業は、業務上取扱者の届出が必要となる。

エ．業務上取扱者としての届出は必要ない。

【20】3

〔解説〕施行令第40条の５（運搬方法）第２項第３号、施行規則第13条の６（毒物又は劇物を運搬する車両に備える保護具）、別表第５。なお、保護具は２人分以上備えること。

【21】2

〔解説〕電気陰性度とは原子が共有電子対を引きつける強さで、周期表上、右上のF（フッ素）に向かい大きくなる。

【22】2

〔解説〕アンモニア分子NH_3内の非共有電子対は１組、共有電子対は３組ある。

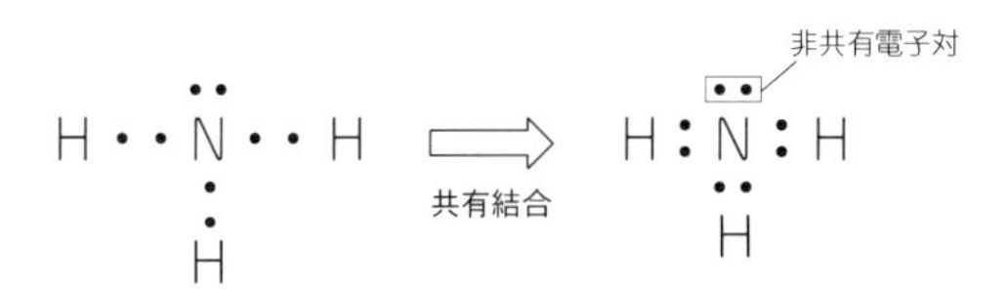

【23】3

〔解説〕メタンCH_4は、正四面体形の無極性分子である。

１～２＆５．折れ線形の水H_2Oと硫化水素H_2S、直線形の塩化水素HClは、いずれも極性分子である。

４．直線形の一酸化炭素COは極性分子であるが、無極性分子に近い性質がある。

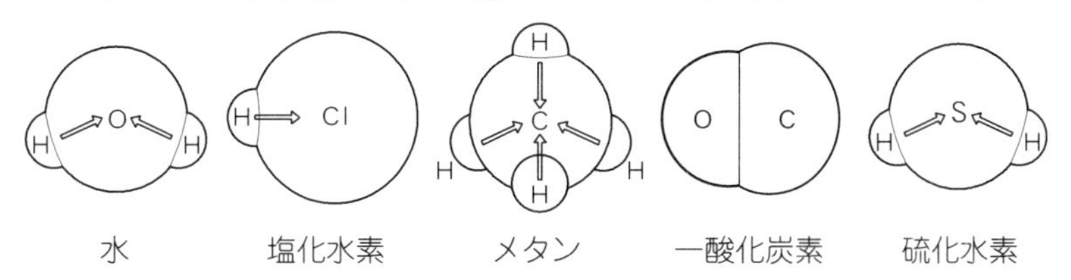

【24】4

〔解説〕プロパンの燃焼反応式：$C_3H_8 + 5O_2 \longrightarrow 3CO_2 + 4H_2O$

反応式より、1molのプロパンC_3H_8から3molの二酸化炭素CO_2が生じるため、2molのプロパンでは6molの二酸化炭素が生じることがわかる。二酸化炭素の原子量が12+（16×2）=44であるため、発生する二酸化炭素の量は、44×6mol=264gとなる。

【25】1

〔解説〕マルトース$C_{12}H_{22}O_{11}$の分子量は（12×12）+（1×22）+（16×11）=342であるため、342g=1mol。マルトース85.5gでは85.5／342=0.250molとなる。これを水に溶かして1Lの溶液にしたことから、マルトース水溶液のモル濃度は、0.250mol／1L=0.250mol/Lとなる。

【26】5

〔解説〕ア&イ．いずれも窒素N_2についての記述である。

エ．単体の酸素O_2中で無声放電を行ったり、紫外線を当てることで、オゾンO_3が発生する。無声放電とは、離れた電極の間で電流を流す操作の一つ。

【27】4

〔解説〕ア．中和反応式：$2HCl + Ca(OH)_2 \longrightarrow CaCl_2 + 2H_2O$

塩酸HClは1価の酸、水酸化カルシウム$Ca(OH)_2$は2価の塩基であるため、1：2の割合で中和反応が生じるとわかる。従って、塩酸1molを過不足なく中和するのに必要な水酸化カルシウムは「2mol」である。

イ．中和反応式：$HNO_3 + KOH \longrightarrow KNO_3 + H_2O$

硝(しょう)酸HNO_3は1価の酸、水酸化カリウムKOHは1価の塩基であるため、1：1の割合で中和反応が生じるとわかる。従って、記述は正しい。

ウ．中和とは酸と塩基が過不足なく反応し、お互いの性質を打ち消しあうことである。中和反応が完了した点を中和点といい、物質によってその位置は酸に寄ったり塩基に寄ったりする。従って、pH7（中性）になるとは限らない。

【28】5

〔解説〕ニンヒドリン反応…アミノ酸にニンヒドリン水溶液を加えて温めると、紫色を呈する反応。

1．炎色反応…アルカリ金属やアルカリ土類金属などの比較的揮発しやすい化合物を無色の炎の中へ入れると、炎がその金属元素特有の色を示す反応。

2．ヨウ素デンプン反応…デンプンにヨウ素溶液を加えると、青紫色を呈する反応。

3．銀鏡反応…アルデヒドにアンモニア性硝酸銀水溶液を加えて温めると、銀を析出する反応。

4．ルミノール反応…ルミノールを過酸化水素とともに用いると、血液の存在を青白い発光で知らせる反応。

【29】2

〔解説〕イ.「塩析」⇒「凝析」。塩析は、「親水コロイド」に「多量の」電解質を加えると沈殿する現象をいう。

【30】1

〔解説〕燃焼熱…物質1molが完全燃焼するときに発生する熱量。設問の熱化学方程式では、1molのエタノールC_2H_5OHが完全燃焼するときに1,368kJの熱量が発生したことをあらわす。

2. 生成熱…化合物1molがその成分元素の単体から生成するときに発生する熱量。発熱反応と吸熱反応がある。

3. 溶解熱…溶質が溶媒に溶解する際に吸収または放出される熱量。

4. 中和熱…酸と塩基の中和反応によって、1molの水ができるときに発生する熱量。

5. 蒸発熱…液体を加熱し、気体に変化させる際に吸収する熱量。

日本化学会の提案や学習指導要領の改訂により、今後「熱化学方程式」ではなく「エンタルピー変化」を使用した問題が出題される可能性があるため、注意が必要。

【31】1

〔解説〕エステル化…カルボン酸とアルコールに、触媒として少量の濃硫(りゅう)酸を加えて加熱すると、水分子がとれて縮合し、「－COO－」をもつ化合物が生じる反応。

2. ラジカル反応…ラジカル（不対電子をもつ原子や分子）による独自の反応。

3. アルキル化…有機化合物の水素H原子がアルキル基（アルカンからHを1つ除いてできる炭化水素基をいい、メチル基「$-CH_3$」などがある）で置換される反応。

4. アルドール反応…α水素をもつカルボニル化合物が、アルデヒドまたはケトンと反応して、β－ヒドロキシカルボニル化合物を生じる反応。

5. けん化…エステルに塩基を加えて加水分解を起こすと、カルボン酸の塩とアルコールを生じる反応。

【32】3

〔解説〕アセトンCH_3COCH_3は、最も簡単な構造のケトンである。ケトンとは、カルボニル基「$>C=O$」に二つの炭化水素基が結合した化合物をいう。

1. アセチレンC_2H_2は、鎖式炭化水素（脂肪族炭化水素）で、三重結合を1個含む不飽和炭化水素の「アルキン」である。

2＆4. ブタンC_4H_{10}やプロパンC_3H_8は、鎖式炭化水素（脂肪族炭化水素）で、飽和炭化水素（全て単結合）の「アルカン」である。

5. グリセリン$C_3H_5(OH)_3$は、「アルコール（炭化水素の水素H原子をヒドロキシ基「$-OH$」で置換した化合物のこと)」である。

【33】5

〔解説〕硫酸水素ナトリウム$NaHSO_4$は、強酸＋強塩基からなる塩。

$H_2SO_4 + NaOH \longrightarrow NaHSO_4 + H_2O$

水溶液中で加水分解すると水素イオンH^+を生じるため、水溶液は酸性を示す。

$NaHSO_4 \rightleftarrows Na^+ + H^+ + SO_4^{2-}$

1．炭酸ナトリウムNa_2CO_3は、弱酸＋強塩基からなる塩。

$CO_2 + 2NaOH \longrightarrow Na_2CO_3 + H_2O$

水溶液中で加水分解すると水酸化物イオンOH^-が生じるため、水溶液は「塩基性」を示す。

$Na_2CO_3 \longrightarrow 2Na^+ + CO_3^{2-}$

$CO_3^{2-} + H_2O \rightleftarrows HCO_3^- + OH^-$

2．炭酸水素ナトリウム$NaHCO_3$は、電離すると、ナトリウムイオンNa^+と重炭酸イオンHCO_3^-を生じる。　$NaHCO_3 \longrightarrow Na^+ + HCO_3^-$

さらに重炭酸イオンが水と反応して、炭酸H_2CO_3と水酸化物イオンOH^-を生じるため、水溶液は「塩基性」を示す。

$HCO_3^- + H_2O \rightleftarrows H_2CO_3 + OH^-$

3．塩化ナトリウム$NaCl$は、強酸＋強塩基からなる塩。水溶液中で加水分解せずH^+やOH^-を生じないため、水溶液は「中性」を示す。

$HCl + NaOH \longrightarrow NaCl + H_2O$

4．水酸化ナトリウム$NaOH$は、電離すると、ナトリウムイオンNa^+と水酸化物イオンOH^-が生じるため、水溶液は「塩基性」を示す。

$NaOH \longrightarrow Na^+ + OH^-$

【34】3

〔解説〕ピクリン酸$C_6H_2(OH)(NO_2)_3$は、３つのニトロ基「$-NO_2$」と、１つのヒドロキシ基「$-OH$」が、ベンゼンC_6H_6に結合した芳香族化合物である。

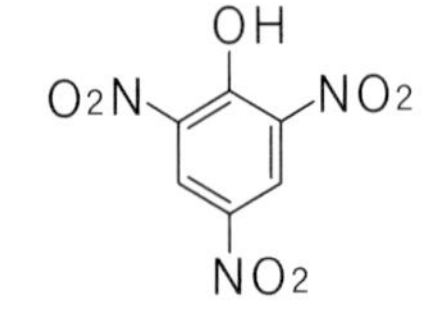

1．シアン化カリウムKCNは、シアノ基「$-CN$」をもつ。

2．キシレン$C_6H_4(CH_3)_2$は、ベンゼンの６つの水素H原子のうち２つを、メチル基「CH_3-」で置換した物質である。

4．アセトニトリルCH_3CNは、最も単純なニトリルで、メチル基「CH_3-」とシアノ基「$-CN$」をもつ。

5．アニリン$C_6H_5NH_2$は、ベンゼンの６つの水素H原子のうち１つを、アミノ基「$-NH_2$」で置換した物質である。

【35】2

〔解説〕物質の状態変化は次のとおり。

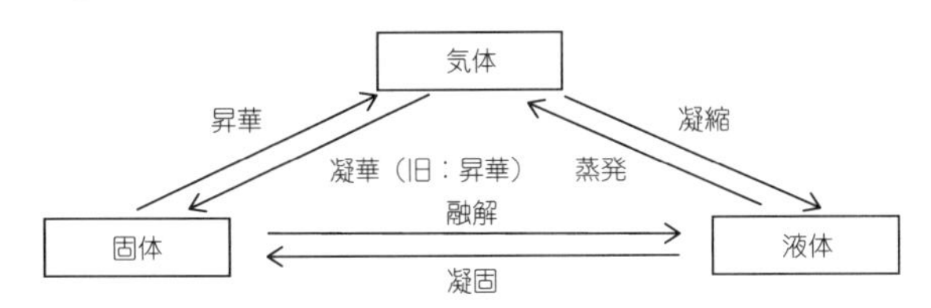

【36】4

〔解説〕pHは水素イオン濃度［H$^+$］が1/10になると1増加し、10倍になると1減少する。設問の場合、pH2はpH1よりもpHが1減少しているため、濃度は10倍となる。

【37】4

〔解説〕ア.「還元」⇒「酸化」。

ウ.「酸化」⇒「還元」。

	酸化	還元
特徴	相手を酸化、自身は還元される	相手を還元、自身は酸化される
酸素の授受	酸素を受け取る	酸素を失う
水素の授受	水素を失う	水素を受け取る
電子の授受	電子を失う	電子を受け取る
酸化数	酸化数が増える	酸化数が減る

【38】3

〔解説〕不揮発性の溶質とは、ほとんど蒸発しない物質のことをいう。

ア. 記述は、凝固点降下の説明として正しい。

イ. 希薄溶液の蒸気圧は、純水の蒸気圧より「下降」する（蒸気圧降下）。

ウ. 記述は、沸点上昇の説明として正しい。

【39】2

〔解説〕コールタールとは、石炭を熱分解して得ることができる黒色油状液体であり、炭素Cの同素体ではない。同素体とは、同じ元素からなる単体で、性質の異なる物質をいう。

【40】1

〔解説〕ppmは、「parts per million」の頭文字をとったもので、100万分の1を表す。

1ppm=1.0×10^{-6}。また、1%は1.0×10^{-2}となる。

従って、1ppm＝1%$\times10^{-4}$＝0.0001%となり、5ppmは0.0001%×5＝0.0005%となる。

※以下、物質名の後や文章中に記載されている［ ］は、物質を見分ける際に特徴となるキーワードを表す。

【41】A…2　B…1　C…3　D…5　E…4

〔解説〕A．ベタナフトール$C_{10}H_7OH$［空気や光線に触れると赤変］［遮光］

B．弗(ふっ)化水素酸HF aq［ポリエチレンのライニング］

C．ブロムメチル（臭化メチル）CH_3Br［圧縮冷却して液化］［圧縮容器］

D．二硫(りゅう)化炭素CS_2［少量ならば共栓ガラス瓶、多量ならば鋼製ドラム］［可燃性、発熱性、自然発火性のものから十分に引き離す］

E．黄燐(りん)P_4［水中に沈めて瓶に入れる］［砂を入れた缶中に固定］

【42】A…3　B…5　C…1　D…2　E…4

〔解説〕A．重クロム酸カリウム$K_2Cr_2O_7$［橙赤色の柱状結晶］［強力な酸化剤］

B．弗化スルフリルF_2SO_2［無色の気体］［水に難溶］［アセトン、クロロホルムに可溶］

C．クラーレ$C_{39}H_{46}N_2O_5$［もろい黒又は黒褐色の塊状、粒状］［猛毒性アルカロイド］

D．水酸化カリウムKOH［白色の固体］［空気中に放置すると潮解］

E．キノリンC_9H_7N［無色又は淡黄色］［不快臭］［吸湿性の液体］

【43】A…1　B…2　C…4　D…3　E…5

〔解説〕A．ジクワット$C_{12}H_{12}N_2Br_2$［除草剤］

B．ヒドラジンH_4N_2［ロケット燃料］

C．六弗化タングステンWF_6［半導体配線の原料］

D．四エチル鉛$Pb(C_2H_5)_4$［ガソリンのアンチノック剤］

E．アクリルアミド$CH_2=CHCONH_2$［土質安定剤］

【44】A…5　B…3　C…2　D…4　E…1

〔解説〕A．過酸化水素H_2O_2［35%以上の溶液は皮膚に水疱(すいほう)］［眼には腐食作用］

B．水素化アンチモンSbH_3［ヘモグロビンと結合し急激な赤血球の低下］［強い溶血作用］

C．蓚(しゅう)酸$(COOH)_2 \cdot 2H_2O$［血液中のカルシウム（石灰）分を奪取］

D．ジクロルボス（DDVP）$C_4H_7Cl_2O_4P$［コリンエステラーゼと結合し、働きを阻害］［縮瞳］

E．沃(よう)素I_2［皮膚に触れると褐色に染める］［めまいや頭痛を伴う一種の酩酊(めいてい)］

【45】A…4　B…1　C…5　D…2　E…3

〔解説〕A．ピクリン酸$C_6H_2(OH)(NO_2)_3$［温飽和水溶液］［シアン化カリウム溶液によって暗赤色］

B．アニリン$C_6H_5NH_2$［さらし粉を加えると紫色］

C．メタノールCH_3OH［熱灼した酸化銅］［ホルムアルデヒド］［酸化銅は還元されて金属銅色］

D．ニコチン$C_{10}H_{14}N_2$［エーテル溶液にヨードのエーテル溶液を加える］［褐色の液状沈殿］［放置すると赤色の針状結晶］

E．クロム酸カリウムK_2CrO_4［酢酸鉛水溶液］［黄色の沈殿］

【46】A…1　B…4　C…3　D…5　E…2

〔解説〕A．硅弗化ナトリウムNa_2SiF_6…分解沈殿法［消石灰（水酸化カルシウム）等の水溶液］［希硫酸を加えて中和］［沈殿濾過して埋立処分］

B．塩化バリウム$BaCl_2 \cdot 2H_2O$…沈殿法［硫酸ナトリウム水溶液を加えて処理］［沈殿濾過して埋立処分］

C．クロルピクリン$CCl_3(NO_2)$…分解法（クロルピクリンにのみ適用）［少量の界面活性剤］［混合溶液中で攪拌］

D．クロロホルム$CHCl_3$…燃焼法［過剰の可燃性溶剤又は重油等の燃料］［アフターバーナー及びスクラバーを備えた焼却炉］［できるだけ高温で焼却］

E．アンモニアNH_3…中和法［酸（希塩酸、希硫酸等）で中和］［多量の水で希釈］

【47】A…3　B…2　C…4　D…5　E…1

〔解説〕A．硫酸H_2SO_4［消石灰（水酸化カルシウム）、ソーダ灰（炭酸ナトリウム）等で中和］［多量の水で洗い流す］

B．カリウムK［灯油または流動パラフィンの入った容器に回収］

C．エチレンオキシドC_2H_4O［漏えいしたボンベ等］［多量の水に容器ごと投入して気体を吸収］

D．砒素As［硫酸鉄（Ⅲ）等の水溶液を散布］［消石灰（水酸化カルシウム）、ソーダ灰（炭酸ナトリウム）等の水溶液を用いて処理］

E．四アルキル鉛PbR_4（四エチル鉛及び四メチル鉛を除く）［過マンガン酸カリウム水溶液（5％）］［さらし粉］［至急関係先に連絡し専門家に任せる］

【48】A…1　B…3　C…5　D…2　E…4

〔解説〕A．重クロム酸アンモニウム$(NH_4)_2Cr_2O_7$［可燃物と混合すると常温でも発火］［200℃付近に加熱すると発光しながら分解］

B．メタクリル酸$CH_2=C(CH_3)COOH$［重合が始まり爆発］

C．三酸化二砒素As_2O_3［強熱されたときに生成する煙霧］［強い溶血作用］

D．ナトリウムNa［水、二酸化炭素、ハロゲン化炭化水素等と激しく反応］

E．塩素Cl_2［極めて反応性が強い］［水素又は炭化水素（特にアセチレン）と爆発的に反応］

令和4年度（2022年） 千葉県

一般受験者数・合格率《参考》

受験者数（人）	合格者数（人）	合格率（%）
609	327	53.7

〔毒物及び劇物に関する法規〕

【1】 次の文章は、毒物及び劇物取締法の条文である。文中の（　）に当てはまる語句の組み合わせとして、正しいものを一つ選びなさい。

（第1条）

この法律は、毒物及び劇物について、（ア）の見地から必要な（イ）を行うことを目的とする。

（第2条第3項）

この法律で「特定毒物」とは、（ウ）であって、別表第3に掲げるものをいう。

	ア	イ	ウ
⧄ 1.	保健衛生上	取締	特定の用途に供するもの
2.	保健衛生上	取締	毒物
3.	保健衛生上	管理	毒物
4.	公衆衛生上	取締	特定の用途に供するもの
5.	公衆衛生上	管理	毒物

【2】 次の文章は、毒物及び劇物取締法及び同法施行令の条文である。文中の（　）に当てはまる語句の組み合わせとして、正しいものを一つ選びなさい。

（法第3条の4）

引火性、発火性又は爆発性のある毒物又は劇物であって政令で定めるものは、業務その他正当な理由による場合を除いては、所持してはならない。

（施行令第32条の3）

法第3条の4に規定する政令で定める物は、亜塩素酸ナトリウム及びこれを含有する製剤（亜塩素酸ナトリウム（ア）%以上を含有するものに限る。）、塩素酸塩類及びこれを含有する製剤（塩素酸塩類（イ）%以上を含有するものに限る。）、（ウ）とする。

	ア	イ	ウ
⧄ 1.	30	35	マグネシウム並びにピクリン酸
2.	30	35	ナトリウム並びにピクリン酸
3.	30	45	ナトリウム並びに酒石酸
4.	40	45	マグネシウム並びに酒石酸
5.	40	45	ナトリウム並びに酒石酸

【3】次の文章は、毒物及び劇物取締法の条文である。文中の（　）に当てはまる語句の組み合わせとして、正しいものを一つ選びなさい。

（第4条第3項）

（ア）又は輸入業の登録は、（イ）ごとに、（ウ）の登録は、（エ）ごとに、更新を受けなければ、その効力を失う。

	ア	イ	ウ	エ
☐ 1.	販売業	3年	製造業	5年
2.	販売業	3年	製造業	6年
3.	製造業	3年	販売業	5年
4.	製造業	5年	販売業	6年
5.	輸出業	5年	販売業	6年

【4】次の文章は、毒物及び劇物取締法の条文である。文中の（　）に当てはまる語句の組み合わせとして、正しいものを一つ選びなさい。

（第8条第1項）

次の各号に掲げる者でなければ、前条の毒物劇物取扱責任者となることができない。

一　薬剤師

二　厚生労働省令で定める学校で、（ア）に関する学課を修了した者

三　都道府県知事が行う毒物劇物取扱者試験に合格した者

（第8条第2項抜粋）

次に掲げる者は、前条の毒物劇物取扱責任者となることができない。

一　（イ）歳未満の者

二　心身の障害により毒物劇物取扱責任者の業務を適正に行うことができない者として厚生労働省令で定めるもの

三　麻薬、大麻、あへん又は覚せい剤の（ウ）

	ア	イ	ウ
☐ 1.	基礎化学	18	使用者
2.	基礎化学	16	使用者
3.	応用化学	18	使用者
4.	応用化学	16	中毒者
5.	応用化学	18	中毒者

【5】次の文章は、毒物及び劇物取締法及び同法施行規則の条文である。文中の（　）に当てはまる語句の組み合わせとして、正しいものを一つ選びなさい。

（法第11条抜粋）

2　毒物劇物営業者及び特定毒物研究者は、毒物若しくは劇物又は毒物若しくは劇物を含有する物であって政令で定めるものがその製造所、営業所若しくは店舗又は研究所の外に飛散し、漏れ、流れ出、若しくはしみ出、又はこれらの施設の地下にしみ込むことを防ぐのに必要な措置を講じなければならない。

3　毒物劇物営業者及び特定毒物研究者は、その製造所、営業所若しくは店舗又は研究所の外において毒物若しくは劇物又は前項の政令で定める物を（ア）する場合には、これらの物が飛散し、漏れ、流れ出、又はしみ出ることを防ぐのに必要な措置を講じなければならない。

4　毒物劇物営業者及び特定毒物研究者は、毒物又は厚生労働省令で定める劇物については、その容器として、（イ）の容器として通常使用される物を使用してはならない。

（施行規則第11条の4）

法第11条第4項に規定する劇物は、（ウ）とする。

	ア	イ	ウ
☐ 1.	運搬	飲食物	すべての劇物
2.	運搬	飲食物	液体状の劇物
3.	保管	飲食物	すべての劇物
4.	保管	生活用	液体状の劇物
5.	保管	生活用	すべての劇物

【6】次の文章は、毒物及び劇物取締法の条文である。文中の（　）に当てはまる語句の組み合わせとして、正しいものを一つ選びなさい。

（第12条第2項）

毒物劇物営業者は、その容器及び（ア）に、左に掲げる事項を表示しなければ、毒物又は劇物を販売し、又は授与してはならない。

一　毒物又は劇物の名称

二　毒物又は劇物の（イ）及びその含量

三　厚生労働省令で定める毒物又は劇物については、それぞれ厚生労働省令で定めるその（ウ）の名称

四　毒物又は劇物の取扱及び使用上特に必要と認めて、厚生労働省令で定める事項

	ア	イ	ウ
☐ 1.	包装	組成式	解毒剤
2.	包装	成分	解毒剤
3.	包装	成分	中和剤
4.	被包	成分	解毒剤
5.	被包	組成式	中和剤

【7】次の文章は、毒物及び劇物取締法の条文である。文中の（　）に当てはまる語句の組み合わせとして、正しいものを一つ選びなさい。

（第13条）

毒物劇物営業者は、政令で定める毒物又は劇物については、厚生労働省令で定める方法により（ア）したものでなければ、これを（イ）として（ウ）し、又は授与してはならない。

	ア	イ	ウ
☐ 1.	着色	農業用	販売
2.	着色	農業用	輸入
3.	着色	工業用	輸入
4.	着香	工業用	販売
5.	着香	工業用	輸入

【8】次の文章は、毒物及び劇物取締法の条文である。文中の（　）に当てはまる語句の組み合わせとして、正しいものを一つ選びなさい。

（第14条第1項）

毒物劇物営業者は、毒物又は劇物を他の毒物劇物営業者に販売し、又は授与したときは、（ア）、次に掲げる事項を書面に記載しておかなければならない。

一　毒物又は劇物の名称及び（イ）

二　販売又は授与の年月日

三　譲受人の（ウ）及び住所（法人にあっては、その名称及び主たる事務所の所在地）

	ア	イ	ウ
☐ 1.	必要に応じ	製造番号	氏名
2.	必要に応じ	数量	氏名、職業
3.	必要に応じ	数量	氏名
4.	その都度	数量	氏名、職業
5.	その都度	製造番号	氏名

【9】次の文章は、毒物及び劇物取締法取締法の条文である。文中の（　）に当てはまる語句の組み合わせとして、正しいものを一つ選びなさい。なお、2か所の（ア）にはどちらも同じ語句が入る。

（第22条第1項）

政令で定める事業を行う者であってその業務上（ア）又は政令で定めるその他の毒物若しくは劇物を取り扱うものは、事業場ごとに、その業務上これらの毒物又は劇物を取り扱うこととなった日から30日以内に、厚生労働省令で定めるところにより、次に掲げる事項を、その事業場の所在地の都道府県知事（その事業場の所在地が保健所を設置する市又は特別区の区域にある場合においては、市長又は区長。第3項において同じ。）に届け出なければならない。

一　氏名又は住所（法人にあっては、その名称及び主たる事務所の所在地）

二　（ア）又は政令で定めるその他の毒物若しくは劇物のうち取り扱う毒物又は劇物の（イ）

三　事業場の（ウ）

四　その他厚生労働省令で定める事項

	ア	イ	ウ
☐ 1.	シアン化ナトリウム	品目	所在地
2.	シアン化ナトリウム	品目	平面図
3.	シアン化ナトリウム	名称	平面図
4.	水酸化ナトリウム	名称	所在地
5.	水酸化ナトリウム	名称	平面図

【10】次の文章は、毒物及び劇物取締法施行令及び同法施行規則の条文である。文中の（　）に当てはまる語句の組み合わせとして、正しいものを一つ選びなさい。なお、2か所の（ア）及び（イ）にはどちらも同じ語句が入る。

（施行令第40条の9第1項）

毒物劇物営業者は、毒物又は劇物を販売し、又は授与するときは、その販売し、又は授与する時までに、（ア）に対し、当該毒物又は劇物の（イ）に関する情報を提供しなければならない。ただし、当該毒物劇物営業者により、当該（ア）に対し、既に当該毒物又は劇物の（イ）に関する情報の提供が行われている場合その他厚生労働省令で定める場合は、この限りでない。

（施行規則第13条の10）

令第40条の９第１項ただし書に規定する厚生労働省令で定める場合は、次のとおりとする。

一　１回につき（ウ）以下の劇物を販売し、又は授与する場合

二　令別表第１の上欄に掲げる物を主として生活のように供する一般消費者に対して販売し、又は授与する場合

	ア	イ	ウ
1．	買受人	性状及び取扱い	200g
2．	買受人	保管及び使用	200mg
3．	譲受人	保管及び使用	200mg
4．	譲受人	保管及び使用	200g
5．	譲受人	性状及び取扱い	200mg

【11】次のうち、毒物及び劇物取締法第２条第３項に規定する「特定毒物」に該当するものの組み合わせとして、正しいものを一つ選びなさい。

ア．モノフルオール酢酸

イ．水銀

ウ．テトラエチルピロホスフェイト

エ．ペンタクロルフェノール

1．ア、イ　　2．ア、ウ　　3．イ、ウ
4．イ、エ　　5．ウ、エ

【12】毒物及び劇物取締法の規定に照らし、次の記述の正誤の組み合わせとして、正しいものを一つ選びなさい。

ア．毒物劇物監視員は、その身分を示す証票を携帯し、関係者の請求があるときは、これを提示しなければならない。

イ．毒物又は劇物の一般販売業の登録を受けた者は、特定毒物を販売することはできない。

ウ．特定毒物研究者は、その許可が効力を失ったときは、15日以内に、現に所有する特定毒物の品目及び数量を届け出なければならない。

	ア	イ	ウ
1．	正	誤	誤
2．	正	正	誤
3．	正	誤	正
4．	誤	正	誤
5．	誤	正	正

【13】次のうち、毒物及び劇物取締法第３条の３及び同法施行令第33条の２に規定された、興奮、幻覚又は麻酔の作用を有する物に該当するものの組み合わせとして、正しいものを一つ選びなさい。

ア．メタノールを含有するシンナー

イ．スチレンを含有するシンナー

ウ．ホルムアルデヒドを含有する塗料

エ．トルエンを含有する塗料

☐ 1．ア、イ　　2．ア、ウ　　3．ア、エ
4．イ、ウ　　5．イ、エ

【14】毒物及び劇物取締法の規定に照らし、次のアからウの記述の正誤の組み合わせとして、正しいものを一つ選びなさい。

ア．特定毒物研究者は、特定毒物を学術研究以外の用途に供することができる。

イ．毒物劇物営業者、特定毒物研究者又は特定毒物使用者でなければ、特定毒物を所持してはならない。

ウ．毒物又は劇物の販売業の登録を受けた者は、毒物又は劇物を販売の目的で輸入することができる。

	ア	イ	ウ
☐ 1．	正	正	正
2．	正	誤	正
3．	誤	正	正
4．	誤	正	誤
5．	誤	誤	誤

【15】毒物及び劇物取締法第22条第１項、同法施行令第41条及び第42条の規定により、業務上取扱者としての届出が必要な事業の組み合わせとして、正しいものを一つ選びなさい。

ア．硝酸を使用して電気めっきを行う事業

イ．クレゾールを使用して清掃を行う事業

ウ．亜ヒ酸ナトリウムを使用してねずみの駆除を行う事業

エ．シアン化カリウムを使用して金属熱処理を行う事業

	ア	イ	ウ	エ
☐ 1.	正	正	正	誤
2.	正	誤	誤	正
3.	誤	正	誤	正
4.	誤	正	正	誤
5.	誤	誤	誤	正

【16】毒物及び劇物取締法施行令及び同法施行規則の規定に照らし、クロルスルホン酸7,000kgを、車両を使用して一回で運搬する場合の基準に関する次の記述のうち、正しい組み合わせを一つ選びなさい。[改]

ア．１人の運転手による運転時間が、２日（始業時刻から起算して48時間をいう。）を平均し１日当たり９時間を超える場合は、交替して運転する者を同乗させること。

イ．車両の前後の見やすい箇所に、0.3m平方の板に地を白色、文字を黒色として「毒」と表示した標識を掲げること。

ウ．車両には、防毒マスク、ゴム手袋その他事故の際に応急の措置を講ずるために厚生労働省令で定める保護具を少なくとも１人分以上備えること。

エ．車両には、運搬する毒物又は劇物の名称、成分及びその含量並びに事故の際に講じなければならない応急の措置の内容を記載した書面を備えること。

☐ 1．ア、イ　2．ア、エ　3．イ、ウ　4．イ、エ　5．ウ、エ

【17】毒物及び劇物取締法及び同法施行規則の規定に照らし、届出に関する次の記述の正誤の組み合わせとして、正しいものを一つ選びなさい。

ア．毒物劇物製造業者は、製造所における営業を廃止したときは、30日以内に、その旨を届け出なければならない。

イ．毒物劇物輸入業者は、毒物又は劇物を貯蔵する設備の重要な部分を変更したときは、30日以内に、その旨を届け出なければならない。

ウ．毒物劇物販売業者は、営業時間を変更したときは、15日以内に、その旨を届け出なければならない。

	ア	イ	ウ
☐ 1.	正	正	正
2.	正	誤	正
3.	正	正	誤
4.	誤	正	誤
5.	誤	誤	正

【18】毒物及び劇物取締法の規定に照らし、毒物又は劇物の表示に関する次の記述の正誤の組み合わせとして、正しいものを一つ選びなさい。

ア．特定毒物研究者は、毒物を貯蔵する場所に、「医薬用外」の文字及び「毒物」の文字を表示しなければならない。

イ．毒物劇物製造業者は、劇物の容器及び被包に、「医薬用外」の文字及び白地に赤色をもって「劇物」の文字を表示しなければならない。

ウ．毒物劇物輸入業者は、毒物の容器及び被包に、「医薬用外」の文字及び白地に黒色をもって「毒物」の文字を表示しなければならない。

	ア	イ	ウ
☐ 1．	正	正	正
2．	誤	正	正
3．	正	誤	正
4．	正	正	誤
5．	誤	誤	誤

【19】毒物及び劇物取締法施行規則の規定に照らし、毒物又は劇物の製造所の設備に関する次の記述の正誤の組み合わせとして、正しいものを一つ選びなさい。

ア．毒物又は劇物を陳列する場所については、かぎをかける設備が必要である。

イ．貯蔵設備にかぎをかけることができる場合は、毒物又は劇物とその他の物とを区分しなくてもよい。

ウ．毒物又は劇物を貯蔵する場所が、性質上かぎをかけることができないものであるときは、その周囲に、堅固なさくを設けてあること。

	ア	イ	ウ
☐ 1．	正	正	誤
2．	正	正	正
3．	正	誤	正
4．	誤	誤	正
5．	誤	正	誤

【20】毒物及び劇物取締法及び同法施行規則の規定に照らし、次の記述のうち、毒物又は劇物の製造業者が製造した硫酸を含有する製剤たる劇物（住宅用の洗浄剤で液状のものに限る。）を販売する場合、取扱い及び使用上特に必要な事項として、その容器及び被包に表示しなければならないものの組み合わせとして、正しいものを一つ選びなさい。

ア．使用後、一定時間室内の換気を確保しなければならない旨
イ．皮膚に触れた場合には、石けんによりよく洗い流す必要がある旨
ウ．小児の手の届かないところに保管しなければならない旨
エ．眼に入った場合は、直ちに流水でよく洗い、医師の診断を受けるべき旨
オ．使用の際、手足や皮膚、特に眼にかからないように注意しなければならない旨

☐ 1．ア、イ、ウ　2．ア、イ、オ　3．ア、ウ、エ
4．イ、エ、オ　5．ウ、エ、オ

〔基礎化学〕

【21】大気圧下（1.01×10^5Pa）の水の沸点を絶対温度K（単位：ケルビン）で示したものとして、正しいものを一つ選びなさい。

☐ 1．−196K　2．−78K　3．173K
4．273K　5．373K

【22】次の物質のうち、二価アルコールであるものはどれか。正しいものを一つ選びなさい。

☐ 1．エチレングリコール　2．エタノール　3．グリセリン
4．イソプロパノール　5．フェノール

【23】メタン（CH_4）分子の立体構造はどれか。正しいものを一つ選びなさい。

☐ 1．直線形　2．正四面体形　3．正六面体形
4．正八面体形　5．折れ線形

【24】次の物質のうち、分子中の単結合の数が最も多い化合物はどれか。正しいものを一つ選びなさい。

☐ 1．メタノール　2．アセチレン　3．エチレン
4．ぎ酸　5．二酸化炭素

【25】次の塩のうち、水に溶かしたときに酸性を示すものはどれか。最も適切なものを一つ選びなさい。

☐ 1．CH_3COONa　2．K_2CO_3　3．NH_4Cl
4．NaCl　5．$NaNO_3$

【26】pH２の塩酸の水素イオン濃度は、pH３の塩酸の水素イオン濃度の何倍か。正しいものを一つ選びなさい。

☐ 1．0.1倍　2．1.5倍　3．10倍
4．50倍　5．100倍

【27】窒素に関する次の記述のうち、正しいものの組み合わせを一つ選びなさい。

ア．単体は、空気の約78％（体積）を占める気体である。

イ．酸化物はSOx（ソックス）と総称され、大気汚染物質として酸性雨の原因の一つとなる。

ウ．単体の窒素中で無声放電を行ったり、紫外線を当てることで、オゾンが発生する。

エ．周期表の15族に属し、同族にリンがある。

☐ 1．ア、ウ　2．ア、エ　3．イ、ウ
4．イ、エ　5．ウ、エ

【28】グルコース（化学式：$C_6H_{12}O_6$）9.0gを水に溶かして100mLにした。この水溶液のモル濃度は何mol/Lか。正しいものを一つ選びなさい。ただし、原子量をH＝１、C＝12、O＝16とする。

☐ 1．0.2mol/L　2．0.5mol/L　3．0.9mol/L
4．2.0mol/L　5．5.0mol/L

【29】フッ素原子の最外殻電子の数はいくつか。正しいものを一つ選びなさい。

☐ 1．１個　2．２個　3．５個
4．７個　5．８個

【30】次の記述の正誤の組み合わせとして、正しいものを一つ選びなさい。[改]

ア．リチウムとバリウムは、アルカリ金属である。

イ．ナトリウムとカリウムは、アルカリ土類金属である。

ウ．クリプトンとキセノンは、ハロゲンである。

エ．フッ素と臭素は、貴ガスである。

	ア	イ	ウ	エ
☐ 1．	正	正	正	正
2．	正	誤	正	誤
3．	誤	誤	正	正
4．	誤	正	誤	誤
5．	誤	誤	誤	誤

【31】次の分子のうち、無極性分子はいくつあるか。正しいものを一つ選びなさい。

ア．H_2

イ．Cl_2

ウ．H_2O

エ．CO_2

オ．NH_3

☐ 1．1個　　2．2個　　3．3個　　4．4個　　5．5個

【32】50ppmを百分率で表したものはどれか。正しいものを一つ選びなさい。

☐ 1．0.0005％　　2．0.005％　　3．0.05％　　4．0.5％　　5．5％

【33】純水に不揮発性の溶質を溶かした希薄溶液について、次の記述の正誤の組み合わせとして、正しいものを一つ選びなさい。

ア．希薄溶液の蒸気圧は、純水の蒸気圧より上昇する。

イ．希薄溶液の沸点は、純水の沸点より上昇する。

ウ．希薄溶液の凝固点は、純水の凝固点より上昇する。

	ア	イ	ウ
☐ 1．	正	正	誤
2．	正	正	正
3．	正	誤	誤
4．	誤	正	誤
5．	誤	誤	正

【34】プロパン2molが完全燃焼したときに発生する二酸化炭素の量は何gか。正しいものを一つ選びなさい。ただし、原子量をH＝1、C＝12、O＝16とする。

☐ 1．32g　2．64g　3．88g
4．176g　5．264g

【35】次のうち、分子量が最も大きいものはどれか。正しいものを一つ選びなさい。ただし、原子量をH＝1、C＝12、O＝16、S＝32とする。

☐ 1．ホルムアルデヒド　2．フェノール　3．硫化水素
4．酢酸エチル　5．硫酸

【36】次のうち、プロピオン酸の官能基はどれか。正しいものを一つ選びなさい。

☐ 1．ニトロ基　2．スルホニル基　3．カルボキシル基
4．アミノ基　5．アルデヒド基

【37】次のうち、単体であるものの組み合わせはどれか。正しいものを一つ選びなさい。

☐ 1．亜鉛、アンモニア
2．水銀、ヘリウム
3．水、氷
4．塩化ナトリウム、銅
5．アルゴン、二酸化炭素

【38】次の記述の正誤の組み合わせとして、正しいものを一つ選びなさい。

ア．疎水コロイドに少量の電解質を加えると沈殿する現象を凝析という。
イ．コロイド溶液に、直流電圧をかけると、陽極又は陰極にコロイド粒子が移動する。この現象を電気泳動という。
ウ．コロイド粒子を取り巻く溶媒分子が、粒子に衝突することで起こる不規則粒子運動をブラウン運動という。

	ア	イ	ウ
☐ 1．	正	正	正
2．	正	誤	正
3．	誤	正	正
4．	誤	正	誤
5．	誤	誤	誤

【39】次のうち、$Cr_2O_7^{2-}$中のクロム原子の酸化数はどれか。正しいものを一つ選びなさい。

☐ 1．－4　　2．－2　　3．＋4
4．＋6　　5．＋8

【40】次のイオン結晶に関する記述の正誤の組み合わせとして、正しいものを一つ選びなさい。

ア．分子間力による結晶であり、昇華しやすいものもある。
イ．結晶中では陽イオンと陰イオンが規則正しく並んでいる。
ウ．自由電子をもち、展性、延性を示す。
エ．非常に硬い。水に溶けにくく電気を通す。

	ア	イ	ウ	エ
☐ 1．	誤	正	誤	誤
2．	正	誤	誤	正
3．	正	誤	正	正
4．	誤	正	正	誤
5．	正	正	誤	誤

〔実地（性質・貯蔵・取扱い方法等）〕

【41】次の物質の貯蔵方法について、最も適切なものをそれぞれ一つ選びなさい。

☐ A．過酸化水素水
☐ B．クロロホルム
☐ C．ベタナフトール
☐ D．水酸化ナトリウム
☐ E．黄燐（りん）

1．空気や光線に触れると赤変するため、遮光して貯蔵する。
2．二酸化炭素と水を吸収する性質が強いため、密栓して保管する。
3．空気に触れると発火しやすいので、水中に沈めて瓶に入れ、さらに砂を入れた缶中に固定して、冷暗所に保管する。
4．少量ならば褐色ガラス瓶、大量ならばカーボイなどを使用し、3分の1の空間を保って貯蔵する。日光の直射を避け、冷所に有機物、金属塩、樹脂、油類、その他有機性蒸気を放出する物質と引き離して貯蔵する。特に、温度の上昇、動揺等によって爆発することがあるため、注意を要する。
5．冷暗所に貯蔵する。純品は空気と日光によってホスゲン等に分解するので、一般に少量のアルコールを添加してある。

【42】次の物質の性状等について、最も適切なものをそれぞれ一つ選びなさい。

□ A．沃(よう)素
□ B．アニリン
□ C．アンモニア
□ D．塩素酸ナトリウム
□ E．硝酸銀

1．無色透明結晶。光によって分解して黒変する。強力な酸化剤であり、また腐食性がある。水に易溶。アセトン、グリセリンに可溶。
2．黒灰色、金属様の光沢ある稜板(りょうばん)状結晶であり、常温でも多少不快な臭気を有する蒸気を放って揮散する。水には黄褐色を呈して難溶、アルコール、エーテルには赤褐色を呈して可溶。
3．無色無臭の正方単斜状の結晶で、強い酸化剤である。水に溶けやすく、潮解性がある。
4．無色透明な油状の液体で、特有の臭気がある。空気に触れて赤褐色を呈する。水に難溶、アルコール、エーテル、ベンゼンに易溶。
5．特有の刺激臭がある無色の気体で、圧縮することによって、常温でも簡単に液化する。

【43】次の物質の代表的な用途について、最も適切なものをそれぞれ一つ選びなさい。

□ A．臭化銀
□ B．アクリルニトリル
□ C．三酸化二砒(ひ)素
□ D．五酸化バナジウム
□ E．アジ化ナトリウム

1．写真感光材料
2．殺虫剤、殺鼠(そ)剤、除草剤、皮革の防虫剤、陶磁器の釉薬(ゆうやく)
3．試薬、試薬・医療検体の防腐剤、エアバッグのガス発生剤
4．合成繊維、合成ゴム、合成樹脂、塗料、農薬、医薬、染料の原料
5．触媒、塗料、顔料、蓄電池、蛍光体

【44】次の物質の毒性について、最も適切なものをそれぞれ一つ選びなさい。

☐ A．クロルピクリン

☐ B．硝酸

☐ C．EPN（別名：エチルパラニトロフェニルチオノベンゼンホスホネイト）

☐ D．水素化アンチモン

☐ E．メタノール

1．蒸気は眼、呼吸器などの粘膜及び皮膚に強い刺激性を有する。高濃度溶液が皮膚に触れると、気体を発生して、組織ははじめ白く、次第に深黄色となる。

2．吸入するとコリンエステラーゼ阻害作用により、頭痛、めまい、嘔吐（おうと）等の症状を呈し、重症の場合には、縮瞳、意識混濁、全身痙攣（けいれん）等を起こす。

3．頭痛、めまい、嘔吐（おうと）、下痢、腹痛等を起こし、致死量に近ければ麻酔状態になり、視神経が侵され、眼がかすみ、失明することがある。

4．ヘモグロビンと結合し急激な赤血球の低下を導き、強い溶血作用が現れる。また、肺水腫や肝臓、腎臓にも影響し、頭痛、吐気、衰弱、呼吸低下等の兆候が現れる。

5．吸入すると、分解されずに組織内に吸収され、各器官が障害される。血液中でメトヘモグロビンを生成、また中枢神経や心臓、眼結膜を侵し、肺も強く障害する。

【45】次の物質の鑑別方法として、最も適切なものをそれぞれ一つ選びなさい。

☐ A．沃（よう）素

☐ B．ニコチン

☐ C．黄燐（りん）

☐ D．クロロホルム

☐ E．硫酸

1．暗室内で酒石酸又は硫酸酸性で水蒸気蒸留を行う。その際、冷却器あるいは流出管の内部に青白色の光が認められる。

2．デンプンと反応すると藍色を呈し、これを熱すると退色し、冷えると再び藍色を現し、さらにチオ硫酸ナトリウムの溶液と反応すると脱色する。

3．この物質のエーテル溶液に、ヨードのエーテル溶液を加えると、褐色の液状沈殿を生じ、これを放置すると、赤色の針状結晶となる。

4．ベタナフトールと高濃度水酸化カリウム溶液を加えて熱すると藍色を呈し、空気に触れて緑より褐色に変化し、酸を加えると赤色の沈殿を生じる。

5．希釈水溶液に塩化バリウムを加えると、白色沈殿を生ずるが、この沈殿は塩酸や硝酸に溶けない。

【46】次の物質の廃棄方法について、「毒物及び劇物の廃棄の方法に関する基準」の内容に照らし、最も適切なものをそれぞれ一つ選びなさい。

☑ A．四アルキル鉛
☑ B．重クロム酸カリウム
☑ C．過酸化ナトリウム
☑ D．クロルピクリン
☑ E．イソプロカルブ（別名：MIPC、2－イソプロピルフェニル－N－メチルカルバメート）

1．多量の次亜塩素酸塩水溶液を加えて分解させた後、消石灰（水酸化カルシウム）、ソーダ灰（炭酸ナトリウム）等を加えて処理し、沈殿濾（ろ）過し、さらにセメントを加えて固化し、溶出試験を行い、溶出量が判定基準以下であることを確認して埋立処分する。（酸化隔離法）
2．少量の界面活性剤を加えた亜硫酸ナトリウムと炭酸ナトリウムの混合溶液中で、攪拌（かくはん）し分解させた後、多量の水で希釈して処理する。（分解法）
3．水に加えて希薄な水溶液とし、酸（希塩酸、希硫酸等）で中和した後、多量の水で希釈して処理する。（中和法）
4．水酸化ナトリウム水溶液等と加温して加水分解する。（アルカリ法）
5．希硫酸に溶かし、還元剤（硫酸第一鉄等）の水溶液を過剰に用いて還元した後、消石灰（水酸化カルシウム）、ソーダ灰（炭酸ナトリウム）等の水溶液で処理し、水酸化物として沈殿濾（ろ）過する。溶出試験を行い、溶出量が判定基準以下であることを確認して埋立処分する。（還元沈殿法）

【47】次の物質の漏えい時の措置について、「毒物及び劇物の運搬事故時における応急措置に関する基準」に照らし、最も適切なものをそれぞれ一つ選びなさい。

☐ A．アクロレイン

☐ B．ジクロルボス（別名：DDVP、ジメチル－2・2－ジクロルビニルホスフェイト）

☐ C．エチレンオキシド

☐ D．パラコート（別名：1・1'－ジメチル－4・4'－ジピリジニウムジクロリド）

☐ E．ニッケルカルボニル

1．付近の着火源となるものを速やかに取り除く。漏えいした液は土砂等でその流れを止め、安全な場所に導き、空容器にできるだけ回収し、そのあとを消石灰（水酸化カルシウム）等の水溶液を用いて処理した後、中性洗剤等の分散剤を使用して多量の水で洗い流す。

2．着火源は速やかに取り除く。漏えいした液は水で覆った後、土砂等に吸着させ空容器に回収し、水封後密栓する。そのあとを多量の水で洗い流す。

3．漏えいした液は土壌などでその流れを止め、安全な場所に導き、空容器にできるだけ回収し、そのあとを土壌で覆って十分に接触させた後、土壌を取り除き、多量の水で洗い流す。

4．付近の着火源となるものは速やかに取り除く。漏えいしたボンベ等を多量の水に容器ごと投入して気体を吸収させ、処理し、その処理液を多量の水で希釈して流す。

5．多量の場合、漏えいした液は土砂等でその流れを止め、安全な場所に穴を掘る等してためる。これに亜硫酸水素ナトリウム水溶液（約10％）を加え、時々攪拌（かくはん）して反応させた後、多量の水で十分に希釈して洗い流す。この際、蒸発した本物質が大気中に拡散しないよう霧状の水をかけて吸収させる。

【48】次の物質の注意事項について、最も適切なものをそれぞれ一つ選びなさい。

☐ A．弗化水素酸
☐ B．塩素
☐ C．無水クロム酸
☐ D．メタクリル酸

1．潮解しやすく直ちに薬傷を起こす。また、潮解している場合でも可燃物と混合すると常温でも発火することがある。
2．それ自体は不燃性であるが、分解が起こると激しく酸素を発生し、周囲に易燃物があると火災になる恐れがある。
3．加熱、直射日光、過酸化物、鉄錆等により重合が始まり、爆発することがある。
4．大部分の金属、ガラス、コンクリート等と反応する。本物質は爆発性でも引火性でもないが、各種の金属と反応して気体の水素が発生し、これが空気と混合して引火爆発することがある。
5．極めて反応性が強く、水素又は炭化水素（特にアセチレン）と爆発的に反応する。

【49】臭素に関する次の記述の正誤の組み合わせとして、正しいものを一つ選びなさい。

ア．廃棄する際は、アルカリ水溶液（水酸化ナトリウム水溶液等）中に少量ずつ滴下し、多量の水で希釈して処理する。
イ．本物質を白金線につけて無色の火炎中に入れると、火炎は著しく黄色に染まり、長時間続く。
ウ．引火しやすく、また、その蒸気は空気と混合して爆発性の混合ガスとなるので火気は近づけない。

	ア	イ	ウ
☐ 1．	正	正	誤
2．	正	誤	誤
3．	正	誤	正
4．	誤	正	正
5．	誤	誤	正

令和4年度　千葉

▶▶正解＆解説

【1】2

〔解説〕取締法第１条（取締法の目的）。

> この法律は、毒物及び劇物について、（ア：保健衛生上）の見地から必要な（イ：取締）を行うことを目的とする。

取締法第２条（定義）第３項。

> この法律で「特定毒物」とは、（ウ：毒物）であって、別表第3に掲げるものをいう。

【2】2

〔解説〕施行令第32条の３（発火性又は爆発性のある劇物）。

> 法第３条の４に規定する政令で定める物は、亜塩素酸ナトリウム及びこれを含有する製剤（亜塩素酸ナトリウム（ア：30）％以上を含有するものに限る。）、塩素酸塩類及びこれを含有する製剤（塩素酸塩類（イ：35）％以上を含有するものに限る。）、（ウ：ナトリウム並びにピクリン酸）とする。

【3】4

〔解説〕取締法第４条（営業の登録）第３項。

> （ア：製造業）又は輸入業の登録は、（イ：５年）ごとに、（ウ：販売業）の登録は、（エ：６年）ごとに、更新を受けなければ、その効力を失う。

【4】5

〔解説〕取締法第８条（毒物劇物取扱責任者の資格）第１項第２号。

> 二　厚生労働省令で定める学校で、（ア：応用化学）に関する学課を修了した者

取締法第８条（毒物劇物取扱責任者の資格）第２項第１～３号。

> 一　（イ：18）歳未満の者
> 二　（略）
> 三　麻薬、大麻、あへん又は覚せい剤の（ウ：中毒者）

【5】1

〔解説〕取締法第11条（毒物又は劇物の取扱い）第３項、第４項。

> 3　（略）毒物若しくは劇物又は前項の政令で定める物を（ア：運搬）する場合には、これらの物が飛散し、漏れ、流れ出、又はしみ出ることを防ぐのに必要な措置を講じなければならない。
> 4　毒物劇物営業者及び特定毒物研究者は、毒物又は厚生労働省令で定める劇物については、その容器として、（イ：飲食物）の容器として通常使用される物を使用してはならない。

施行規則第11条の４（飲食物の容器を使用してはならない劇物）。

> 法第11条第４項に規定する劇物は、（ウ：すべての劇物）とする

【6】4

〔解説〕取締法第12条（毒物又は劇物の表示）第2項第1～4号。

毒物劇物営業者は、その容器及び（ア：被包）に、左に掲げる事項を表示しなければ、毒物又は劇物を販売し、又は授与してはならない。
一　（略）
二　毒物又は劇物の（イ：成分）及びその含量
三　厚生労働省令で定める毒物又は劇物については、それぞれ厚生労働省令で定めるその（ウ：解毒剤）の名称
四　（略）

【7】1

〔解説〕取締法第13条（農業用の劇物）。

毒物劇物営業者は、政令で定める毒物又は劇物については、厚生労働省令で定める方法により（ア：着色）したものでなければ、これを（イ：農業用）として（ウ：販売）し、又は授与してはならない。

【8】4

〔解説〕取締法第14条（毒物又は劇物の譲渡手続）第1項第1～3号。

毒物劇物営業者は、毒物又は劇物を他の毒物劇物営業者に販売し、又は授与したときは、（ア：その都度）、次に掲げる事項を書面に記載しておかなければならない。
一　毒物又は劇物の名称及び（イ：数量）
二　販売又は授与の年月日
三　譲受人の（ウ：氏名、職業）及び住所（（略））

【9】1

〔解説〕取締法第22条（業務上取扱者の届出等）第1項第1～4号。

政令で定める事業を行う者であってその業務上（ア：シアン化ナトリウム）又は政令で定めるその他の毒物若しくは劇物を取り扱うものは、（略）、その事業場の所在地の都道府県知事（（略））に届け出なければならない。
一　（略）
二　（ア：シアン化ナトリウム）又は政令で定めるその他の毒物若しくは劇物のうち取り扱う毒物又は劇物の（イ：品目）
三　事業場の（ウ：所在地）
四　（略）

【10】5

〔解説〕施行令第40条の9（毒物劇物営業者等による情報の提供）第1項。

毒物劇物営業者は、（略）、（ア：譲受人）に対し、当該毒物又は劇物の（イ：性状及び取扱い）に関する情報を提供しなければならない。ただし、当該毒物劇物営業者により、当該（ア：譲受人）に対し、既に当該毒物又は劇物の（イ：性状及び取扱い）に関する情報の提供が行われている場合その他厚生労働省令で定める場合は、この限りでない。

施行規則第13条の10（情報の提供の詳細）第1～2号。

一　1回につき（ウ：200mg）以下の劇物を販売し、又は授与する場合
二　（略）

【11】2

〔解説〕取締法第２条（定義）第３項、別表第１～３。

イ．水銀…毒物。

エ．ペンタクロルフェノール（PCP）…劇物。

【12】3

〔解説〕ア．取締法第18条（立入検査等）第３項。

イ．一般販売業の登録を受けた者は販売品目の制限が定められていないため、全ての毒物劇物を販売できる。取締法第４条の２（販売業の登録の種類）第１号、第４条の３（販売品目の制限）第１項、第２項。

ウ．取締法第21条（登録が失効した場合等の措置）第１項。

【13】3

〔解説〕取締法第３条の３（シンナー乱用の禁止）、施行令第32条の２（興奮、幻覚又は麻酔の作用を有する物）。トルエン又はメタノールを含有するシンナーのほか、トルエン、酢酸エチルを含有するシンナー等が定められている。

【14】4

〔解説〕ア．特定毒物研究者は、特定毒物を学術研究以外の目的に使用してはならない。取締法第３条の２（特定毒物の禁止規定）第４項。

イ．取締法第３条の２（特定毒物の禁止規定）第10項。

ウ．毒物又は劇物の輸入業の登録を受けた者でなければ、毒物又は劇物を販売又は授与の目的で輸入してはならない。従って、販売業の登録では輸入できない。取締法第３条（毒物劇物の禁止規定）第２項。

【15】5

〔解説〕取締法第22条（業務上取扱者の届出等）第１項、施行令第41条、第42条（業務上取扱者の届出）各号。

ア＆エ．「無機シアン化合物たる毒物及びこれを含有する製剤」を用いて、電気めっき及び金属熱処理を行う事業は、業務上取扱者の届出が必要となる。

イ．業務上取扱者としての届出は必要ない。

ウ．砒(ひ)素化合物たる毒物及びこれを含有する製剤を用いて「しろありの防除」を行う事業は、業務上取扱者の届出が必要となる。

【16】2

〔解説〕ア．施行令第40条の５（運搬方法）第２項第１号、施行規則第13条の４（交替して運転する者の同乗）第２号。

> 施行規則第13条の４第２号は、法改正により令和６年４月１日から、「運転者１名による運転時間が１日当たり９時間を超える場合」という記述から、「運転者１名による運転時間が<u>２日（始業時刻から起算して48時間）を平均し１日当たり９時間を超える場合</u>」という記述へ変更されるため、注意が必要。

イ．「地を白色、文字を黒色」⇒「地を黒色、文字を白色」。施行令第40条の５（運搬方法）第２項第２号、施行規則第13条の５（毒物又は劇物を運搬する車両に掲げる標識）。

ウ．「１人分以上」⇒「２人分以上」。施行令第40条の５（運搬方法）第２項第３号。

エ．施行令第40条の５（運搬方法）第２項第４号。

【17】３

〔解説〕ア＆イ．取締法第10条（届出）第１項第２号、第４号。

ウ．営業時間を変更したときの届出は不要。

【18】４

〔解説〕ア．取締法第12条（毒物又は劇物の表示）第３項。

イ＆ウ．毒物劇物営業者及び特定毒物研究者は、毒物劇物の容器及び被包には「医薬用外」の文字、及び毒物については赤地に白色をもって「毒物」の文字、劇物については白地に赤色をもって「劇物」の文字を表示しなければならない。取締法第12条（毒物又は劇物の表示）第１項。

【19】３

〔解説〕ア．施行規則第４条の４（製造所等の設備）第１項第３号。

イ．かぎをかける可否にかかわらず、毒物又は劇物の貯蔵設備は、毒物又は劇物とその他の物とを区分して保管しなければならない。施行規則第４条の４（製造所等の設備）第１項第２号イ。

ウ．施行規則第４条の４（製造所等の設備）第１項第２号ホ。

【20】５

〔解説〕ア．法令で規定される表示事項に該当しない。

イ．選択肢は、DDVPを含有する衣料用の防虫剤に表示しなければならない記述である。施行規則第11条の６（取扱及び使用上特に必要な表示事項）第３号ニ。

ウ～オ．施行規則第11条の６（取扱及び使用上特に必要な表示事項）第２号イ～ハ。

【21】５

〔解説〕絶対温度Ｋ＝セルシウス温度（セ氏温度）＋273である。従って、水の沸点100℃は、100＋273＝373Kである。

【22】１

〔解説〕アルコールの価数は分子中のヒドロキシ基「－OH」の数で決まり、エチレングリコール$CH_2(OH)CH_2(OH)$はヒドロキシ基が２個あるため、二価アルコール。

２＆４～５．エタノールC_2H_5OH、イソプロパノール（１－プロパノール）$CH_3CH_2CH_2OH$、フェノールC_6H_5OH…一価アルコール

３．グリセリン$C_3H_5(OH)_3$…三価アルコール

【23】2

〔解説〕メタンCH_4は正四面体形構造である。

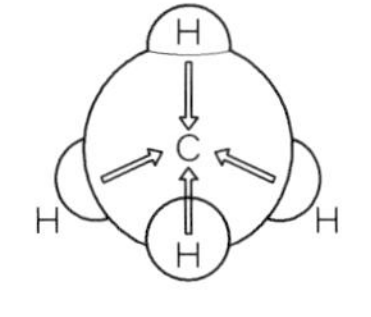

1．直線形…二酸化炭素CO_2などが該当する。

4．正八面体形…六弗(ふっ)化硫黄SF_6などが該当する。

5．折れ線形…水H_2Oなどが該当する。

【24】1

〔解説〕1．単結合の数は5個

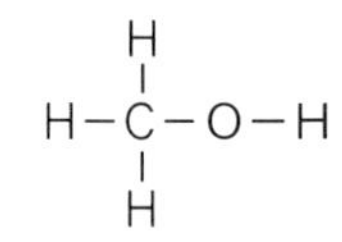

メタノールCH_3OH

2．単結合の数は2個

H－C≡C－H

アセチレンC_2H_2

3．単結合の数は4個

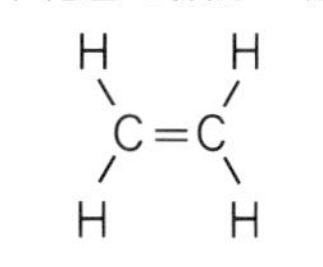

エチレンC_2H_4

4．単結合の数は3個

O
‖
H－C－O－H

ぎ酸HCOOH

5．単結合はないため0個

O＝C＝O

二酸化炭素CO_2

【25】3

〔解説〕NH_4Cl（塩化アンモニウム）は、強酸＋弱塩基からなる塩。

$HCl + NH_3 \longrightarrow NH_4Cl$

水溶液中で加水分解するとオキソニウムイオンH_3O^+を生じるため、水溶液は「酸性」を示す。

$NH_4Cl \longrightarrow NH_4^+ + Cl^-$

$NH_4^+ + H_2O \rightleftarrows NH_3 + H_3O^+$

1．CH_3COONa（酢酸ナトリウム）は、弱酸＋強塩基からなる塩。

$CH_3COOH + NaOH \longrightarrow CH_3COONa + H_2O$

水溶液中で加水分解すると水酸化物イオンOH^-が生じるため、水溶液は「塩基性」を示す。

$CH_3COONa \longrightarrow CH_3COO^- + Na^+$

$CH_3COO^- + H_2O \rightleftarrows CH_3COOH + OH^-$

2．K_2CO_3（炭酸カリウム）は、弱酸＋強塩基からなる塩。

$CO_2 + 2KOH \longrightarrow K_2CO_3 + H_2O$

水溶液中で加水分解すると水酸化物イオンOH^-が生じるため、水溶液は「塩基性」を示す。

$K_2CO_3 \longrightarrow 2K^+ + CO_3^{2-}$

$CO_3^{2-} + H_2O \rightleftarrows HCO_3^- + OH^-$

4＆5．NaCl（塩化ナトリウム）及び$NaNO_3$（硝酸ナトリウム）は、強酸＋強塩基からなる塩。水溶液中で加水分解せずH^+やOH^-を生じないため、水溶液は「中性」を示す。

$HCl + NaOH \longrightarrow NaCl + H_2O$

$HNO_3 + NaOH \longrightarrow NaNO_3 + H_2O$

【26】3

〔解説〕pHは水素イオン濃度［H^+］が1/10になると1増加し、10倍になると1減少する。設問の場合、pH2はpH3よりもpHが1減少しているため、濃度は10倍となる。

【27】2

〔解説〕イ．窒素酸化物はNOx（ノックス）という。SOxは硫黄酸化物のこと。

ウ．単体の「酸素O_2」中で無声放電を行ったり、紫外線を当てることで、オゾンO_3が発生する。無声放電とは、離れた電極の間で電流を流す操作の一つ。

【28】2

〔解説〕グルコース$C_6H_{12}O_6$の式量は（12×6）＋（1×12）＋（16×6）＝180であるため、180g＝1molとなり、9.0gでは9.0／180＝0.05molとなる。

水溶液100mL（0.1L）にグルコース0.05molが溶けているため、この水溶液のモル濃度は0.05mol／0.1L＝0.5mol/Lとなる。

【29】4

〔解説〕フッ素Fは原子番号9。電子配置はK殻2個、L殻7個となるため、最外殻電子は7個である。

【30】5

〔解説〕ア．リチウムLiはアルカリ金属であるが、バリウムBaは「アルカリ土類金属」である。

イ．ナトリウムNaとカリウムKは、「アルカリ金属」である。

ウ．クリプトンKrとキセノンXeは、「貴ガス」である。

エ．フッ素Fと臭素Brは、「ハロゲン」である。

【31】3

〔解説〕ア～イ＆エ．H_2水素、Cl_2塩素、CO_2二酸化炭素…いずれも直線形の無極性分子。

ウ．H_2O水…折れ線形の極性分子。

オ．NH_3アンモニア…三角錐形の極性分子。

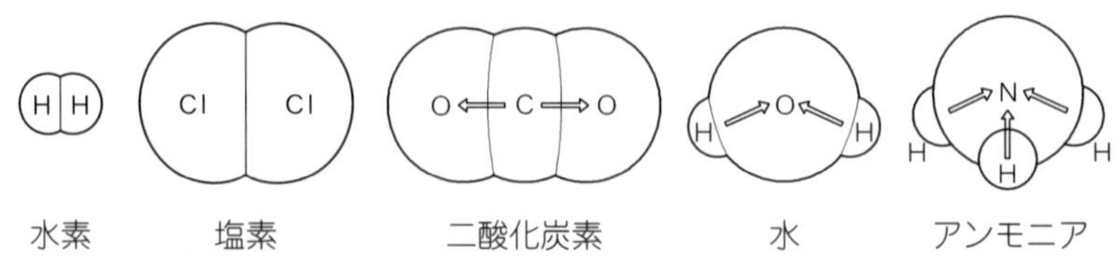

水素　塩素　二酸化炭素　水　アンモニア

【32】2

〔解説〕ppmは、「parts per million」の頭文字をとったもので、100万分の1を表す。
$1ppm=1.0\times10^{-6}$。また、1%は1.0×10^{-2}となる。
従って、$1ppm=1\%\times10^{-4}=0.0001\%$となり、50ppmは$0.0001\%\times50=0.005\%$となる。

【33】4

〔解説〕不揮発性の溶質とは、ほとんど蒸発しない物質のことをいう。
ア．希薄溶液の蒸気圧は、純水の蒸気圧より「降下」する（蒸気圧降下）。
イ．記述は、沸点上昇の説明として正しい。
ウ．希薄溶液の凝固点は、純水の凝固点より「降下」する（凝固点降下）。

【34】5

〔解説〕プロパンの燃焼反応式：$C_3H_8 + 5O_2 \longrightarrow 3CO_2 + 4H_2O$
反応式より、1molのプロパンC_3H_8から3molの二酸化炭素CO_2が生じるため、2molのプロパンでは6molの二酸化炭素が生じることがわかる。二酸化炭素の原子量は$CO_2=12+16\times2=44$であるため、発生する二酸化炭素の量は、$44\times6mol=264g$となる。

【35】5

〔解説〕硫酸（りゅう）H_2SO_4…$(1\times2)+32+(16\times4)=98$
1．ホルムアルデヒド$HCHO$…$1+12+1+16=30$
2．フェノールC_6H_5OH…$(12\times6)+(1\times5)+16+1=94$
3．硫化水素H_2S…$(1\times2)+32=34$
4．酢酸エチル$CH_3COOC_2H_5$…$12+(1\times3)+12+16+16+(12\times2)+(1\times5)=88$

【36】3

〔解説〕プロピオン酸（プロパン酸）CH_3CH_2COOHはカルボキシル基「$-COOH$」をもつ。
1．ニトロ基…$-NO_2$　　2．スルホニル基…$-S(=O)_2-$
4．アミノ基…$-NH_2$　　5．アルデヒド基…$-CHO$

【37】2

〔解説〕ただ1種類のみの元素からなる純物質を単体という。水銀Hg、ヘリウムHeが該当する。
1．亜鉛Znは単体、アンモニアNH_3は2種類の元素からなる化合物。
3．水H_2Oは2種類の元素からなる化合物であり、氷は水が物理変化によって物質の状態が変わったものである。
4．銅Cuは単体、塩化ナトリウムNaClは2種類の元素からなる化合物。
5．アルゴンArは単体、二酸化炭素CO_2は2種類の元素からなる化合物。

【38】1

〔解説〕コロイドに関しては、チンダル現象（コロイド溶液に側面から強い光を当てると、光が散乱され、光の通路が輝いて見える現象）や、塩析（親水コロイドに多量の電解質を加えると沈殿する現象）についてもよく出題される。

【39】4

〔解説〕$Cr_2O_7^{2-}$（二クロム酸イオン）…多原子イオンの酸化数の総和はそのイオンの電荷となるため、－2となる。化合物中の酸素O原子の酸化数は－2であるため、

［Cr酸化数］×2＋{(－2)×7}＝－2となる。従ってCrの酸化数は、

［Cr酸化数］×2＋(－14)＝－2

［Cr酸化数］×2＝＋12

［Cr酸化数］＝「＋6」

【40】1

〔解説〕ア．選択肢は「分子結晶」に関する記述である。分子間力とは、ファンデルワールス力（りょく）のように、分子と分子の間にはたらく弱い力をいう。

ウ．選択肢は「金属結合、金属結晶」に関する記述である。

エ．イオン結晶は硬くてもろい性質をもつ。固体に電気伝導性はないが、水に溶けやすく、水溶液になると電荷を持ったイオンが移動して電気を通す。

※以下、物質名の後や文章中に記載されている［　］は、物質を見分ける際に特徴となるキーワードを表す。

【41】A…4　B…5　C…1　D…2　E…3

〔解説〕A．過酸化水素水H_2O_2 aq［少量ならば褐色ガラス瓶、大量ならばカーボイ］［3分の1の空間を保って貯蔵］

B．クロロホルム$CHCl_3$［空気と日光によってホスゲン等に分解］［少量のアルコールを添加］

C．ベタナフトール$C_{10}H_7OH$［空気や光線に触れると赤変］［遮光］

D．水酸化ナトリウム$NaOH$［二酸化炭素と水を吸収する性質が強い］［密栓］

E．黄燐（りん）P_4［水中に沈めて瓶に入れる］［砂を入れた缶中に固定］

【42】A…2　B…4　C…5　D…3　E…1

〔解説〕A．沃（よう）素I_2［黒灰色、金属様の光沢ある稜板（りょうばん）状結晶］［不快な臭気］

B．アニリン$C_6H_5NH_2$［無色透明な油状の液体］［特有の臭気］［空気に触れて赤褐色］

C．アンモニアNH_3［特有の刺激臭がある無色の気体］［圧縮により常温でも簡単に液化］

D．塩素酸ナトリウム$NaClO_3$［無色無臭の正方単斜状の結晶］［強い酸化剤］［潮解性］

E．硝（しょう）酸銀$AgNO_3$［無色透明結晶］［光によって分解して黒変］［強力な酸化剤］

【43】A…1　B…4　C…2　D…5　E…3

〔解説〕A．臭化銀 $AgBr$［写真感光材料］

B．アクリルニトリル $CH_2=CHCN$［合成ゴム］［合成樹脂］

C．三酸化二砒（ひ）素 As_2O_3［殺虫剤］［殺鼠（そ）剤］［陶磁器の釉薬（ゆうやく）］

D．五酸化バナジウム V_2O_5［触媒］［蓄電池］［蛍光体］

E．アジ化ナトリウム NaN_3［医療検体の防腐剤］［エアバッグのガス発生剤］

【44】A…5　B…1　C…2　D…4　E…3

〔解説〕A．クロルピクリン $CCl_3(NO_2)$［分解されずに組織内に吸収］［各器官が障害］［メトヘモグロビンを生成］

B．硝（しょう）酸 HNO_3［皮膚に触れると気体を発生］［組織ははじめ白く、次第に深黄色］

C．EPN　$C_{14}H_{14}NO_4PS$［コリンエステラーゼ阻害作用］［縮瞳（しゅくどう）］

D．水素化アンチモン SbH_3［ヘモグロビンと結合し急激な赤血球の低下］［強い溶血作用］

E．メタノール CH_3OH［麻酔状態］［視神経が侵される］［失明］

【45】A…2　B…3　C…1　D…4　E…5

〔解説〕A．沃（よう）素 I_2［デンプンと反応すると藍色］［チオ硫（りゅう）酸ナトリウムの溶液と反応すると脱色］

B．ニコチン $C_{10}H_{14}N_2$［ヨードのエーテル溶液］［褐色の液状沈殿］［赤色の針状結晶］

C．黄燐（りん）P_4［暗室内で酒石酸又は硫酸酸性で水蒸気蒸留］［青白色の光］

D．クロロホルム $CHCl_3$［ベタナフトールと高濃度水酸化カリウム溶液を加えて熱すると藍色］［酸を加えると赤色の沈殿］

E．硫酸 H_2SO_4［希釈水溶液に塩化バリウムを加えると、白色沈殿］

【46】A…1　B…5　C…3　D…2　E…4

〔解説〕A．四アルキル鉛 PbR_4（四エチル鉛及び四メチル鉛を除く）…酸化隔離法［次亜塩素酸塩水溶液を加えて分解］［セメントを加えて固化］［埋立処分］

B．重クロム酸カリウム $K_2Cr_2O_7$…還元沈殿法［還元剤（硫酸第一鉄）の水溶液を過剰に用いて還元］［水酸化物として沈殿濾（ろ）過］［埋立処分］

C．過酸化ナトリウム Na_2O_2…中和法［酸（希塩酸、希硫酸等）で中和］［多量の水で希釈］

D．クロルピクリン $CCl_3(NO_2)$…分解法（クロルピクリンにのみ適用）［少量の界面活性剤］［混合溶液中で攪拌（かくはん）］

E．イソプロカルブ（MIPC）$C_{11}H_{15}NO_2$…アルカリ法［水酸化ナトリウム水溶液等と加温して加水分解］

【47】A…5　B…1　C…4　D…3　E…2

〔解説〕A．アクロレイン$CH_2=CHCHO$［安全な場所に穴を掘る等してためる］［亜硫酸水素ナトリウム水溶液（約10%）を加える］

B．ジクロルボス（DDVP）$C_4H_7Cl_2O_4P$［消石灰（水酸化カルシウム）等の水溶液を用いて処理］［中性洗剤等の分散剤］

C．エチレンオキシドC_2H_4O［漏えいしたボンベ等を多量の水に容器ごと投入して気体を吸収］

D．パラコート$C_{12}H_{14}Cl_2N_2$［空容器にできるだけ回収］［土壌で覆って十分に接触させた後、土壌を取り除く］

E．ニッケルカルボニル$Ni(CO)_4$［着火源は速やかに取り除く］［土砂等に吸着させ空容器に回収し、水封後密栓］

【48】A…4　B…5　C…1　D…3

〔解説〕A．弗化水素酸HF aq［大部分の金属、ガラス、コンクリート等と反応］［爆発性でも引火性でもない］

B．塩素Cl_2［極めて反応性が強い］［水素又は炭化水素と爆発的に反応］

C．無水クロム酸CrO_3［潮解しやすい］［直ちに薬傷を起こす］

D．メタクリル酸$CH_2=C(CH_3)COOH$［加熱、直射日光、過酸化物、鉄錆等により重合］

選択肢2は［それ自体は不燃性］［分解が起こると激しく酸素を発生］から、過酸化水素H_2O_2が考えられる。

【49】2

〔解説〕ア．臭素Br_2の廃棄法…アルカリ法［アルカリ水溶液（水酸化ナトリウム水溶液等）中に少量ずつ滴下］［多量の水で希釈］

イ．［白金線につけて無色の火炎中に入れる］［火炎は著しく黄色］から、水酸化ナトリウム$NaOH$が考えられる。臭素は金属元素ではないため、炎色反応を示さない。

ウ．［引火しやすい］［蒸気は空気と混合して爆発性の混合ガス］から、キシレン$C_6H_4(CH_3)_2$などが考えられる。臭素には引火性、燃焼性はない。

9 令和5年度（2023年） 群馬県

一般受験者数・合格率《参考》	受験者数（人）	合格者数（人）	合格率（%）
	404	188	46.5

〔毒物及び劇物に関する法規〕

【1】次の文は、毒物及び劇物取締法について記述したものである。記述の正誤について、正しい組合せはどれか。

ア．この法律の目的は、「毒物及び劇物の製造、販売、貯蔵、運搬、消費その他取扱を規制することにより、毒物及び劇物による災害を防止し、公共の安全を確保すること」とされている。

イ．この法律で「毒物」とは、別表第1に掲げる物であって、医薬品及び医薬部外品以外のものをいう。

ウ．この法律で「特定毒物」に指定されているものは、すべて毒物にも指定されている。

	ア	イ	ウ
1．	正	正	誤
2．	誤	誤	誤
3．	誤	正	正
4．	正	誤	正

【2】次のうち、毒物及び劇物取締法第2条第3項の規定により、特定毒物として定められているものはどれか。正しいものの組合せを選びなさい。

ア．モノフルオール酢酸

イ．水銀

ウ．エチルパラニトロフェニルチオノベンゼンホスホネイト（別名：EPN）

エ．ジエチルパラニトロフェニルチオホスフェイト（別名：パラチオン）

1．ア、イ　　2．ア、エ

3．イ、ウ　　4．ウ、エ

【3】次の特定毒物と着色の基準の組合せの正誤について、正しい組合せはどれか。

	特定毒物	着色の基準
ア.	四アルキル鉛を含有する製剤	紫色
イ.	モノフルオール酢酸の塩類を含有する製剤	深紅色
ウ.	ジメチルエチルメルカプトエチルチオホスフェイトを含有する製剤	紅色
エ.	モノフルオール酢酸アミドを含有する製剤	黄色

	ア	イ	ウ	エ
☐ 1.	正	正	正	正
2.	正	誤	誤	誤
3.	誤	正	正	誤
4.	誤	正	誤	正

【4】次の文は、毒物及び劇物取締法第３条の３の規定について記述したものである。（ ）にあてはまる語句の組合せのうち、正しいものはどれか。

興奮、幻覚又は（ア）の作用を有する毒物又は劇物（これらを含有する物を含む。）であって政令で定めるものは、みだりに摂取し、若しくは吸入し、又はこれらの目的で（イ）してはならない。具体的には、（ウ）を含むシンナー等が該当する。

	ア	イ	ウ
☐ 1.	鎮静	所持	クロロホルム
2.	麻酔	授与	クロロホルム
3.	麻酔	所持	メタノール
4.	鎮静	授与	メタノール

【5】次の文は、毒物劇物取扱責任者について記述したものである。記述の正誤について、正しい組合せはどれか。

ア．農業用品目毒物劇物取扱者試験に合格した者は、農業用品目販売業者が販売することのできる毒物又は劇物のみを取り扱う輸入業の営業所において、毒物劇物取扱責任者となることができる。

イ．毒物及び劇物取締法第22条第１項の規定により届出が必要な業務上取扱者は、毒物又は劇物を直接に取り扱う事業場ごとに、毒物劇物取扱責任者を置かなければならない。

ウ．医師及び薬剤師は、毒物劇物取扱責任者となることができる。

エ．厚生労働省令で定める学校で、応用化学に関する学課を修了した者は毒物劇物取扱責任者となることができる。

	ア	イ	ウ	エ
☐ 1．	誤	正	正	正
2．	正	正	誤	正
3．	誤	誤	誤	正
4．	正	誤	正	誤

【6】次の文は、毒物及び劇物取締法第10条の規定により、毒物劇物営業者又は特定毒物研究者が行う届出について記述したものである。記述の正誤について、正しい組合せはどれか。

ア．毒物又は劇物の販売業者が店舗の名称を変更したときは、変更後30日以内に変更届を提出しなければならない。

イ．毒物又は劇物の製造業者が毒物又は劇物を製造する設備の重要な部分を変更するときは、変更する日の30日前までに変更届を提出しなければならない。

ウ．毒物又は劇物の輸入業者が新たに輸入する品目を追加したときは、追加後30日以内に変更届を提出しなければならない。

エ．特定毒物研究者が主たる研究所の所在地を変更したときは、変更後30日以内に変更届を提出しなければならない。

	ア	イ	ウ	エ
☐ 1．	正	誤	正	誤
2．	正	正	誤	誤
3．	誤	正	正	正
4．	正	誤	誤	正

【7】次のうち、毒物及び劇物取締法第12条第２項の規定により、毒物劇物営業者が、その容器及び被包に、厚生労働省令で定めるその解毒剤の名称を表示しなければ、販売し、又は授与してはならないものはどれか。

☐ 1．無機シアン化合物及びこれを含有する製剤たる毒物及び劇物
2．砒素化合物及びこれを含有する製剤たる毒物及び劇物
3．有機燐化合物及びこれを含有する製剤たる毒物及び劇物
4．有機シアン化合物及びこれを含有する製剤たる毒物及び劇物

【8】次のうち、毒物及び劇物取締法第14条第１項の規定により、毒物劇物営業者が毒物又は劇物を他の毒物劇物営業者に販売し、又は授与したとき、その都度、書面に記載しておかなければならない事項として、正しいものの組合せはどれか。

ア．販売又は授与の年月日
イ．毒物又は劇物の製造年月日
ウ．毒物又は劇物の名称及び数量
エ．譲受人の氏名、年齢及び住所

☐ 1．ア、イ　　2．ア、ウ
3．イ、エ　　4．ウ、エ

【9】次の文は、毒物及び劇物取締法施行令第40条の廃棄の方法に関する記述である。（　）にあてはまる語句の組合せのうち、正しいものはどれか。

（ア）、加水分解、（イ）、還元、（ウ）その他の方法により、毒物及び劇物並びに法第11条第２項に規定する政令で定める物のいずれにも該当しない物とすること。

	ア	イ	ウ
☐ 1．	中和	燃焼	揮発
2．	電気分解	酸化	揮発
3．	中和	酸化	稀釈
4．	電気分解	燃焼	稀釈

【10】次の文は、塩化水素20％を含有する製剤で液体状のものを、車両を使用して1回につき、5,000kg以上運搬する場合の取扱いについて記述したものである。正しいものの組合せはどれか。[改]

ア．運転者1名による運転時間が、2日（始業時刻から起算して48時間をいう。）を平均し1日当たり10時間であれば、交替して運転する者を同乗させる必要はない。

イ．車両には、保護手袋、保護長ぐつ、保護衣、酸性ガス用防毒マスクを1人分備えなければならない。

ウ．車両には、0.3m平方の板に地を黒色、文字を白色として「毒」と表示した標識を、車両の前後の見やすい箇所に掲げなければならない。

エ．車両には、運搬する劇物の名称、成分及びその含量並びに事故の際に講じなければならない応急の措置の内容を記載した書面を備えなければならない。

☐ 1．ア、イ　　2．ア、エ　　3．イ、ウ　　4．ウ、エ

〔基礎化学〕

【11】次の文は、元素の周期表について記述したものである。（　）にあてはまる語句の組合せのうち、正しいものはどれか。[改]

元素を（ア）の順に並べ、化学的性質のよく似た元素が縦の列に並んだ表を、元素の周期表という。周期表の縦の列を（イ）といい、横の行を（ウ）という。弗(ふっ)素（F)、塩素（Cl)、臭素（Br)、沃(よう)素（I）は周期表で同じ列にあるが、これらの元素は（エ）元素と呼ばれる。

	ア	イ	ウ	エ
☐ 1．	中性子数	族	周期	貴ガス
2．	中性子数	周期	族	ハロゲン
3．	原子番号	族	周期	ハロゲン
4．	原子番号	周期	族	貴ガス

【12】次のうち、アルカリ金属元素はどれか。

☐ 1．セシウム（Cs)　　2．バリウム（Ba)
3．アルゴン（Ar)　　4．カルシウム（Ca)

【13】重量パーセント濃度30％の食塩水が200gある。この食塩水に水を加えて、20％の食塩水としたい。何gの水を加えればよいか。

☐ 1．50g　　2．100g　　3．150g　　4．200g

【14】次のうち、同素体として、正しいものの組合せはどれか。

ア．硫化水素と硫酸

イ．グラファイトとダイヤモンド

ウ．二酸化炭素と一酸化炭素

エ．黄燐(りん)と赤燐(りん)

☐ 1．ア、イ　2．ア、ウ　3．イ、エ　4．ウ、エ

【15】次の文は、物質の状態変化について記述したものである。正しいものはどれか。

☐ 1．気体から液体への変化を蒸発という。

2．液体から気体への変化を融解という。

3．固体から液体への変化を昇華という。

4．液体から固体への変化を凝固という。

令和5年度　群馬

【16】「一定温度で、一定量の溶媒に溶ける気体の質量は、圧力に比例する」という法則の名称として、正しいものはどれか。

☐ 1．ヘンリーの法則　2．アボガドロの法則

3．ルシャトリエの法則　4．ボイル・シャルルの法則

【17】0.05mol/Lの酢酸水溶液（電離度0.02）のpHの値はどれか。

☐ 1．pH3　2．pH4　3．pH5　4．pH6

【18】次の元素のうち、イオン化傾向が最も大きいものはどれか。

☐ 1．ナトリウム（Na）　2．アルミニウム（Al）

3．鉛（Pb）　4．マグネシウム（Mg）

【19】次のうち、物質とその炎色反応の組合せとして、正しいものの組合せはどれか。

	物質	炎色反応
ア．	ストロンチウム（Sr）	黄緑色
イ．	ナトリウム（Na）	黄色
ウ．	銅（Cu）	深紅色
エ．	バリウム（Ba）	緑黄色

☐ 1．ア、ウ　2．ア、エ　3．イ、ウ　4．イ、エ

【20】次の官能基とその名称として、正しいものの組合せはどれか。

	官能基		名称
☐ 1.	$-NO_2$	…………	カルボキシル基
2.	$-NH_2$	…………	アミノ基
3.	$-COOH$	………	カルボニル基
4.	$-CHO$	………	ヒドロキシ基

〔実地（性質・貯蔵・取扱い方法等）〕

※　問題文中の薬物の性状等に関する記述について、特に温度等の条件に関する記載がない場合は、常温常圧下における性状等について記述しているものとする。

【21】次の薬物とその薬物が劇物から除外される濃度の組合せの正誤について、正しい組合せはどれか。

	薬物	除外される濃度
ア.	トリフルオロメタンスルホン酸を含有する製剤 …………	10％以下
イ.	過酸化尿素を含有する製剤 …………………………………	20％以下
ウ.	メチルアミンを含有する製剤 ………………………………	40％以下
エ.	アセトニトリルを含有する製剤 ……………………………	50％以下

	ア	イ	ウ	エ
☐ 1.	正	誤	誤	正
2.	誤	正	誤	誤
3.	誤	誤	正	正
4.	正	誤	正	誤

【22】次の薬物とその適切な解毒剤又は治療薬の組合せのうち、正しいものはどれか。

	薬物		解毒剤又は治療薬
☐ 1.	シアン化合物	…………	硫酸アトロピン
2.	有機燐（りん）化合物	…………	亜硝酸アミル
3.	鉛化合物	………………	ジメルカプロール（別名：BAL）
4.	有機塩素化合物	………	2－ピリジルアルドキシムメチオダイド（別名：PAM）

【23】次の薬物とその適切な貯蔵方法の組合せの正誤について、正しい組合せはどれか。

薬物	貯蔵方法
ア．アクリルニトリル	きわめて引火しやすいため、貯蔵室は防火性とし、適当な換気装置を備える。また、硫酸や硝酸などの強酸と安全な距離を保って貯蔵する。
イ．ブロムメチル	空気中にそのまま貯蔵することができないので、通常石油中に貯蔵する。また、水分の混入や火気を避けて貯蔵する。
ウ．ホルマリン	低温では混濁するので常温で貯蔵する。
エ．四塩化炭素	炭酸ガスと水を吸収する性質が強いので、密栓して貯蔵する。

	ア	イ	ウ	エ
☐ 1．	正	正	正	誤
2．	正	誤	正	誤
3．	誤	誤	正	正
4．	誤	正	誤	誤

【24】次の薬物とその主な用途の組合せのうち、正しいものの組合せはどれか。

薬物	主な用途
ア．アジ化ナトリウム	医療検体の防腐剤
イ．クロルピクリン	工業用の脱水剤
ウ．クロム酸ナトリウム	工業用の酸化剤
エ．酸化バリウム	土壌燻蒸（くんじょう）

☐ 1．ア、イ　　2．ア、ウ
3．イ、エ　　4．ウ、エ

【25】次の文は、キノリンの性質について記述したものである。（　）にあてはまる語句の組合せのうち、正しいものはどれか。

キノリンは、無色又は淡黄色の（ア）の液体で、（イ）がある。また、主な用途は（ウ）である。

	ア	イ	ウ
☐ 1.	無臭	不燃性	繊維等の漂白
2.	不快臭	吸湿性	界面活性剤
3.	無臭	吸湿性	界面活性剤
4.	不快臭	不燃性	繊維等の漂白

【26】次の文は、塩化亜鉛の性質等について記述したものである。正しいものはどれか。

☐ 1. 淡赤色結晶である。
2. アルコールに不溶である。
3. 潮解性がある。
4. 本品の水溶液に硝酸銀を加えると、白色の硝酸亜鉛が沈殿する。

【27】次の薬物とその毒性の組合せのうち、正しいものの組合せはどれか。

薬物	毒性
ア. クロルピクリン	皮膚に触れると褐色に染め、その揮散する蒸気を吸入すると、めまいや頭痛を伴う一種の酩酊（めいてい）を起こす。
イ. フェノール	皮膚や粘膜につくと火傷を起こし、その部分は白色となる。経口摂取した場合には、口腔、咽喉（いんこう）、胃に高度の灼熱（しゃくねつ）感を訴え、悪心、嘔吐（おうと）、めまいを起こし、失神、虚脱、呼吸麻痺（ひ）で倒れる。尿は特有の暗赤色を呈する。
ウ. シアン化水素	猛烈な神経毒であり、急性中毒では、よだれ、吐き気、悪心、嘔吐（おうと）があり、次いで脈拍緩徐（かんじょ）不整となり、発汗、瞳孔縮小、呼吸困難、痙攣（けいれん）を起こす。慢性中毒では、咽頭（いんとう）、喉頭（こうとう）などのカタル、心臓障害、視力減弱、めまい、動脈硬化等を起こし、ときに精神異常を引き起こす。
エ. トルイジン	メトヘモグロビン形成能があり、チアノーゼ症状を起こす。

☐ 1. ア、イ　　2. ア、ウ
3. イ、エ　　4. ウ、エ

【28】次の文は、薬物の取扱い上の注意事項について記述したものである。正しいものの組合せはどれか。

ア．カリウムは、水、二酸化炭素、ハロゲン化炭化水素と激しく反応するので、これらと接触させない。

イ．キシレンは、水と急激に接触すると多量の熱が発生し、酸が飛散することがある。

ウ．フェンバレレート（別名：(RS)－α－シアノ－３－フェノキシベンジル＝(RS)－２－(４－クロロフェニル)－３－メチルブタノアート）は、魚毒性が強いので漏えいした場所を水で洗い流すことはできるだけ避け、水で洗い流す場合には、廃液が河川等へ流入しないように注意する。

エ．三酸化二ヒ素は、引火しやすく、また、その蒸気は空気と混合して爆発性混合ガスとなるので火気は絶対に近づけない。

□ １．ア、ウ　　２．ア、エ
３．イ、ウ　　４．イ、エ

【29】次の薬物とその適切な廃棄方法の組合せの正誤について、正しい組合せはどれか。

	薬物	廃棄方法
ア．	硅弗化ナトリウム（けいふっ）	水に溶かし、水酸化カルシウム等の水溶液を加えて処理した後、希硫酸を加えて中和し、沈殿ろ過して埋立処分する。
イ．	酢酸鉛	水に溶かし、水酸化カルシウム、炭酸ナトリウム等の水溶液を加えて沈殿させ、さらにセメントを用いて固化し、溶出試験を行い、溶出量が判定基準値以下であることを確認して埋立処分する。
ウ．	塩化水素	還元剤（チオ硫酸ナトリウム等）の水溶液に希硫酸を加えて酸性にし、この中に少量ずつ投入する。反応終了後、反応液を中和し多量の水で希釈して処理する。
エ．	トルエン	硅（けい）そう土等に吸収させて開放型の焼却炉で少量ずつ焼却する。

	ア	イ	ウ	エ
☐ 1.	正	正	正	誤
2.	誤	誤	正	正
3.	正	誤	誤	正
4.	正	正	誤	正

【30】 次の文は、薬物の漏えい時の措置について記述したものである。記述の正誤について、正しい組合せはどれか。

薬物	漏えい時の措置
ア．無水クロム酸	飛散したものは空容器にできるだけ回収し、そのあとを多量の水で洗い流す。なお、回収の際は飛散したものが乾燥しないよう、適量の水で散布して行い、また、回収物の保管、輸送に際しても十分に水分を含んだ状態を保つようにする。用具及び容器は金属製のものを使用してはならない。
イ．水素化砒(ひ)素	漏えいしたボンベ等を多量の水酸化ナトリウム水溶液と酸化剤（次亜塩素酸ナトリウム、さらし粉等）の水溶液の混合溶液に容器ごと投入して気体を吸収させ、酸化処理し、この処理液を処理設備に持ち込み、毒物及び劇物の廃棄の方法に関する基準に従って処理を行う。
ウ．塩化バリウム	飛散したものは空容器にできるだけ回収し、そのあとを硫酸ナトリウムの水溶液を用いて処理し、多量の水で洗い流す。
エ．ピクリン酸	飛散したものは空容器にできるだけ回収し、そのあとを還元剤（硫酸第一鉄等）の水溶液を散布し、水酸化カルシウム、炭酸ナトリウム等の水溶液で処理した後、多量の水で洗い流す。

	ア	イ	ウ	エ
☐ 1.	正	正	誤	正
2.	正	誤	正	誤
3.	誤	正	正	正
4.	誤	正	正	誤

【31】次の薬物の常温常圧下における主な性状について、最も適当なものを一つ選びなさい。

☐ A．黄燐（りん）
☐ B．塩素
☐ C．沃（よう）素
☐ D．アクロレイン
☐ E．臭素
☐ F．アニリン
☐ G．重クロム酸カリウム

1．橙赤色の柱状結晶である。
2．無色又は帯黄色の液体で、刺激臭及び催涙性を有する。
3．白色又は淡黄色のロウ様半透明の結晶性固体で、ニンニク臭を有する。
4．純品は無色透明な油状の液体で、特有の臭気を有する。空気にふれて赤褐色を呈する。
5．黒灰色、金属様の光沢のある稜板状結晶である。
6．赤褐色の重い液体で、揮発性があり、刺激臭を有する。
7．黄緑色の気体で、激しい刺激臭を有する。

【32】次の薬物の主な鑑別方法について、最も適当なものを一つ選びなさい。

☐ A．ピクリン酸
☐ B．ホルマリン
☐ C．フェノール

1．水溶液に過クロール鉄液（塩化第二鉄液）を加えると、紫色を呈する。
2．アンモニア水を加え、さらに硝酸銀溶液を加えると、徐々に金属銀を析出する。またフェーリング溶液とともに熱すると、赤色の沈殿を生成する。
3．温飽和水溶液にシアン化カリウム溶液を加えると、暗赤色を呈する。

▶▶正解＆解説 ……………………………………………………………………………………

【1】3

〔解説〕ア．この法律の目的は、「毒物及び劇物について、保健衛生上の見地から必要な取締を行うこと」とされている。取締法第1条（取締法の目的）。

イ．取締法第2条（定義）第1項。

ウ．取締法第2条（定義）第3項。

【2】2

〔解説〕取締法 別表第1、第3。

イ＆ウ．水銀、EPN…毒物。

【3】3

〔解説〕ア．「赤色、青色、黄色又は緑色」に着色する。施行令第2条（四アルキル鉛を含有する製剤）第1号。

イ．施行令第12条（モノフルオール酢酸の塩類を含有する製剤）第2号。

ウ．施行令第17条（ジメチルエチルメルカプトエチルチオホスフェイトを含有する製剤）第1号。

エ．「青色」に着色する。施行令第23条（モノフルオール酢酸アミドを含有する製剤）第1号。

【4】3

〔解説〕取締法第3条の3（シンナー乱用の禁止）。

> 興奮、幻覚又は（ア：麻酔）の作用を有する毒物又は劇物（これらを含有する物を含む。）であって政令で定めるものは、みだりに摂取し、若しくは吸入し、又はこれらの目的で（イ：所持）してはならない。具体的には、（ウ：メタノール）を含むシンナー等が該当する。

【5】2

〔解説〕ア．取締法第8条（毒物劇物取扱責任者の資格）第4項。

イ．業務上取扱者は、取締法第22条（業務上取扱者の届出等）第4項の規定により、取締法第7条（毒物劇物取扱責任者）第1項について準用するため、記述は正しい。

ウ＆エ．毒物劇物取扱責任者になることができるのは、①薬剤師、②応用化学に関する学課を修了した者、③都道府県知事が行う毒物劇物取扱者試験に合格した者であり、医師は含まれない。取締法第8条（毒物劇物取扱責任者の資格）第1項第1～3号。

【6】4

〔解説〕ア．取締法第10条（届出）第1項第3号、施行規則第10条の2（営業者の届出事項）第1号。

イ．「変更する日の30日前までに」⇒「30日以内に」。取締法第10条（届出）第1項第2号。

ウ．毒物又は劇物の輸入業者が新たに輸入する品目を追加したときは、あらかじめ、登録の変更を受けなければならない。取締法第９条（登録の変更）第１項。

エ．取締法第10条（届出）第２項第２号、施行規則第10条の３（特定毒物研究者の届出事項）第１号。

【7】３

〔解説〕取締法第12条（毒物又は劇物の表示）第２項第３号、施行規則第11条の５（解毒剤に関する表示）。

【8】２

〔解説〕ア＆ウ．取締法第14条（毒物又は劇物の譲渡手続）第１項。順に、第２号、第１号。

イ．製造年月日は、書面に記載しておかなければならない事項として規定されていない。

エ．「年齢」⇒「職業」。取締法第14条（毒物又は劇物の譲渡手続）第１項第３号。

【9】３

〔解説〕施行令第40条（廃棄の方法）第１号。

（ア：中和）、加水分解、（イ：酸化）、還元、（ウ：稀釈）その他の方法により、毒物及び劇物並びに法第11条第２項に規定する政令で定める物のいずれにも該当しない物とすること。

【10】４

〔解説〕ア．施行令第40条の５（運搬方法）第２項第１号、施行規則第13条の４（交替して運転する者の同乗）第２号。

施行規則第13条の４第２号は、法改正により令和６年４月１日から、「運転者１名による運転時間が１日当たり９時間を超える場合」という記述から、「運転者１名による運転時間が２日（始業時刻から起算して48時間）を平均し１日当たり９時間を超える場合」という記述へ変更されるため、注意が必要。

イ．「１人分」⇒「２人分以上」。施行令第40条の５（運搬方法）第２項第３号、施行規則第13条の６（毒物又は劇物を運搬する車両に備える保護具）、別表第５。

【11】３

〔解説〕元素を（ア：原子番号）の順に並べ、化学的性質のよく似た元素が縦の列に並んだ表を、元素の周期表という。周期表の縦の列を（イ：族）といい、横の行を（ウ：周期）という。弗素（ふっ）（F）、塩素（Cl）、臭素（Br）、沃素（よう）（I）は周期表で同じ列にあるが、これらの元素は（エ：ハロゲン）元素と呼ばれる。

ハロゲンは17族、貴ガスは18族の元素をいう。

【12】1

〔解説〕アルカリ金属は1族の元素をいい、セシウムCsが該当する。

2＆4．バリウムBa、カルシウムCa…2族のアルカリ土類金属。

3．アルゴンAr…18族の貴ガス。

【13】2

〔解説〕重量パーセント濃度30％の食塩水200g中に含まれる食塩（溶質）は、0.3×200g＝60g。これに加える水を x gとすると、次の等式が成り立つ。

$$重量パーセント濃度（\%）＝\frac{溶質の質量（g）}{溶液の質量（g）}\times 100$$

$$20\% = \frac{60g}{200g + x\,g}\times 100$$

$$20\times(200g + x\,g) = 60\times 100$$

$$4000 + 20x = 6000$$

$$20x = 2000$$

$$x = 100\,(g)$$

【14】3

〔解説〕同素体とは、同じ元素からなる単体で、性質の異なる物質をいう。

ア＆ウ．硫（りゅう）化水素 H_2S と硫酸 H_2SO_4、二酸化炭素 CO_2 と一酸化炭素COは、それぞれ異なる化合物である。

イ＆エ．グラファイトとダイヤモンドはともに炭素Cからなる、黄燐（りん）と赤燐はリンPからなる同素体である。

【15】4

〔解説〕1．「蒸発」⇒「凝縮」。

2．「融解」⇒「蒸発」。

3．「昇華」⇒「融解」。

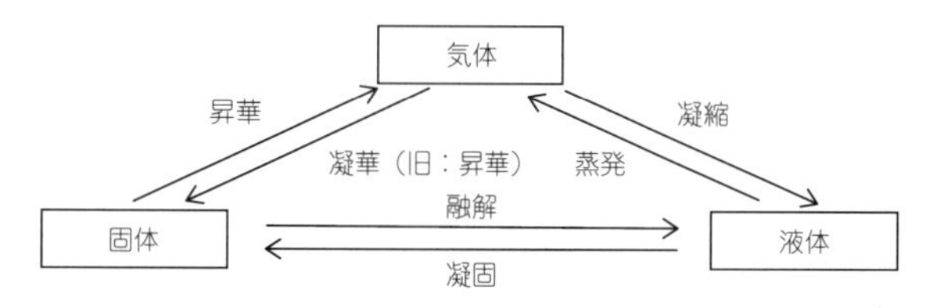

【16】1

〔解説〕2．アボガドロの法則…同温・同圧で同体積の気体の中には、気体の種類によらず、同じ数の分子が含まれる。

3．ルシャトリエの法則…化学平衡に変化を与えるとその変化を打ち消す方向に平衡が移動する。

4．ボイル・シャルルの法則…一定物質量の気体の体積 V は、圧力 P に反比例し、絶対温度 T に比例する。

【17】1

〔解説〕酢酸CH_3COOHは1価の酸である。電離度が0.02であるため、酢酸水溶液中の水素イオン濃度［H^+］は次のとおり。

1×0.05mol/L×0.02＝0.001＝1.0×10^{-3}mol/L。

乗数の数がpHの値をあらわすため、pH3となる。

【18】1

〔解説〕金属の単体が水溶液中で電子を失い、陽イオンになろうとする性質のことをイオン化傾向という。イオン化傾向の大きな金属ほど、酸化されやすく反応性が大きい。設問の場合、イオン化傾向の大きい順に並べると、ナトリウムNa ＞ マグネシウムMg ＞ アルミニウムAl ＞ 鉛Pb となる。

イオン化傾向が極めて大きく、常温でも水と激しく反応する［リチウムLi］［カリウムK］［カルシウムCa］［ナトリウムNa］は覚えておく必要がある。

【19】4

〔解説〕ア．ストロンチウムSr…紅（深赤）色。黄緑色はバリウムBaの炎色反応である。

ウ．銅Cu…青緑色。

【20】2

〔解説〕1．$-NO_2$…ニトロ基

3．－COOH…カルボキシル基（カルボキシ基）。カルボニル基は「－CO－」。

4．－CHO…ホルミル基（アルデヒド基）。ヒドロキシ基は「－OH」。

※以下、物質名の後や文章中に記載されている［　］は、物質を見分ける際に特徴となるキーワードを表す。

【21】4

〔解説〕毒物及び劇物指定令第2条（劇物）第1項。

イ．過酸化尿素$CO(NH_2)_2\cdot H_2O_2$…「17%以下」を含有するものは劇物から除外される。

エ．アセトニトリルCH_3CN…「40%以下」を含有するものは劇物から除外される。

【22】3

〔解説〕1．シアン化合物の解毒剤は、亜硝（しょう）酸ナトリウム、亜硝酸アミル、チオ硫（りゅう）酸ナトリウムである。

2．有機燐（りん）化合物の解毒剤は、硫酸アトロピン、PAMである。

4．有機塩素化合物の解毒剤は、バルビタール製剤である。

【23】2

〔解説〕ア．アクリルニトリル$CH_2=CHCN$［きわめて引火しやすい］［強酸と安全な距離を保って貯蔵］

令和5年度　群馬

イ．ブロムメチル（臭化メチル）CH_3Brは、［圧縮冷却して液化］した状態で、［圧縮容器］に入れて冷暗所に貯蔵する。選択肢は［通常石油中に貯蔵］［水分の混入や火気を避けて貯蔵］から、カリウムKが考えられる。

ウ．ホルマリンHCHO aq［低温では混濁］［常温で貯蔵］

エ．四塩化炭素CCl_4は、［亜鉛または錫メッキ］をした［鋼鉄製容器］で保管し、高温に接しない場所に貯蔵する。選択肢は［炭酸ガスと水を吸収する性質が強い］［密栓して貯蔵］から、水酸化カリウムKOHが考えられる。

【24】2

〔解説〕ア．アジ化ナトリウムNaN_3［医療検体の防腐剤］

イ．クロルピクリン$CCl_3(NO_2)$は、「土壌燻蒸」に用いられる。

ウ．クロム酸ナトリウム$Na_2CrO_4 \cdot 10H_2O$［工業用の酸化剤］

エ．酸化バリウムBaOは、「乾燥剤」に用いられる。

【25】2

〔解説〕キノリンC_9H_7Nは、無色又は淡黄色の（ア：不快臭）の液体で、（イ：吸湿性）がある。また、主な用途は（ウ：界面活性剤）である。

【26】3

〔解説〕塩化亜鉛$ZnCl_2$［潮解性］

1～2＆4．塩化亜鉛は「白色」結晶であり、アルコールに「可溶」である。本品の水溶液に硝酸銀を加えると、白色の「塩化銀AgCl」が沈殿する。

【27】3

〔解説〕ア．クロルピクリン$CCl_3(NO_2)$は、吸入すると［分解しないで組織内に吸収］され、［各器官に障害］を与え、血液に入ると［メトヘモグロビン］をつくる。選択肢は［皮膚に触れると褐色］［めまいや頭痛を伴う一種の酩酊］から、沃素I_2が考えられる。

イ．フェノールC_6H_5OH［火傷の部分は白色］［尿は特有の暗赤色］

ウ．シアン化水素HCNは、［極めて猛毒］で、希薄な蒸気でも吸入すると［呼吸中枢を刺激して麻痺］を起こす。選択肢は［猛烈な神経毒］［咽頭、喉頭カタル］から、ニコチン$C_{10}H_{14}N_2$が考えられる。

エ．トルイジン$C_6H_4(NH_2)CH_3$［メトヘモグロビン形成能］［チアノーゼ症状］

【28】1

〔解説〕ア．カリウムK［水、二酸化炭素、ハロゲン化炭化水素と激しく反応］

イ．キシレン$C_6H_4(CH_3)_2$は、［引火しやすく］、［その蒸気は空気と混合して爆発性混合ガスとなる］ので火気は絶対に近づけない。選択肢は［水と急激に接触すると多量の熱］［酸が飛散］から、硝酸HNO_3が考えられる。

ウ．フェンバレレート$C_{25}H_{22}ClNO_3$［魚毒性が強い］［水で洗い流すことはできるだけ避ける］

エ．三酸化二ヒ素As_2O_3は、［200℃に熱すると昇華］し、［強熱されると強い溶血作用をもつ煙霧を発生］する。選択肢の記述はキシレンが考えられる。

【29】4

〔解説〕ア．硅弗化ナトリウムNa_2SiF_6…分解沈殿法［水酸化カルシウム（消石灰）等の水溶液］［希硫酸を加えて中和］［沈殿ろ過して埋立処分］

イ．酢酸鉛$Pb(CH_3COO)_2 \cdot 3H_2O$…沈殿隔離法［セメントを用いて固化］［埋立処分］

ウ．塩化水素HClは「中和法」で廃棄する。選択肢は［還元剤（チオ硫酸ナトリウム等）の水溶液］から、酸化剤の廃棄に用いられる還元法であり、塩素酸ナトリウム$NaClO_3$などが考えられる。

エ．トルエン$C_6H_5CH_3$…燃焼法［硅そう土等に吸収］［焼却炉で少量ずつ焼却］

【30】4

〔解説〕ア．選択肢は［飛散したものが乾燥しないよう適量の水を散布］［十分に水分を含んだ状態を保つ］［容器は金属製のものを使用しない］から、ピクリン酸$C_6H_2(OH)(NO_2)_3$が考えられる。

イ．水素化砒素AsH_3［多量の水酸化ナトリウム水溶液と酸化剤（次亜塩素酸ナトリウム、さらし粉等）の水溶液の混合溶液］［容器ごと投入して気体を吸収］

ウ．塩化バリウム$BaCl_2 \cdot 2H_2O$［硫酸ナトリウムの水溶液］

エ．選択肢は［還元剤（硫酸第一鉄等）の水溶液を散布］［水酸化カルシウム（消石灰）、炭酸ナトリウム（ソーダ灰）等の水溶液で処理］から、無水クロム酸CrO_3などの六価クロムや酸化剤が考えられる。

【31】A…3　B…7　C…5　D…2　E…6　F…4　G…1

〔解説〕A．黄燐P_4［白色又は淡黄色］［ロウ様半透明の結晶性固体］［ニンニク臭］

B．塩素Cl_2［黄緑色の気体］［激しい刺激臭］

C．沃素I_2［黒灰色］［金属様の光沢のある稜板状結晶］

D．アクロレイン$CH_2=CHCHO$［無色又は帯黄色の液体］［刺激臭］［催涙性］

E．臭素Br_2［赤褐色の重い液体］［刺激臭］

F．アニリン$C_6H_5NH_2$［純品は無色透明な油状の液体］［空気にふれて赤褐色］

G．重クロム酸カリウム$K_2Cr_2O_7$［橙赤色の柱状結晶］

【32】A…3　B…2　C…1

〔解説〕A．ピクリン酸$C_6H_2(OH)(NO_2)_3$［温飽和水溶液］［シアン化カリウム溶液］［暗赤色］

B．ホルマリンHCHO aq［アンモニア水］［硝酸銀溶液］［金属銀を析出］［フェーリング溶液］［赤色の沈殿］

C．フェノールC_6H_5OH［過クロール鉄液（塩化第二鉄液）］［紫色］

10 令和５年度（2023年） 栃木県

一般受験者数・合格率《参考》	受験者数（人）	合格者数（人）	合格率（%）
	260	147	56.5

〔毒物及び劇物に関する法規〕

【１】次の記述は、法の条文の一部である。（ ）の中に入れるべき字句として、正しいものの組み合わせはどれか。

法第１条

この法律は、毒物及び劇物について、保健衛生上の見地から必要な（A）を行うことを目的とする。

法第２条第１項

この法律で「毒物」とは、別表第１に掲げる物であって、（B）及び（C）以外のものをいう。

	A	B	C
１．	対策	医薬部外品	危険物
２．	対策	医薬品	医薬部外品
３．	取締	医薬部外品	危険物
４．	取締	医薬品	危険物
５．	取締	医薬品	医薬部外品

【２】次の記述は、法の条文の一部である。（ ）の中に入れるべき字句として、正しいものの組み合わせはどれか。

法第３条第３項

毒物又は劇物の販売業の（A）でなければ、毒物又は劇物を販売し、（B）し、又は販売若しくは（B）の目的で貯蔵し、運搬し、若しくは（C）してはならない。

	A	B	C
１．	登録を受けた者	譲渡	陳列
２．	登録を受けた者	授与	陳列
３．	登録を受けた者	授与	保管
４．	届出をした者	譲渡	陳列
５．	届出をした者	授与	保管

【3】法第3条の4に規定する「引火性、発火性又は爆発性のある毒物又は劇物であって政令で定めるもの」として、正しいものはどれか。

☐ 1．トルエン　2．酢酸エチル
3．ピクリン酸　4．四アルキル鉛

【4】次の記述について、誤っているものはどれか。

☐ 1．毒物又は劇物の販売業の登録は、一般販売業、農業用品目販売業及び特定品目販売業に分けられる。
2．同一都道府県内の同一法人が営業する店舗の場合、主たる店舗（本店）が毒物又は劇物の販売業の登録を受けていれば、他の店舗（支店）は、販売業の登録を受けなくても、毒物又は劇物を販売することができる。
3．毒物又は劇物の製造業又は輸入業の登録は、5年ごとに、販売業の登録は、6年ごとに、更新を受けなければ、その効力を失う。
4．毒物又は劇物の輸入業の登録を受けていれば、毒物又は劇物の販売業の登録を受けなくても、その輸入した毒物又は劇物を、他の毒物劇物営業者に販売することができる。

【5】毒物劇物取扱責任者に関する次の記述について、正しいものはどれか。

☐ 1．一般毒物劇物取扱者試験に合格した者は、農業用品目販売業の毒物劇物取扱責任者になることはできない。
2．18歳未満の者は、毒物劇物取扱者試験に合格しても、毒物劇物取扱責任者になることができない。
3．毒物劇物取扱者試験の合格者は、合格した都道府県のみで毒物劇物取扱責任者になることができる。
4．毒物劇物取扱者試験に合格しても、毒物劇物に関する2年以上の実務経験がなければ、毒物劇物取扱責任者になることができない。

【6】毒物劇物営業者が、毒物又は劇物の容器及び被包に表示しなければならないものとして、正しいものの組み合わせはどれか。

A．「医薬用外」の文字及び赤地に白色をもって「毒物」の文字
B．「医薬用外」の文字及び白地に赤色をもって「劇物」の文字
C．「医薬用外」の文字及び白地に赤色をもって「毒物」の文字
D．「医薬用外」の文字及び赤地に白色をもって「劇物」の文字

☐ 1．AとB　2．AとD
3．BとC　4．CとD

【7】毒物劇物営業者があせにくい黒色で着色したものでなければ、農業用として販売できないものとして、正しいものの組み合わせはどれか。

A．塩化水素を含有する製剤たる毒物

B．硫酸タリウムを含有する製剤たる劇物

C．有機シアン化合物を含有する製剤たる毒物

D．燐(りん)化亜鉛を含有する製剤たる劇物

☐ 1．AとB　2．AとC　3．BとC
4．BとD　5．CとD

【8】法第22条第１項の規定により、業務上取扱者の届出を必要とする事業として、正しいものの組み合わせはどれか。

A．砒(ひ)素化合物たる毒物及びこれを含有する製剤を用いてしろありの防除を行う事業

B．最大積載量が1,000kgの自動車に固定された容器を用いて行うクロルピクリンの運送の事業

C．シアン化ナトリウムを使用して電気めっきを行う事業

D．黄燐(りん)を含む廃液の処理を行う事業

☐ 1．AとB　2．AとC　3．BとC
4．BとD　5．CとD

【9】毒物又は劇物の販売業の店舗の設備の基準に関する次の記述の正誤について、正しいものの組み合わせはどれか。

A．毒物又は劇物を貯蔵するタンク、ドラムかん、その他の容器は、毒物又は劇物が飛散し、漏れ、又はしみ出るおそれのないものであること。

B．毒物又は劇物の貯蔵は、かぎをかける設備があれば、その他の物と区分しなくてもよい。

C．毒物又は劇物を貯蔵する場所が、性質上かぎをかけることができないものであるときは、その周囲に、堅固なさくを設けなければならない。

D．毒物又は劇物を陳列する場所にかぎをかける設備があること。ただし、常時監視できる場所に陳列する場合は、かぎをかける設備がなくてもよい。

	A	B	C	D
☐ 1．	誤	正	誤	誤
2．	誤	誤	正	正
3．	正	誤	正	誤
4．	正	正	正	誤

【10】毒物又は劇物の販売業者が劇物を販売する際の行為について、正しいものはどれか。

☐ 1．販売先が毒物劇物営業者の登録を受けている法人であったため、劇物の名称及び数量、販売年月日、譲受人の名称及び主たる事務所の所在地を書面に記載しなかった。
2．交付を受ける者の年齢を身分証明書で確認したところ、16歳であったので、劇物を交付した。
3．毒物劇物営業者以外の個人に劇物を販売した翌日に、法令で定められた事項を記載した書面の提出を受けた。
4．譲受人から提出を受けた、法令で定められた事項を記載した書面を、販売した日から５年間保存した後に廃棄した。

【11】次の記述は、法の条文の一部である。（　）の中に入る字句の正しいものの組み合わせはどれか。

第17条第１項

毒物劇物営業者及び特定毒物研究者は、その取扱いに係る毒物若しくは劇物又は第11条第２項の政令で定める物が飛散し、漏れ、流れ出し、染み出し、又は地下に染み込んだ場合において、不特定又は多数の者について保健衛生上の危害が生ずるおそれがあるときは、（A）、その旨を（B）に届け出るとともに、保健衛生上の危害を防止するために必要な応急の措置を講じなければならない。

	A	B
☐ 1．	直ちに	保健所、警察署又は消防機関
2．	直ちに	警察署又は消防機関
3．	７日以内に	保健所、警察署又は消防機関
4．	７日以内に	警察署又は消防機関

【12】省令第13条の12の規定により、毒物劇物営業者が毒物又は劇物を販売し、又は授与する時までに、譲受人に対し提供しなければならない情報の内容について、誤っているものはどれか。

☐ 1．情報を提供する毒物劇物営業者の氏名及び住所（法人にあっては、その名称及び主たる事務所の所在地）
2．応急措置
3．輸送上の注意
4．有効期限

令和5年度　栃木

【13】次のうち、法第11条第４項の規定により「その容器として、飲食物の容器として通常使用される物を使用してはならない」とされている劇物として、正しいものはどれか。

☐ 1．すべての劇物　　2．液体状の劇物
3．刺激臭のない劇物　　4．ガス体又は揮発性の劇物

【14】毒物劇物販売業の登録を受けている法人が、その店舗の所在地の都道府県知事に30日以内に届け出なければならない事項に関する次の記述について、誤っているものはどれか。

☐ 1．法人の代表者を変更した場合
2．店舗の名称を変更した場合
3．店舗における営業を廃止した場合
4．毒物又は劇物を貯蔵する設備の重要な部分を変更した場合

【15】次の記述は、法の条文の一部である。（　）の中に入れるべき字句の正しいものの組み合わせはどれか。

政令第40条

法第15条の２の規定により、毒物若しくは劇物又は法第11条第２項に規定する政令で定める物の廃棄の方法に関する技術上の基準を次のように定める。

一　中和、（A）、酸化、還元、（B）その他の方法により、毒物及び劇物並びに法第11条第２項に規定する政令で定める物のいずれにも該当しない物とすること。

二　ガス体又は揮発性の毒物又は劇物は、保健衛生上危害を生ずるおそれがない場所で、少量ずつ放出し、又は揮発させること。

三　可燃性の毒物又は劇物は、保健衛生上危害を生ずるおそれがない場所で、少量ずつ（C）させること。

	A	B	C
☐ 1．	加水分解	沈殿	燃焼
2．	加水分解	稀釈	燃焼
3．	加水分解	沈殿	拡散
4．	電気分解	沈殿	拡散
5．	電気分解	稀釈	拡散

〔基礎化学〕

【16】次のうち、イオン化傾向が最も大きい金属はどれか。

☐ 1．Fe　2．Pt　3．Na　4．Ni

【17】次のうち、正しい記述はどれか。［改］

☐ 1．臭素は、ハロゲンである。
2．酸素は、貴ガスである。
3．リチウムは、アルカリ土類金属である。
4．アルミニウムは、アルカリ金属である。

【18】10gのNaOHは何molになるか。ただし、原子量はH＝1、O＝16、Na＝23とする。

☐ 1．0.25　2．2.5　3．4.0　4．400

【19】次の物質のうち、単体であるものはどれか。

☐ 1．石油　2．二酸化炭素
3．水　4．ダイヤモンド

【20】次の記述に該当する化学の法則はどれか。

「すべての気体は、温度・圧力が一定ならば、同体積中には同数の分子を含む。」

☐ 1．アボガドロの法則　2．ヘンリーの法則
3．ボイルの法則　4．ヘスの法則

【21】次のうち、炎色反応で青緑色を示すものとして、正しいものはどれか。

☐ 1．Cu　2．Na　3．Li
4．K　5．Sr

【22】次のうち、正しい記述はどれか。

☐ 1．物質が水素を失ったとき、還元されたという。
2．物質が電子を失ったとき、還元されたという。
3．相手の物質を酸化する物質を酸化剤という。
4．酸化数は、原子が酸化された場合は減少する。

【23】次のうち、気体から液体への状態変化はどれか。

☐ 1．凝固　2．凝縮
3．昇華　4．融解

【24】次のうち、200ppmを百分率で表すと何％となるか。

☐ 1．0.0002　2．0.002　3．0.02
4．0.2　5．2

【25】白金電極を用いて硝酸銀水溶液を電気分解した場合、陽極で発生するものはどれか。

☐ 1．H_2　2．O_2　3．Ag　4．N_2

【26】次の物質のうち、その構造に二重結合を有するものはどれか。

☐ 1．水素　2．窒素　3．メタン
4．アンモニア　5．二酸化炭素

【27】常温の水と激しく反応し、水素を発生するものはどれか。

☐ 1．Zn　2．Na　3．Au
4．Al　5．Cu

【28】2.4mol/Lの水酸化ナトリウム水溶液20mLを中和するのに必要な3.0mol/Lの硫酸の量は何mLか。

☐ 1．4　2．8　3．12　4．16

【29】pH＝9のアルカリ性溶液で赤色を呈する指示薬はどれか。

☐ 1．メチルレッド　2．メチルオレンジ
3．フェノールフタレイン　4．ブロモチモールブルー

【30】プロパン（C_3H_8）22gを完全燃焼したとき、発生する水の質量は何gか。次のうち最も近い値を選べ。ただし、原子量は、H＝1、C＝12、O＝16とする。

☐ 1．18　2．36　3．72　4．144

〔実地（性質・貯蔵・取扱い方法等）〕

【31】次の製剤のうち、劇物に該当するものとして、正しいものの組み合わせはどれか。

A．アジ化ナトリウム10%を含む製剤

B．亜塩素酸ナトリウム10%を含む製剤

C．水酸化ナトリウム10%を含む製剤

D．過酸化ナトリウム10%を含む製剤

☐ 1．A、B　　2．A、C　　3．A、D
4．B、D　　5．C、D

【32】硫酸に関する次の記述のうち、<u>誤っているもの</u>はどれか。

☐ 1．無色透明の液体である。
2．刺激臭を有する。
3．希硫酸は、亜鉛と反応して水素を発生させる。
4．濃硫酸を水で薄めると、熱を発生する。

【33】硫酸タリウムに関する次の記述のうち、<u>誤っているもの</u>はどれか。

☐ 1．水にやや溶け、熱湯には溶けやすい。
2．殺鼠(そ)剤として使用されている。
3．毒性としては、疝痛、嘔吐、振戦、痙攣、麻痺等の症状に伴い、次第に呼吸困難となり、虚脱症状となる。
4．0.3％以下を含有する製剤で、赤色に着色され、かつ、トウガラシエキスを用いて著しく辛く着味されているものは普通物である。

【34】ジメチル−4−メチルメルカプト−3−メチルフェニルチオホスフェイト（別名：MPP）の性状、毒性及び用途に関する次の記述について、（　）にあてはまる最も適当な字句はどれか。

【性状】わずかにニンニク臭のある（A）の液体。

【毒性】血液中の（B）阻害作用がある。解毒剤にはPAM（2−ピリジルアルドキシムメチオダイド）製剤又は（C）製剤を使用する。

【用途】（D）剤

☐ A.　1．青色　2．白色　3．赤色　4．褐色

☐ B.　1．コリンエステラーゼ　2．アミラーゼ　3．クレアチニン　4．LDH

☐ C.　1．ブドウ糖　2．カルシウム　3．重炭酸ナトリウム　4．硫酸アトロピン

☐ D.　1．殺虫　2．土壌燻(くん)蒸　3．防腐　4．除草

【35】次の物質の主な用途として、最も適当なものを選びなさい。

☐ A．2，2’−ジピリジリウム−1，1’−エチレンジブロミド（別名：ジクワット）

☐ B．ジメチル−2，2−ジクロルビニルホスフェイト（別名：DDVP）

1．殺虫剤　2．除草剤
3．試薬・医療検体の防腐剤　4．石けん製造、パルプ工業

【36】次の物質の廃棄方法として、最も適当なものを選びなさい。

☐ A．塩化バリウム

☐ B．過酸化尿素

☐ C．重クロム酸カリウム

☐ D．クロルスルホン酸

1．多量の水で希釈して処理する。
2．耐食性の細い導管よりガス発生がないように少量ずつ、多量の水中深く流す装置を用い希釈してからアルカリ水溶液で中和して処理する。
3．水に溶かし、硫酸ナトリウムの水溶液を加えて処理し、沈殿ろ過して埋立処分する。
4．希硫酸に溶かし、還元剤の水溶液を過剰に用いて還元したのち、消石灰、ソーダ灰等の水溶液で処理し、沈殿ろ過する。

【37】次の物質を多量に漏えいした時の措置として、最も適当なものを選びなさい。

☐ A．クロルピクリン

☐ B．メチルエチルケトン

1．漏えいした液は、土砂等でその流れを止め、安全な場所に導き、液の表面を泡で覆い、できるだけ空容器に回収する。

2．漏えいした液は、土砂等でその流れを止め、安全な場所に導いて遠くから多量の水をかけて洗い流す。

3．漏えいした液は、土砂等でその流れを止め、多量の活性炭又は消石灰を散布して覆い至急関係先に連絡し専門家の指示により処理する。

【38】次の物質の識別方法として、最も適当なものを選びなさい。

☐ A．ホルマリン（別名：ホルムアルデヒド水溶液）

☐ B．硝酸

1．フェーリング溶液とともに熱すると、赤色の沈殿を生ずる。

2．銅屑を加えて熱すると、藍色を呈して溶け、その際赤褐色の蒸気を発生する。

3．過クロール鉄液を加えると紫色を呈する。

【39】次の物質の貯蔵方法として、最も適当なものを選びなさい。

☐ A．クロロホルム

☐ B．アクロレイン

☐ C．カリウム

1．炭酸ガスと水を吸収する性質が強いから、密栓して貯える。

2．非常に反応性に富む物質なので、安定剤を加え、空気を遮断して貯蔵する。

3．冷暗所に貯える。純品は空気と日光によって変質するので、少量のアルコールを加えて分解を防止する。

4．空気中にそのまま貯えることはできないので、普通石油中に貯える。水分の混入、火気を避け貯蔵する。

▶▶正解＆解説

【1】5

〔解説〕取締法第１条（取締法の目的）。

> この法律は、毒物及び劇物について、保健衛生上の見地から必要な（A：取締）を行うことを目的とする。

取締法第２条（定義）第１項。

> この法律で「毒物」とは、別表第１に掲げる物であって、（B：医薬品）及び（C：医薬部外品）以外のものをいう。

【2】2

〔解説〕取締法第３条（毒物劇物の禁止規定）第３項。

> 毒物又は劇物の販売業の（A：登録を受けた者）でなければ、毒物又は劇物を販売し、（B：授与）し、又は販売若しくは（B：授与）の目的で貯蔵し、運搬し、若しくは（C：陳列）してはならない。

【3】3

〔解説〕取締法第３条の４（爆発性がある毒物劇物の所持禁止）、施行令第32条の３（発火性又は爆発性のある劇物）。ピクリン酸のほか、亜塩素酸ナトリウム及びこれを含有する製剤（亜塩素酸ナトリウム30％以上含有するものに限る）、塩素酸塩類及びこれを含有する製剤（塩素酸塩類35％以上を含有するものに限る）、ナトリウムが定められている。

【4】2

〔解説〕毒物又は劇物の販売業の登録は、同一法人の営業であっても、各店舗ごとに所在地の都道府県知事に申請書を出さなければ、毒物又は劇物を販売することはできない。取締法第４条（営業の登録）第２項。

1．取締法第４条の２（販売業の登録の種類）第１～３号。

3．取締法第４条（営業の登録）第３項。

4．取締法第３条（毒物劇物の禁止規定）第３項。

【5】2

〔解説〕取締法第８条（毒物劇物取扱責任者の資格）第２項第１号。18歳の者は毒物劇物取扱責任者になることができる、という点に注意。

1．一般毒物劇物取扱者試験に合格した者は、毒物劇物を取り扱う全ての製造所、営業所、店舗で、毒物劇物取扱責任者になることができる。取締法第８条（毒物劇物取扱責任者の資格）第４項。

3．合格した都道府県とは異なる都道府県においても、毒物劇物取扱責任者となることができる。取締法第８条（毒物劇物取扱責任者の資格）第１項第３号。

4．毒物劇物取扱責任者になるために、実務経験の有無は条件に含まれていない。取締法第８条（毒物劇物取扱責任者の資格）第１項。

【6】1

〔解説〕取締法第12条（毒物又は劇物の表示）第１項。

【7】4

〔解説〕取締法第13条（農業用の劇物）、施行令第39条（着色すべき農業用劇物）第１号、施行規則第12条（農業用劇物の着色方法）。

【8】2

〔解説〕取締法第22条（業務上取扱者の届出等）第１項、施行令第41条、第42条（業務上取扱者の届出）各号。

B．大型自動車（最大積載量が5,000kg以上の自動車又は被牽引車）に固定された容器を用い、クロルピクリンを運送する事業者は業務上取扱者の届出が必要。従って、最大積載量1,000kgの自動車で毒物を運送する事業者は、業務上取扱者に該当しない。施行令第41条（業務上取扱者の届出）第３号。

D．業務上取扱者としての届出は必要ない。

【9】3

〔解説〕A＆C．施行規則第４条の４（製造所等の設備）第１項第２号ロ、ホ、第２項。

B．かぎをかける設備の有無にかかわらず、貯蔵設備は毒物又は劇物とその他の物とを区分して貯蔵できるものであること。施行規則第４条の４（製造所等の設備）第１項第２号イ、第２項。

D．常時監視ができるか否かにかかわらず、毒物又は劇物を陳列する場所にはかぎをかける設備を設けなければならない。施行規則第４条の４（製造所等の設備）第１項第３号、第２項。

【10】4

〔解説〕取締法第14条（毒物又は劇物の譲渡手続）第４項。

1．毒物又は劇物を毒物劇物営業者に販売又は授与する場合は、その都度、法令で定められた事項を書面に記載しなければならない。取締法第14条（毒物又は劇物の譲渡手続）第１項第１～３号。

2．18歳未満の者に毒物又は劇物を交付してはならない。取締法第15条（毒物又は劇物の交付の制限等）第１項第１号。

3．譲渡手続に係る書面の提出を受けた後でなければ、毒物又は劇物を販売又は授与してはならない。取締法第14条（毒物又は劇物の譲渡手続）第２項。

【11】1

〔解説〕取締法第17条（事故の際の措置）第１項。

> 毒物劇物営業者及び特定毒物研究者は、（略）、（A：直ちに）、その旨を（B：保健所、警察署又は消防機関）に届け出るとともに、保健衛生上の危害を防止するために必要な応急の措置を講じなければならない。

【12】4

〔解説〕有効期限は、提供しなければならない情報に規定されていない。

1～3．施行規則第13条の12（毒物劇物営業者等による情報の提供）第1号、第4号、第13号。

【13】1

〔解説〕取締法第11条（毒物又は劇物の取扱い）第4項、施行規則第11条の4（飲食物の容器を使用してはならない劇物）。

【14】1

〔解説〕法人の代表者の変更は届出が不要。必要となるのは、法人の名称や主たる事務所の所在地が変更したときである。取締法第10条（届出）第1項第1号。

2．取締法第10条（届出）第1項第3号、施行規則第10条の2（営業者の届出事項）第1号。

3&4．取締法第10条（届出）第1項。順に、第4号、第2号。

【15】2

〔解説〕施行令第40条（廃棄の方法）第1～3号。

> 一　中和、（A：加水分解）、酸化、還元、（B：稀釈）その他の方法により、毒物及び劇物並びに法第11条第2項に規定する政令で定める物のいずれにも該当しない物とすること。
> 二　（略）
> 三　可燃性の毒物又は劇物は、保健衛生上危害を生ずるおそれがない場所で、少量ずつ（C：燃焼）させること。

【16】3

〔解説〕金属の単体が水溶液中で電子を失い、陽イオンになろうとする性質のことをイオン化傾向という。イオン化傾向の大きな金属ほど、酸化されやすく反応性が大きい。設問の場合イオン化傾向の大きい順に並べると、Na（ナトリウム）＞Fe（鉄）＞Ni（ニッケル）＞Pt（白金）となる。

イオン化傾向が極めて大きく、常温でも水と激しく反応する［リチウムLi］［カリウムK］［カルシウムCa］［ナトリウムNa］は覚えておく必要がある。

【17】1

〔解説〕臭素Brは、周期表17族のハロゲンである。

2．酸素Oは、周期表16族の「典型元素」である。貴ガスは18族をいう。

3．リチウムLiは、周期表1族の「アルカリ金属」である。アルカリ土類金属は2族をいう。

4．アルミニウムAlは、周期表13族の「典型元素」である。

【18】 1

〔解説〕 水酸化ナトリウムNaOHの式量は23＋16＋1＝40であるため、40g＝1molとなり、10gでは10／40＝0.25molとなる。

【19】 4

〔解説〕 単体とは、ただ1種類の元素からなる純物質のことをいう。ダイヤモンドは、炭素Cからなる単体である。

1．石油…混合物（2種類以上の物質が混ざり合ったもの）。

2＆3．二酸化炭素CO_2、水H_2O…化合物（2種類以上の元素からなる純物質）。

【20】 1

〔解説〕 2．ヘンリーの法則…一定温度で一定量の溶媒に溶ける気体の質量（物質量）は、その気体の圧力に比例する。

3．ボイルの法則…温度が一定のとき、一定物質量の気体の体積は圧力に反比例する。

4．ヘスの法則…反応熱は反応の経路によらず、反応の最初と最後の状態だけで決まる。

【21】 1

〔解説〕 炎色反応は次のとおり。Cu（銅）…青緑色、Na（ナトリウム）…黄色、Li（リチウム）…赤色、K（カリウム）…赤紫色、Sr（ストロンチウム）…紅（深赤）色。

【22】 3

〔解説〕

	酸化／酸化剤	還元／還元剤
特徴	相手を酸化、自身は還元される	相手を還元、自身は酸化される
酸素の授受	酸素を受け取る	酸素を失う
水素の授受	水素を失う	水素を受け取る
電子の授受	電子を失う	電子を受け取る
酸化数	酸化数が増える	酸化数が減る

1．物質が水素を失ったとき、「酸化」されたという。

2．物質が電子を失ったとき、「酸化」されたという。

4．酸化数は、原子が酸化された場合は「増加」する。

【23】 2

〔解説〕 物質の状態変化は次のとおり。

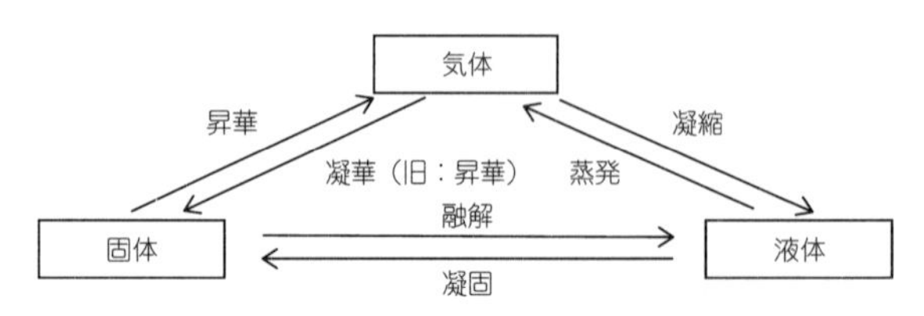

【24】3

〔解説〕ppmは、「parts per million」の頭文字をとったもので、100万分の1を表す。

1ppm=1.0×10^{-6}。また、1%は1.0×10^{-2}となる。

従って、1ppm＝1%$\times10^{-4}$＝0.0001%となり、200ppmは0.0001%×200＝0.02%となる。

【25】2

〔解説〕白金電極を用いて、硫酸銅（Ⅱ）水溶液を電気分解したとき、陽極及び陰極の反応式は以下のとおりである。

［陽極］$2H_2O \longrightarrow O_2 + 4H^+ + 4e^-$

［陰極］$Cu^{2+} + 2e^- \longrightarrow Cu$

【26】5

〔解説〕二酸化炭素CO_2の構造式は、二重結合を有する。　O＝C＝O

1＆3～4．水素H_2、メタンCH_4、アンモニアNH_3の構造式は、単結合のみを有する。

```
                        H                          H－N－H
                        |                             |
水素  H－H      メタン  H－C－H      アンモニア        H
                        |
                        H
```

2．窒素N_2の構造式は、三重結合を有する。　N≡N

【27】2

〔解説〕イオン化傾向が極めて大きいものが、常温の水と激しく反応して水素を発生する。【16】参照。設問の場合、イオン化傾向の大きい順に並べると、Na（ナトリウム）＞ Al（アルミニウム）＞ Zn（亜鉛）＞ H_2（水素）＞ Cu（銅）＞ Au（金）となる。

【28】2

〔解説〕中和反応式：$2NaOH + H_2SO_4 \longrightarrow Na_2SO_4 + 2H_2O$

水酸化ナトリウム水溶液は1価の塩基、硫酸は2価の酸であり、求める量を x mL とすると、次の等式が成り立つ。

$1\times2.4\text{mol/L}\times(20\text{mL}/1000\text{mL}) = 2\times3.0\text{mol/L}\times(x\text{ mL}/1000\text{mL})$

両辺に1000をかける。　$2.4\text{mol/L}\times20\text{mL} = 6.0\text{mol/L}\times x\text{ mL}$

$6.0x = 48$

$x = 8$（mL）

【29】3

〔解説〕フェノールフタレイン（PP）は変色域がアルカリ（塩基）性側（pH8.0～9.8）にあり、pH8.3以下では透明を、pH10.0以上では赤色を示す。

1．メチルレッド（MR）は変色域が酸性側（pH4.4～6.2）にあり、pH4.4以下では赤色を、pH6.2以上では黄色を示す。

2．メチルオレンジ（MO）は変色域が酸性側（pH3.1～4.4）にあり、pH3.1以下では赤色を、pH4.4以上では黄色を示す。

4．ブロモチモールブルー（BTB）は変色域が中性（pH6.0～7.6）にあり、pH6.0以下では黄色を、7.6以上では青色を示す。

【30】2

〔解説〕完全燃焼式：$C_3H_8 + 5O_2 \longrightarrow 3CO_2 + 4H_2O$

反応式より、プロパン1molから4molの水が生じることがわかる。

プロパンC_3H_8の分子量＝（12×3）＋（1×8）＝44

水H_2Oの分子量＝（1×2）＋16＝18

設問より、プロパン22g（＝0.5mol）を完全燃焼しているため、発生する水の質量は36g（＝2mol）となる。

【31】5

〔解説〕毒物及び劇物指定令第1条（毒物）、第2条（劇物）。

A．アジ化ナトリウムNaN_3は、0.1%以下を含む製剤は毒物から除外されるため、10%を含む製剤は毒物となり、劇物に該当しない。

B．亜塩素酸ナトリウム$NaClO_2$は、25%以下を含む製剤は劇物から除外されるため、10%を含む製剤は劇物に該当しない。

C＆D．水酸化ナトリウム$NaOH$および過酸化ナトリウムNa_2O_2は、いずれも5%以下を含む製剤は劇物から除外されるため、10%を含む製剤は劇物に該当する。

【32】2

〔解説〕硫（りゅう）酸H_2SO_4は、不揮発性の液体であるため無臭である。

【33】4

〔解説〕硫酸タリウムTl_2SO_4は、0.3%以下を含有する製剤で、「黒色」に着色され、かつ、トウガラシエキスを用いて著しく辛く着味されているものは普通物である。

【34】A…4　B…1　C…4　D…1

〔解説〕MPP（フェンチオン）$C_{10}H_{15}O_3PS_2$（有機燐（りん）化合物）は、わずかにニンニク臭のある（A：褐色）の液体。毒性として、血液中の（B：コリンエステラーゼ）阻害作用がある。解毒剤にはPAM（2－ピリジルアルドキシムメチオダイド）製剤又は（C：硫酸アトロピン）製剤を使用する。（D：殺虫）剤の用途で用いられる。

※以下、物質名の後や文章中に記載されている［　］は、物質を見分ける際に特徴となるキーワードを表す。

【35】A…2　B…1

〔解説〕A．ジクワット$C_{12}H_{12}Br_2N_2$［除草剤］

B．DDVP　$C_4H_7Cl_2O_4P$［(有機燐系）殺虫剤］

選択肢３は［試薬・医療検体の防腐剤］からアジ化ナトリウムNaN_3、選択肢４は［石けん製造］［パルプ工業］から水酸化ナトリウム$NaOH$が考えられる。

【36】A…3　B…1　C…4　D…2

〔解説〕A．塩化バリウム$BaCl_2 \cdot 2H_2O$…沈殿法［硫酸ナトリウムの水溶液］［沈殿ろ過して埋立処分］

B．過酸化尿素$CO(NH_2)_2 \cdot H_2O_2$…希釈法［多量の水で希釈］

C．重クロム酸カリウム$K_2Cr_2O_7$…還元沈殿法［還元剤の水溶液］［消石灰、ソーダ灰等の水溶液で処理］［沈殿ろ過］

D．クロルスルホン酸（クロロスルホン酸）$ClSO_3H$…中和法［耐食性の細い導管］［多量の水中深く流す装置］［アルカリ水溶液で中和］

【37】A…3　B…1

〔解説〕A．クロルピクリン$CCl_3(NO_2)$［多量の活性炭又は消石灰を散布して覆う］［至急関係先に連絡］［専門家の指示］

B．メチルエチルケトン$C_2H_5COCH_3$［液の表面を泡で覆う］

【38】A…1　B…2

〔解説〕A．ホルマリン$HCHO$ aq［フェーリング溶液とともに熱する］［赤色の沈殿（酸化銅（Ⅰ）Cu_2O)］

B．硝酸HNO_3［銅屑を加えて熱すると藍色］［赤褐色の蒸気（二酸化窒素NO_2)］

選択肢３は［過クロール鉄液］［紫色］から、フェノールC_6H_5OHが考えられる。

【39】A…3　B…2　C…4

〔解説〕A．クロロホルム$CHCl_3$［純品は空気と日光によって変質］［少量のアルコールを加える］

B．アクロレイン$CH_2{=}CHCHO$［非常に反応性に富む物質］［安定剤］

C．カリウムK［普通石油中に貯える］

選択肢１は［炭酸ガスと水を吸収する性質］［密栓］から、水酸化ナトリウム$NaOH$、水酸化カリウムKOHが考えられる。

11 令和5年度（2023年） 茨城県

一般受験者数・合格率《参考》

受験者数（人）	合格者数（人）	合格率（%）
414	137	33.1

〔毒物及び劇物に関する法規〕

※ この問題において、「法」とは毒物及び劇物取締法を、「政令」とは毒物及び劇物取締法施行令を、「省令」とは毒物及び劇物取締法施行規則をいうものとする。また、毒物劇物営業者とは、毒物又は劇物の製造業者、輸入業者又は販売業者をいう。

【1】次の記述は、法第1条及び第2条の条文の一部である。（ア）～（ウ）にあてはまる語句の組合せとして正しいものはどれか。

第1条 この法律は、毒物及び劇物について、（ア）上の見地から必要な（イ）を行うことを目的とする。

第2条 1 （略）

2 （略）

3 この法律で「特定毒物」とは、（ウ）であって、別表第3に掲げるものをいう。

	ア	イ	ウ
☐ 1．	公衆衛生	許可	特定の用途に用いるもの
2．	公衆衛生	取締	毒物
3．	保健衛生	取締	毒物
4．	保健衛生	許可	特定の用途に用いるもの
5．	公衆衛生	許可	毒物

【2】毒物劇物営業者に関する次のア～エの記述のうち、正しいものはいくつあるか。

ア．毒物又は劇物の販売業の登録を受けようとする者は、店舗ごとに、その店舗の所在地の都道府県知事を経由して、厚生労働大臣に申請書を出さなければならない。

イ．毒物又は劇物の輸入業者でなければ、毒物又は劇物を販売又は授与の目的で輸入してはならない。

ウ．毒物又は劇物の製造業者は、販売業の登録を受けなくても、その製造した毒物又は劇物を、他の毒物又は劇物の製造業者に販売することができる。

エ．毒物又は劇物の製造業者は、毒物又は劇物の製造のために特定毒物を使用することができる。

☐ 1．なし　　2．1つ　　3．2つ
4．3つ　　5．4つ

【3】特定毒物の用途に関する次のア～ウの記述について、正誤の組合せとして正しいものはどれか。

ア．燐（りん）化アルミニウムとその分解促進剤とを含有する製剤の用途は、かんきつ類、りんご、なし、桃又はかきの害虫の防除である。

イ．四アルキル鉛を含有する製剤の用途は、ガソリンへの混入である。

ウ．モノフルオール酢酸の塩類を含有する製剤の用途は、野ねずみの駆除である。

	ア	イ	ウ
☐ 1．	正	誤	正
2．	誤	正	正
3．	誤	誤	正
4．	誤	正	誤
5．	正	誤	誤

【4】法第3条の3において、「興奮、幻覚又は麻酔の作用を有する毒物又は劇物（これらを含有する物を含む。）であって政令で定めるものは、みだりに摂取し、若しくは吸入し、又はこれらの目的で所持してはならない。」と定められている。次のア～エのうち、この「政令で定めるもの」として正しいものの組合せはどれか。

ア．トルエンを含有するシンナー

イ．キシレンを含有するシーリング用の充てん料

ウ．メタノールを含有する塗料

エ．ホルムアルデヒドを含有する接着剤

☐ 1．ア、イ　　2．ア、ウ　　3．イ、ウ
4．イ、エ　　5．ウ、エ

【5】次の記述は、法第4条第3項の条文である。（ア）～（ウ）にあてはまる語句の組合せとして正しいものはどれか。

製造業又は輸入業の登録は、（ア）ごとに、販売業の登録は、（イ）ごとに、（ウ）を受けなければ、その効力を失う。

	ア	イ	ウ
☐ 1.	6年	6年	更新
2.	6年	5年	検査
3.	6年	5年	更新
4.	5年	6年	検査
5.	5年	6年	更新

【6】毒物劇物営業者における毒物又は劇物を取り扱う設備等に関する次のア～エの記述のうち、正しいものはいくつあるか。

ア．劇物の販売業者が、劇物を貯蔵する設備として、劇物とその他の物とを区分して貯蔵できるものを設置した。

イ．毒物の販売業者が、毒物を貯蔵する場所が性質上かぎをかけることができないものであったため、その周囲に、堅固なさくを設けた。

ウ．毒物の製造業者が、毒物が製造所の外に飛散し、漏れ、流れ出、若しくはしみ出、又は製造所の地下にしみ込むことを防ぐのに必要な措置を講じた。

エ．劇物の製造業者が、製造頻度が低いため、製造作業を行なう場所に、劇物を含有する粉じん、蒸気又は廃水の処理に要する設備を設けなかった。

☐ 1．なし　2．1つ　3．2つ
4．3つ　5．4つ

【7】毒物劇物取扱責任者に関する次のア～エの記述について、正誤の組合せとして正しいものはどれか。

ア．農業用品目毒物劇物取扱者試験の合格者は、毒物劇物一般販売業の店舗において毒物劇物取扱責任者になることはできない。

イ．毒物劇物営業者が、毒物又は劇物の輸入業及び販売業を併せ営む場合において、その営業所と店舗が互いに隣接しているときは、毒物劇物取扱責任者は、これらの施設を通じて1人で足りる。

ウ．薬剤師は、毒物劇物取扱者試験に合格しなくても毒物劇物取扱責任者になることができる。

エ．毒物劇物営業者は、毒物劇物取扱責任者を変更したときは、変更後50日以内に、その毒物劇物取扱責任者の氏名を届け出なければならない。

	ア	イ	ウ	エ
☐ 1.	正	正	正	誤
2.	誤	誤	正	誤
3.	正	誤	誤	誤
4.	誤	正	誤	正
5.	正	正	正	正

【8】次の記述は、毒物劇物取扱責任者に関する法第８条第２項の条文である。（ア）～（ウ）にあてはまる語句の組合せとして正しいものはどれか。

次に掲げる者は、前条の毒物劇物取扱責任者となることができない。

1　18歳未満の者

2　（ア）の障害により毒物劇物取扱責任者の業務を適正に行うことができない者として厚生労働省令で定めるもの

3　麻薬、大麻、（イ）又は覚せい剤の中毒者

4　毒物若しくは劇物又は薬事に関する罪を犯し、罰金以上の刑に処せられ、その執行を終り、又は執行を受けることがなくなった日から起算して（ウ）を経過していない者

	ア	イ	ウ
☐ 1.	身体	アルコール	３年
2.	身体	あへん	５年
3.	身体	あへん	３年
4.	心身	アルコール	５年
5.	心身	あへん	３年

【9】毒物劇物営業者が行う届出に関する次のア～エの記述のうち、30日以内に届け出なければならない事項として正しいものの組合せはどれか。

ア．毒物又は劇物の製造業者が、毒物又は劇物を製造する設備の重要な部分を変更したとき

イ．毒物又は劇物の販売業者が、店舗の名称を変更したとき

ウ．毒物又は劇物の輸入業者が、登録を受けた劇物以外の劇物の輸入を開始したとき

エ．毒物又は劇物の製造業者が、その製造した毒物を廃棄したとき

☐ 1．ア、イ　　2．ア、エ　　3．イ、ウ
　4．イ、エ　　5．ウ、エ

【10】毒物又は劇物を販売するとき、その容器及び被包に表示しなければならない事項として法第12条で定められているものは、次のア～エのうちいくつあるか。

ア. 毒物又は劇物の名称

イ. 毒物又は劇物の使用期限

ウ. 毒物又は劇物の成分の含量

エ. 厚生労働省令で定める毒物又は劇物については、それぞれ厚生労働省令で定めるその解毒剤の名称

☐ 1. なし　2. 1つ　3. 2つ
4. 3つ　5. 4つ

【11】農業用劇物の着色に関する次の記述について、(　) にあてはまる語句として正しいものはどれか。

毒物劇物営業者は、法第13条の規定により、(　) を含有する製剤たる劇物をあせにくい黒色で着色したものでなければ、これを農業用として販売してはならない。

☐ 1. クロルピクリン
2. シアン酸ナトリウム
3. 硫酸タリウム
4. メチルイソチオシアネート
5. ジメチルエチルメルカプトエチルジチオホスフェイト (別名：チオメトン)

【12】法第14条の規定に照らし、毒物劇物営業者が、毒物又は劇物を他の毒物劇物営業者に販売し、又は授与したときに、その都度、書面に記載しておかなければならない事項として、次のア～エのうち正しいものの組合せはどれか。

ア. 譲受人の年齢

イ. 販売又は授与の年月日

ウ. 毒物又は劇物の数量

エ. 毒物又は劇物の使用目的

☐ 1. ア、イ　2. ア、エ　3. イ、ウ
4. イ、エ　5. ウ、エ

【13】劇物であるアクリルニトリルを、車両１台を使用して、１回につき6,000kg運搬する場合の運搬方法に関する次のア～エの記述について、正誤の組合せとして正しいものはどれか。

ア．車両に、保護手袋、保護長ぐつ、保護衣、有機ガス用防毒マスクを１人分備えた。

イ．車両に、運搬する劇物の名称、成分及びその含量並びに事故の際に講じなければならない応急の措置の内容を記載した書面を備えた。

ウ．運搬する車両の前後の見やすい箇所に、0.3m平方の板に地を黒色、文字を黄色として「劇」と表示した標識を掲げた。

エ．１人の運転者による運転時間が１日当たり９時間を超えるので、交替して運転する者を同乗させた。

	ア	イ	ウ	エ
☐ 1．	誤	正	誤	正
2．	誤	誤	正	正
3．	正	誤	誤	正
4．	誤	正	誤	誤
5．	正	正	正	誤

【14】毒物劇物営業者が事故の際に行わなければならない届出に関する次のア～ウの記述について、正誤の組合せとして正しいものはどれか。

ア．取り扱う毒物又は劇物を紛失したときは、直ちに、その旨を消防機関に届け出なければならない。

イ．取り扱う毒物又は劇物が盗難にあったときは、直ちに、その旨を警察署に届け出なければならない。

ウ．取り扱う毒物又は劇物が漏れ出し、多数の者に保健衛生上の危害が生ずるおそれがあるときは、直ちに、その旨を保健所、警察署又は消防機関に届け出なければならない。

	ア	イ	ウ
☐ 1．	正	正	正
2．	誤	正	正
3．	正	誤	正
4．	誤	正	誤
5．	誤	誤	誤

【15】業務上毒物又は劇物を取り扱う者に関する次のア～エの記述のうち、法第22条の規定により届出が必要な事業として正しいものの組合せはどれか。

ア．内容積が300Lの容器を大型自動車に積載して、ヒドロキシルアミンを運送する事業

イ．硫酸を使用して、金属熱処理を行う事業

ウ．シアン化カリウムを使用して、電気めっきを行う事業

エ．亜砒(ひ)酸を使用して、しろありの防除を行う事業

□ 1．ア、イ　2．ア、エ　3．イ、ウ
4．イ、エ　5．ウ、エ

〔基礎化学〕

【16】次のうち、非共有電子対が最も多いものはどれか。

□ 1．CH_4　2．Cl_2　3．NH_3
4．H_2O　5．H_2S

【17】次のうち、極性分子であるものはどれか。

□ 1．二酸化炭素　2．エチレン　3．アセチレン
4．アンモニア　5．メタン

【18】次のうち、「すべての物質は、それ以上分割することができない粒子が集まってできており、その粒子を原子とよぶ。」という仮説を提唱した化学者は誰か。

□ 1．ラボアジエ
2．アボガドロ
3．ゲーリュサック
4．ファラデー
5．ドルトン

【19】電子配置がK殻に2個、L殻に8個、M殻に3個である原子の元素記号はどれか。

□ 1．N　2．Ne　3．Na
4．Al　5．K

【20】混合物の分離の操作に関する次のア～ウの記述について、正誤の組合せとして正しいものはどれか。

ア．沸点の差を利用して、液体の混合物を適当な温度範囲に区切って蒸留し、留出物（蒸留によって得られる物質）を分離する操作を分留という。

イ．ろ紙やシリカゲルのような吸着剤への物質の吸着されやすさの違いを利用して、混合物から成分を分離する操作をクロマトグラフィーという。

ウ．固体が直接気体になる変化及び固体が気体になり再び直接固体になる変化を利用して、固体の混合物から物質を分離する操作を昇華法という。

	ア	イ	ウ
1．	正	正	正
2．	正	正	誤
3．	正	誤	正
4．	誤	正	誤
5．	誤	誤	正

【21】下図の器具の名称は、次のうちどれか。

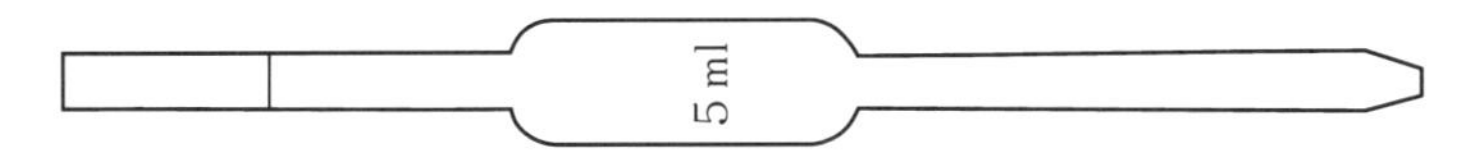

1．ビュレット　2．ホールピペット　3．メスシリンダー
4．駒込ピペット　5．メスフラスコ

【22】カルシウムと水の反応は、次の化学反応式で表される。

$$Ca + 2H_2O \longrightarrow Ca(OH)_2 + H_2$$

10.0gのカルシウムが全て反応したときに発生する水素の標準状態での体積はどれか。ただし、原子量はCa＝40.0とし、標準状態で1molの気体の体積は22.4Lとする。

1．5.60L　2．11.2L　3．22.4L
4．44.8L　5．56.0L

【23】水溶液が酸性を示すものはどれか。

1．Na_2SO_4　2．$NaHCO_3$　3．$NaHSO_4$
4．Na_2CO_3　5．KNO_3

令和5年度　茨城

【24】25℃のとき、0.010mol/Lの水酸化ナトリウム水溶液（電離度1.0）のpHはどれか。

☐ 1．0.25　2．1　3．2
4．12　5．13

【25】次のうち、下線部の原子の酸化数が最も大きいものはどれか。

☐ 1．$\underline{Na}OH$　2．$\underline{Ca}CO_3$　3．$K\underline{Mn}O_4$
4．$\underline{N}H_3$　5．$\underline{Fe}$

【26】下方置換法で集めるのが最も適している気体はどれか。

☐ 1．水素　2．メタン　3．アンモニア
4．酸素　5．塩素

【27】次のア～エのうち、濃硝酸に浸すと表面に緻密な酸化被膜を生じ、不動態となる金属の組合せとして正しいものはどれか。

ア．Ag
イ．Cu
ウ．Al
エ．Fe

☐ 1．ア、イ　2．ア、ウ　3．イ、ウ
4．イ、エ　5．ウ、エ

【28】硫酸酸性のもとで、0.10mol/Lのシュウ酸水溶液10mLを過マンガン酸カリウム水溶液で滴定したところ、8.0mLを要した。過マンガン酸カリウム水溶液の濃度はどれか。ただし、過マンガン酸イオンとシュウ酸の反応式は以下のとおりである。

$MnO_4^- + 8H^+ + 5e^- \longrightarrow Mn^{2+} + 4H_2O$
$(COOH)_2 \longrightarrow 2CO_2 + 2H^+ + 2e^-$

☐ 1．0.010mol/L　2．0.025mol/L　3．0.050mol/L
4．0.075mol/L　5．0.10mol/L

【29】次のうち、ダニエル電池の正しい組合せはどれか。

	電極		電解液		電解液の仕切り
	正極	負極	正極	負極	
☐ 1.	銅板	亜鉛板	$CuSO_4$ aq	$ZnSO_4$ aq	素焼き板
2.	亜鉛板	銅板	H_2SO_4 aq	H_2SO_4 aq	素焼き板
3.	銅板	亜鉛板	$ZnSO_4$ aq	$CuSO_4$ aq	素焼き板
4.	亜鉛板	銅板	$ZnSO_4$ aq	$CuSO_4$ aq	ガラス板
5.	銅板	亜鉛板	H_2SO_4 aq	H_2SO_4 aq	ガラス板

【30】次のうち、ペットボトルの容器本体の原料として主に使用されている高分子化合物はどれか。

☐ 1．ポリエチレン
2．ポリエチレンテレフタレート
3．ポリスチレン
4．ポリ塩化ビニル
5．ポリプロピレン

〔実地（性質・貯蔵・取扱い方法等）〕

【31】次のア～オのうち、気体であるものの組合せとして正しいものはどれか。

ア．二硫化炭素
イ．硅弗化（けいふっ化）ナトリウム
ウ．塩素
エ．セレン化水素
オ．クロロホルム

☐ 1．ア、イ　2．ア、オ　3．イ、ウ
4．ウ、エ　5．エ、オ

【32】燐(りん)化水素に関する次のア～ウの記述について、正誤の組合せとして正しいものはどれか。

ア．黄緑色、無臭の気体である。

イ．酸素と激しく反応する。

ウ．半導体工業におけるドーピングガスとして用いられる。

	ア	イ	ウ
☐ 1．	正	誤	正
2．	誤	正	誤
3．	正	正	誤
4．	誤	誤	正
5．	誤	正	正

【33】酢酸エチルの性状として、最も適切なものを選べ。

☐ 1．潮解性　2．不燃性　3．引火性
4．風解性　5．粘稠性

【34】黄燐(りん)に関する記述として誤っているものはどれか。

☐ 1．白色または淡黄色のロウ様半透明の結晶性固体である。
2．空気中に放置すると50℃で発火して赤燐(りん)となる。
3．空気中で酸化されやすい。
4．水酸化カリウムと熱するとホスフィンを発生する。
5．水を満たした容器に入れ冷暗所に保存する。

【35】次の文章は、ある物質の貯蔵法について述べたものである。最も適切なものはどれか。

空気や光線に触れると赤変するから、遮光して保管しなくてはならない。

☐ 1．亜硝酸ナトリウム
2．無水酢酸
3．水酸化ナトリウム
4．シアン化カリウム
5．ベタナフトール

【36】蓚酸（しゅう）に関する次のア～ウの記述について、正誤の組合せとして正しいものはどれか。

ア．無色の結晶で、乾燥空気中で風化し、加熱すると昇華する。

イ．体内で血液中のカルシウム分を奪取し、神経系を侵す。

ウ．酸化性物質で、綿、わら製品等の漂白剤のほか、合成染料の原料として用いられる。

	ア	イ	ウ
☐ 1．	誤	誤	誤
2．	誤	誤	正
3．	誤	正	誤
4．	正	誤	正
5．	正	正	誤

【37】物質の用途に関する記述について、誤っているものはどれか。

☐ 1．トルエンは溶剤として用いられる。
2．塩酸アニリンは染料の製造原料として用いられる。
3．クロルエチルは合成化学工業でのアルキル化剤として用いられる。
4．過酸化水素水は漂白剤として用いられる。
5．硫化カドミウムは除草剤として用いられる。

【38】物質の用途に関する次のア～ウの記述について、正誤の組合せとして正しいものはどれか。

ア．ニトロベンゼンは、アニリンやタール中間物の製造原料として用いられる。

イ．エチルパラニトロフェニルチオノベンゼンホスホネイト（別名：EPN）は遅効性の殺虫剤として用いられる。

ウ．エチレンオキシドは、木材の防腐剤に用いられる。

	ア	イ	ウ
☐ 1．	正	正	誤
2．	正	誤	誤
3．	正	誤	正
4．	誤	正	誤
5．	誤	誤	正

【39】次の文章は、ある物質の毒性について述べたものである。最も適切なものはどれか。

蒸気の吸入により、頭痛、食欲不振などを起こし、大量の場合、緩和な大赤血球性貧血を起こす。

☐ 1．水酸化ナトリウム　2．トルエン　3．ホルムアルデヒド
4．塩素　5．アンモニア

【40】次のア～エのうち、シアン化ナトリウムの解毒剤として正しいものの組合せはどれか。

ア．グルコン酸カルシウム

イ．チオ硫酸ナトリウム

ウ．亜硝酸アミル

エ．ジメルカプロール

☐ 1．ア、ウ　2．ア、エ　3．イ、ウ
4．イ、エ　5．ウ、エ

【41】メタノールに関する記述として<u>誤っているもの</u>はどれか。

☐ 1．水にもエーテルにも任意の割合で混合する。
2．蒸気は空気より重く引火しやすい。
3．揮発性の液体である。
4．あらかじめ熱灼した酸化銅を加えるとアセトアルデヒドができる。
5．誤って摂取した場合、視神経が侵され、失明することがある。

【42】次の性状をすべて有する物質はどれか。

・純品は無色無臭で刺激性の味を有する油状液体である。
・空気中では速やかに褐変する。
・水、アルコール、エーテル、石油に易溶である。
・この物質にホルマリン１滴を加えたのち、濃硝酸１滴を加えるとばら色を呈する。

☐ 1．アニリン　2．ニコチン　3．フェノール
4．四塩化炭素　5．クレゾール

【43】次の物質の識別方法として、最も適切なものを選べ。

☐ A．スルホナール

☐ B．硫酸亜鉛

1．試料の水溶液に硫化水素を通じると、白色の沈殿を生じる。
2．試料に水酸化ナトリウム水溶液を加えて熱すると、クロロホルム臭を発する。
3．試料を木炭とともに加熱すると、メルカプタンの臭気を放つ。
4．試料の水溶液にさらし粉水溶液を加えると、赤紫色を呈する。
5．試料の水溶液に水酸化カルシウムを加えると、赤色の沈殿を生じる。

【44】ラベルのはがれた試薬びんに、ある物質が入っている。その物質について調べたところ、次のようであった。試薬びんに入っている物質として最も適切なものはどれか。

・黄色の固体で、空気中にしばらく置くと潮解した。
・炎色反応は黄色を示した。
・水に溶けて、弱いアルカリ性を示したが、エタノールにはほとんど溶けなかった。

☐ 1．水酸化カリウム
2．塩素酸ナトリウム
3．クロム酸ナトリウム
4．炭酸カドミウム
5．酢酸タリウム

【45】次のア～エのうち、「毒物及び劇物の廃棄の方法に関する基準」の内容に照らし、炭酸バリウムの廃棄方法として最も適切な組合せはどれか。

ア．酸化法
イ．沈殿法
ウ．固化隔離法
エ．燃焼法

☐ 1．ア、イ　2．ア、ウ　3．ア、エ
4．イ、ウ　5．ウ、エ

【46】「毒物及び劇物の廃棄の方法に関する基準」の内容に照らし、次の物質の廃棄方法として、最も適切なものを下欄から選べ。

□ A．アクリルニトリル

□ B．弗化水素

1．水で希薄な水溶液とし、酸で中和後、多量の水で希釈する。

2．水酸化ナトリウム水溶液でpHを13以上に調整後、高温加圧下で加水分解する。

3．専門業者により回収し、蒸留する。

4．多量の水酸化カルシウム（消石灰）水溶液中に吹き込んで吸収させ、中和し、沈殿ろ過して埋立処分する。

5．セメントを用いて固化し、埋立処分する。

【47】次の文章は、「毒物及び劇物の運搬事故時における応急措置に関する基準」に示される、ある物質の漏えい時の対応について述べたものである。この応急措置が最も適切な物質はどれか。

> 漏えいした場所の周辺にはロープを張るなどして人の立入りを禁止する。作業の際には必ず保護具を着用し、風下で作業をしない。漏えいした液は土砂等でその流れを止め、安全な場所に導き、できるだけ空容器に回収し、そのあとを還元剤（硫酸第一鉄等）の水溶液を散水し、水酸化カルシウム（消石灰）、炭酸ナトリウム（ソーダ灰）等の水溶液で処理したのち、多量の水を用いて洗い流す。この場合、濃厚な廃液が河川等に排出されないよう注意する。

□ 1．重クロム酸ナトリウム水溶液　2．過酸化ナトリウム

3．ホルマリン　4．ニッケルカルボニル

5．ニトロベンゼン

【48】キシレンが漏えいしたため、土砂等でその流れを止め、安全な場所に導いた。その後の措置として最も適切なものはどれか。

□ 1．液の表面を泡で覆い、できるだけ空容器に回収する。

2．多量の水で十分に希釈して洗い流す。

3．水酸化ナトリウム、炭酸ナトリウム等で中和し多量の水を用いて洗い流す。

4．亜硫酸水素ナトリウム水溶液と反応させた後、多量の水を用いて洗い流す。

5．アルカリ水溶液で分解した後、多量の水を用いて洗い流す。

▶▶正解＆解説

【1】3

〔解説〕取締法第１条（取締法の目的）。

> この法律は、毒物及び劇物について、（ア：保健衛生）上の見地から必要な（イ：取締）を行うことを目的とする。

取締法第２条（定義）第３項。

> この法律で「特定毒物」とは、（ウ：毒物）であって、別表第３に掲げるものをいう。

【2】4

〔解説〕ア.「都道府県知事を経由して、厚生労働大臣」⇒「都道府県知事」。取締法第４条（営業の登録）第２項。

イ. 取締法第３条（毒物劇物の禁止規定）第２項。

ウ. 取締法第３条（毒物劇物の禁止規定）第３項。

エ. 取締法第３条の２（特定毒物の禁止規定）第３項。

【3】2

〔解説〕ア. 用途は、「倉庫内、コンテナ内又は船倉内におけるねずみ、昆虫等の駆除」である。選択肢の記述は、モノフルオール酢酸アミドを含有する製剤の用途である。施行令第28条（りん化アルミニウムとその分解促進剤とを含有する製剤）第２号。

イ. 施行令第１条（四アルキル鉛を含有する製剤）第２号。

ウ. 施行令第11条（モノフルオール酢酸の塩類を含有する製剤）第２号。

【4】2

〔解説〕取締法第３条の３（シンナー乱用の禁止）、施行令第32条の２（興奮、幻覚又は麻酔の作用を有する物）。トルエン又はメタノールを含有するシンナー、塗料のほか、トルエン、酢酸エチルを含有するシンナー等が定められている。

【5】5

〔解説〕取締法第４条（営業の登録）第３項。

> 製造業又は輸入業の登録は、（ア：５年）ごとに、販売業の登録は、（イ：６年）ごとに、（ウ：更新）を受けなければ、その効力を失う。

【6】4

〔解説〕ア. 施行規則第４条の４（製造所等の設備）第１項第２号イ、第２項。

イ. 施行規則第４条の４（製造所等の設備）第１項第２号ホ、第２項。

ウ. 施行規則第４条の４（製造所等の設備）第１項第１号イ。

エ. 製造所においては製造頻度にかかわらず、劇物を含有する粉じん、蒸気又は廃水の処理に要する設備及び器具を備えなければならない。施行規則第４条の４（製造所等の設備）第１項第１号ロ。

【7】1

〔解説〕ア．取締法第８条（毒物劇物取扱責任者の資格）第４項。農業用品目毒物劇物取扱者試験に合格した者は、農業用品目のみを取り扱う輸入業の営業所、農業用品目販売業の店舗においてのみ、毒物劇物取扱責任者となることができる。

イ．取締法第７条（毒物劇物取扱責任者）第２項。

ウ．取締法第８条（毒物劇物取扱責任者の資格）第１項第１号。

エ．「50日以内」⇒「30日以内」。取締法第７条（毒物劇物取扱責任者）第３項。

【8】5

〔解説〕取締法第８条（毒物劇物取扱責任者の資格）第２項第１～４号。

> 1　18歳未満の者
> 2　（ア：心身）の障害により毒物劇物取扱責任者の業務を適正に行うことができない者として厚生労働省令で定めるもの
> 3　麻薬、大麻、（イ：あへん）又は覚せい剤の中毒者
> 4　毒物若しくは劇物又は薬事に関する罪を犯し、罰金以上の刑に処せられ、その執行を終り、又は執行を受けることがなくなった日から起算して（ウ：３年）を経過していない者

【9】1

〔解説〕ア．取締法第10条（届出）第１項第２号。

イ．取締法第10条（届出）第１項第３号、施行規則第10条の２（営業者の届出事項）第１号。

ウ．輸入業者が、登録を受けた劇物以外の劇物の輸入を開始するときは、「あらかじめ、毒物又は劇物の品目につき、登録の変更」を受けなければならない。取締法第９条（登録の変更）第１項。

エ．廃棄についての届出は不要であるが、必ず廃棄の方法について政令で定める技術上の基準に従わなければならない。取締法第15条の２（廃棄）、施行令第40条（廃棄の方法）。

【10】4

〔解説〕ア＆ウ～エ．取締法第12条（毒物又は劇物の表示）第２項第１～３号。

イ．使用期限は、容器及び被包に表示しなければならない事項に含まれない。

【11】3

〔解説〕施行令第39条（着色すべき農業用劇物）第１号、施行規則第12条（農業用劇物の着色方法）。

> 毒物劇物営業者は、法第13条の規定により、（硫酸(りゅう)タリウム）を含有する製剤たる劇物をあせにくい黒色で着色したものでなければ、これを農業用として販売してはならない。

令和5年度　茨城

【12】3

〔解説〕ア＆エ．譲受人の年齢、毒物又は劇物の使用目的は、いずれも書面に記載しなければならない事項に含まれていない。

イ＆ウ．取締法第14条（毒物又は劇物の譲渡手続）第１項。順に、第２号、第１号。

【13】1

〔解説〕ア．「１人分」⇒「２人分以上」。施行令第40条の５（運搬方法）第２項第３号、施行規則第13条の６（毒物又は劇物を運搬する車両に備える保護具）、別表第５。

イ．施行令第40条の５（運搬方法）第２項第４号。

ウ．運搬する車両の前後の見やすい箇所に、0.3m平方の板に地を黒色、文字を「白色」として「毒」と表示した標識を掲げる。施行令第40条の５（運搬方法）第２項第２号、施行規則第13条の５（毒物又は劇物を運搬する車両に掲げる標識）。

エ．施行令第40条の５（運搬方法）第２項第１号、施行規則第13条の４（交替して運転する者の同乗）第２号。

施行規則第13条の４第２号は、法改正により令和６年４月１日から、「運転者１名による運転時間が１日当たり９時間を超える場合」という記述から、「運転者１名による運転時間が2日（始業時刻から起算して48時間）を平均し１日当たり９時間を超える場合」という記述へ変更されるため、注意が必要。

【14】2

〔解説〕ア．「消防機関」⇒「警察署」。取締法第17条（事故の際の措置）第２項。

イ．取締法第17条（事故の際の措置）第２項。

ウ．取締法第17条（事故の際の措置）第１項。

【15】5

〔解説〕取締法第22条（業務上取扱者の届出等）第１項、施行令第41条、第42条（業務上取扱者の届出）各号。

ア．「300Lの容器」⇒「1000L以上の容器」。施行規則第13条の13（施行令第41条第３号に規定する内容積）。また、ヒドロキシルアミンは、施行令 別表第２に掲げる物に含まれないため、業務上取扱者の届出を要する事業に該当しない。

イ＆ウ．「無機シアン化合物たる毒物及びこれを含有する製剤」を用いて金属熱処理又は電気めっきを行う場合、業務上取扱者の届出が必要となる。

エ．．亜砒（ひ）酸を含む、砒素化合物たる毒物及びこれを含有する製剤を用いてしろありの防除を行う場合、業務上取扱者の届出が必要となる。

【16】2

〔解説〕Cl_2（塩素）内の非共有電子対は6組、共有電子対は1組ある。

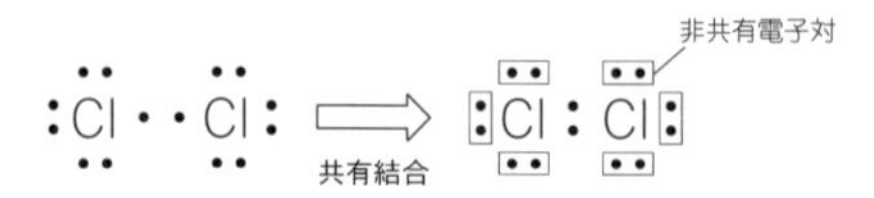

1．CH_4（メタン）内の非共有電子対はなく、共有電子対は4組ある。

H••C••H（上下にH）⇒ 共有結合 ⇒ H:C:H（上下にH）

3．NH_3（アンモニア）の非共有電子対は1組、共有電子対は3組ある。

H••N••H（下にH）⇒ 共有結合 ⇒ H:N:H（下にH）

非共有電子対

4＆5．H_2O（水）とH_2S（硫化水素）はいずれも、非共有電子対と共有電子対が2組ずつある。

H••O••H ⇒ 共有結合 ⇒ H:O:H

非共有電子対

H••S••H ⇒ 共有結合 ⇒ H:S:H

非共有電子対

【17】4

〔解説〕アンモニアNH_3は、三角錐形の極性分子である。

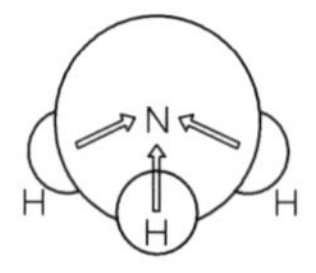

1．直線形の無極性分子

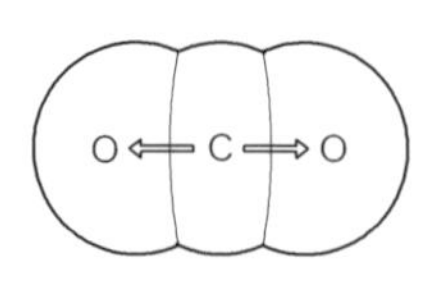

二酸化炭素CO_2

2．平面長方形の無極性分子

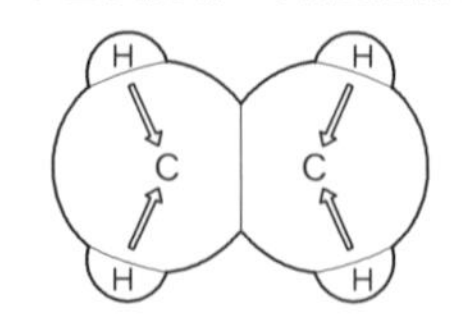

エチレン$CH_2=CH_2$

3．直線形の無極性分子

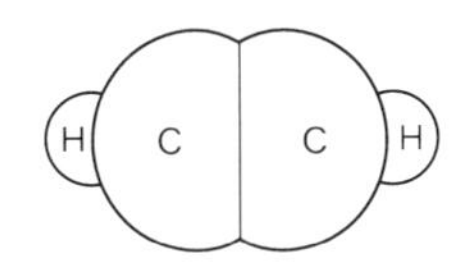

アセチレンC－H≡C－H

5．正四面体形の無極性分子

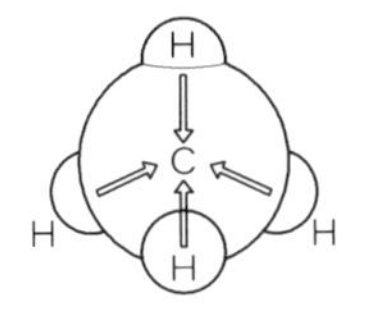

メタンCH_4

【18】5

〔解説〕設問は「ドルトンの原子説」の記述である。

1．ラボアジエ…化学変化の前後で物質の質量の総和は変化しない「質量保存の法則」を提唱した化学者。

2．アボガドロ…同温・同圧で同体積の気体の中には、気体の種類によらず、同じ数の分子が含まれる「アボガドロの法則」を提唱した化学者。

3．ゲーリュサック…気体同士の反応では、同温・同圧において反応に関する気体の体積の間に簡単な整数比が成り立つ「気体反応の法則」を提唱した化学者。

4．ファラデー…電気分解において、陰極または陽極で変化する物質の質量は、流した電気量に比例する「ファラデー（の電気分解）の法則」を提唱した化学者。

【19】4

〔解説〕Al（アルミニウム）の原子番号は13であるため、電子配置はK殻２個、L殻８個、M殻３個である。

1．N（窒素）の原子番号は7。電子配置はK殻２個、L殻５個である。

2．Ne（ネオン）の原子番号は10。電子配置はK殻２個、L殻８個である。

3．Na（ナトリウム）の原子番号は11。電子配置はK殻２個、L殻８個、M殻１個である。

5．K（カリウム）の原子番号は19。電子配置はK殻２個、L殻８個、M殻８個、N殻１個である。

【20】1

〔解説〕ア．分留操作により、原油を石油ガス、ガソリン、灯油、軽油、重油などに分けることができる。

イ．クロマトグラフィー操作により、水性ペンのインクをろ紙の下方につけて下端を水に浸すと、インクに含まれるいくつかの色素を分離して移動させることができる。

ウ．昇華法操作により、ヨウ素I_2と砂の混合物をゆっくり加熱して、生じた気体を冷却すると、純粋なヨウ素の結晶を得ることができる。

【21】2

〔解説〕ホールピペット…一定体積（設問の場合5mL）の液体を正確に量り取るためのガラス管。中和滴定に用いられる。

1．ビュレット…滴下した液体の体積を量る道具。中和滴定に用いられる。

3．メスシリンダー…縦に細長い円筒形の容器。液体の体積を量るために用いられる。

4．駒込ピペット…少量の液体を移動させる際に使用するガラス管。ホールピペットと形状が似ているが、目盛りの数が複数あるもので判断する。

5．メスフラスコ…溶液を一定の割合で希釈するときなどに使用する器具。全量フラスコとも呼ばれ、中和滴定に用いられる。

【22】1

〔解説〕化学反応式よりカルシウムが1molのとき、水素H_2も1mol生じることがわかる。カルシウムCaの原子量より40.0g＝1molであるため、10.0gでは10.0／40.0＝0.25molとなり、水素も0.25mol生じる。気体の体積1mol＝22.4Lより、水素0.25molの体積は22.4×0.25＝5.60Lとなる。

【23】3

〔解説〕$NaHSO_4$（硫(りゅう)酸水素ナトリウム）は、強酸＋強塩基からなる塩。

$$H_2SO_4 + NaOH \longrightarrow NaHSO_4 + H_2O$$

水溶液中で加水分解すると水素イオンH^+を生じるため、水溶液は「酸性」を示す。　$NaHSO_4 \rightleftarrows Na^+ + H^+ + SO_4^{2-}$

1＆5．Na_2SO_4（硫酸ナトリウム）、KNO_3（硝(しょう)酸カリウム）は、強酸＋強塩基からなる塩。水溶液中で加水分解せずH^+やOH^-を生じないため、水溶液は「中性」を示す。

$$H_2SO_4 + 2NaOH \longrightarrow Na_2SO_4 + 2H_2O$$

$$HNO_3 + KOH \longrightarrow KNO_3 + H_2O$$

2．$NaHCO_3$（炭酸水素ナトリウム）は電離すると、ナトリウムイオンNa^+と重炭酸イオンHCO_3^-を生じる。　$NaHCO_3 \longrightarrow Na^+ + HCO_3^-$

さらに重炭酸イオンが水と反応して、炭酸H_2CO_3と水酸化物イオンOH^-を生じるため、水溶液は「塩基性」を示す。

$$HCO_3^- + H_2O \rightleftarrows H_2CO_3 + OH^-$$

4．Na_2CO_3（炭酸ナトリウム）は、弱酸＋強塩基からなる塩。

$$CO_2 + 2NaOH \longrightarrow Na_2CO_3 + H_2O$$

水溶液中で加水分解すると水酸化物イオンOH^-が生じるため、水溶液は「塩基性」を示す。

$$Na_2CO_3 \longrightarrow 2Na^+ + CO_3^{2-}$$

$$CO_3^{2-} + H_2O \rightleftarrows HCO_3^- + OH^-$$

【24】4

〔解説〕水酸化ナトリウム水溶液NaOH aqは1価の塩基である。電離度が1.0であるため、水酸化ナトリウム水溶液中の水酸化物イオン濃度［OH^-］は次のとおり。

$1\times0.010\text{mol/L}\times1.0=0.010\text{mol/L}=1.0\times10^{-2}\text{mol/L}$

水のイオン積［H^+］［OH^-］$=1.0\times10^{-14}(\text{mol/L})^2$ より、

$$[H^+]\times1.0\times10^{-2}\text{mol/L}=1.0\times10^{-14}(\text{mol/L})^2$$

$$[H^+]=\frac{1.0\times10^{-14}(\text{mol/L})^2}{1.0\times10^{-2}\text{mol/L}}$$

$$=1.0\times10^{-12}\text{mol/L}$$

乗数の数がpHの値をあらわすため、pH12となる。

【25】3

〔解説〕$KMnO_4$（過マンガン酸カリウム）は化合物である。酸化数のルールを用いると、Mn（マンガン）原子の酸化数は、次の式で求められる。

（＋1）＋［Mn酸化数］＋｛（－2）×4｝＝0　⇒［Mn酸化数］＝「＋7」

酸化数のルール

①単体中、化合物中の原子の酸化数の総和は「0」

②化合物中の水素H原子またはアルカリ金属（カリウムKなど）の酸化数は「＋1」、酸素O原子の酸化数は「－2」

③イオンの酸化数の総和は、そのイオンの電荷

1．NaOH（水酸化ナトリウム）は、ナトリウムイオンNa^+と水酸化物イオンOH^-がイオン結合している化合物であるため、［Na酸化数］＝「＋1」

2．$CaCO_3$（炭酸カルシウム）は、カルシウムイオンCa^{2+}と炭酸イオンCO_3^{2-}がイオン結合している化合物であるため、［Ca酸化数］＝「＋2」

4．NH_3（アンモニア）の窒素N原子の酸化数

［N酸化数］＋（＋1）×3＝0　⇒［N酸化数］＝「－3」

5．Fe（鉄）は単体であるため、［Fe酸化数］＝「0」

【26】5

〔解説〕塩素Cl_2は、水に溶けやすく空気より重い気体であるため、下方置換法で捕集する。

1～2＆4．水素H_2、メタンCH_4、酸素O_2は、水に不溶であるため、水に溶けにくい気体の捕集法である「水上置換法」で捕集する。

3．アンモニアNH_3は、水に溶けやすく空気より軽い気体であるため、「上方置換法」で捕集する。

【27】5

〔解説〕ア＆イ．Ag（銀）やCu（銅）は、濃硝酸に溶ける。

ウ＆エ．Al（アルミニウム）、Fe（鉄）、その他Ni（ニッケル）は濃硝酸に浸すと表面に緻密な酸化被膜を生じ、不動態となる。

【28】3

〔解説〕設問より、酸化剤である過マンガン酸イオンMnO_4^-の半反応式の左辺には5つの電子e^-が、還元剤であるシュウ酸$(COOH)_2$の半反応式の右辺には2つの電子e^-がある。これらの式から酸化還元反応式をつくるため、過マンガン酸イオンの式を2倍、シュウ酸の式を5倍にし、電子e^-の数を揃えて消去すると、次のとおりとなる。

$$2MnO_4^- + 5(COOH)_2 + 6H^+ \longrightarrow 2Mn^{2+} + 8H_2O + 10CO_2$$

従って、過マンガン酸カリウム水溶液とシュウ酸は2：5の物質量比で酸化還元反応を起こすことがわかる。過マンガン酸カリウムの濃度をxとすると、次の比例式で求められる。

x mol/L ×（8.0mL／1000mL）：0.10mol/L ×（10mL／1000mL）＝2：5

両辺に1000をかける。　$8.0x : 1 = 2000 : 5000$

$40000x = 2000$

$x = 0.050$ (mol/L)

【29】1

〔解説〕ダニエル電池とは、亜鉛Znの板を浸した硫酸亜鉛水溶液$ZnSO_4$ aqと、銅Cuの板を浸した硫酸銅（Ⅱ）水溶液$CuSO_4$ aqを隔膜（素焼きの板など）で仕切り、両方の金属板を導線で結んで電流を流す電池をいう。

（－）Zn｜$ZnSO_4$ aq｜$CuSO_4$ aq｜Cu（＋）

⇧負極　⇧電解液　⇧隔膜　⇧電解液　⇧正極

【30】2

〔解説〕ポリエチレンテレフタレート（PET）は、多数のエステル結合「－COO－」で繋がったポリエステル系合成繊維であり、ペットボトルの容器の本体に用いられている。

ポリエチレンテレフタレート以外の選択肢は、すべて熱可塑性樹脂である。加熱すると軟化し冷やすと再び硬くなる合成樹脂で、付加重合で合成された鎖状構造の高分子である。

1．ポリエチレン（PE）…エチレン$CH_2=CH_2$が重合した構造をもつ高分子で、袋や容器などに用いられる。

3．ポリスチレン（PS）…スチレン$CH_2=CHC_6H_5$を付加重合させた物質で、カップ麺の容器や発泡スチロール（梱包材）に用いられる。

4．ポリ塩化ビニル（PVC）…塩化ビニル$CH_2=CHCl$の重合反応で得られる高分子化合物。硬いため、水道管などに用いられる。

5．ポリプロピレン（PP）…プロペン$CH_2=CH-CH_3$を重合させた樹脂で、容器のキャップなどに用いられる。

【31】4

〔解説〕ア&オ．二硫化炭素CS_2、クロロホルム$CHCl_3$は、無色の「液体」である。

イ．硅弗化ナトリウムNa_2SiF_6は、白色または無色の「結晶（固体）」である。

ウ&エ．塩素Cl_2は黄緑色、セレン化水素H_2Seは無色の「気体」である。

※以下、物質名の後や文章中に記載されている［　］は、物質を見分ける際に特徴となるキーワードを表す。

【32】5

〔解説〕燐化水素（ホスフィン）PH_3［酸素と激しく反応］［半導体工業におけるドーピングガス］

ア．「無色」、「魚腐臭」の気体である。

【33】3

〔解説〕酢酸エチル$CH_3COOC_2H_5$は、［引火性］をもつ。

【34】2

〔解説〕黄燐P_4［白色または淡黄色］［ロウ様半透明の結晶性固体］［空気中で酸化］［水酸化カリウムと熱するとホスフィンを発生］［水を満たした容器］

空気中に放置すると50℃で発火して「無水燐酸P_2O_5」となる。

【35】5

〔解説〕ベタナフトール$C_{10}H_7OH$［空気や光線に触れると赤変］［遮光して保管］

1．亜硝酸ナトリウム$NaNO_2$は、［湿気、日光を避け］、容器を密閉し［冷暗所に保管］する。

2．無水酢酸$(CH_3CO)_2O$は、［容器を密閉］し、［涼しく換気の良い場所］で保管する。

3．水酸化ナトリウム$NaOH$は、［炭酸ガス（二酸化炭素）と水を吸収する性質］が強く、空気中で潮解するため、［密栓して保管］する。

4．シアン化カリウムKCNは、少量ならばガラス瓶、多量ならばブリキ缶または鉄ドラムを用い、［酸類とは離して］、空気の流通のよい［乾燥した冷所］に密封して貯蔵する。

【36】5

〔解説〕蓚酸$(COOH)_2 \cdot 2H_2O$［無色の結晶］［乾燥空気中で風化］［加熱すると昇華］［血液中のカルシウム分を奪取］［綿、わら製品等の漂白剤］

ウ．「酸化性物質」⇒「還元性物質」。

【37】5

〔解説〕硫化カドミウムCdSは「顔料」として用いられる。

1．トルエン$C_6H_5CH_3$［溶剤］

2．塩酸アニリン$C_6H_5NH_3Cl$［染料の製造原料］

3．クロルエチル（塩化エチル）C_2H_5Cl［アルキル化剤］

4．過酸化水素水H_2O_2 aq［漂白剤］

【38】1

〔解説〕ア．ニトロベンゼン$C_6H_5NO_2$［アニリンやタール中間物の製造原料］

イ．EPN　$C_{14}H_{14}NO_4PS$［遅効性の殺虫剤］

ウ．エチレンオキシドC_2H_4Oは、「有機合成原料」や「界面活性剤」に用いられる。

【39】2

〔解説〕トルエン$C_6H_5CH_3$［食欲不振］［緩和な大赤血球性貧血］

1．水酸化ナトリウム$NaOH$の濃厚水溶液は強アルカリ性で［腐食性が強く］、皮膚をはじめとし、［体組織を損傷］する。

3．ホルムアルデヒド$HCHO$ aqの蒸気は粘膜を刺激し、［鼻カタル］、結膜炎、気管支炎などを起こす。

4．塩素Cl_2は、粘膜に接触すると刺激症状を呈し、目、鼻、咽喉及び［口腔粘膜に障害］を与える。吸入すると、窒息感、喉頭及び［気管支筋の硬直］をきたし、呼吸困難に陥る。

5．アンモニアNH_3は、吸入した場合、すべての露出している［粘膜を刺激］し、咳、結膜炎、口腔、鼻、咽喉粘膜の［発赤］をきたす。

【40】3

〔解説〕ア．グルコン酸カルシウムは、弗化水素酸HF aqの化学熱傷の治療に用いられる。

イ＆ウ．チオ硫酸ナトリウムと亜硝酸アミルはいずれも、シアン化ナトリウム$NaCN$を含むシアン化合物の解毒剤として用いられる。

エ．ジメルカプロール（BAL）は、砒素、砒素化合物、水銀、無機銅塩類の解毒剤として用いられる。

【41】4

〔解説〕メタノールCH_3OH［水にもエーテルにも任意の割合で混合］［蒸気は空気より重い］［引火しやすい］［揮発性の液体］［視神経が侵され失明］

4．「アセトアルデヒド」⇒「ホルムアルデヒド」。

$$CH_3OH + CuO \longrightarrow HCHO + H_2O + Cu$$

【42】2

〔解説〕ニコチン$C_{10}H_{14}N_2$［純品は無色無臭］［油状液体］［空気中では速やかに褐変］［水、石油に易溶］［ホルマリン１滴］［濃硝(しょう)酸１滴］［ばら色］

1．アニリン$C_6H_5NH_2$の水溶液に［さらし粉］を加えると［紫色（赤紫色）］を呈する。

3．フェノールC_6H_5OHは、［無色の針状の結晶］で、水溶液に［過クロール鉄液］を加えると［紫色］になる。または、［アンモニア水とさらし粉］を加えあたためると、［藍色］になる。

4．四塩化炭素CCl_4は、［揮発性］と［麻酔性芳香］を有する［無色の重い液体］である。アルコール性の［水酸化カリウム溶液と銅粉］とともに煮沸(しゃふつ)すると、［黄赤色の沈殿］を生じる。

5．クレゾール$C_6H_4(OH)CH_3$は、［オルト、メタ、パラの３種の異性体］があり、いずれも［特異な（フェノール様の）臭い］がある。

【43】A…3　B…1

〔解説〕A．スルホナール$C_7H_{16}O_4S_2$［木炭］［メルカプタンの臭気］

B．硫(りゅう)酸亜鉛$ZnSO_4 \cdot 7H_2O$［硫化水素を通じると、白色の沈殿］

選択肢２は［水酸化ナトリウム水溶液を加えて熱する］［クロロホルム臭］から、トリクロル酢酸CCl_3COOHが考えられる。

選択肢４は［さらし粉水溶液］［赤紫色］から、アニリン$C_6H_5NH_2$が考えられる。

選択肢５は［水酸化カルシウム］［赤色の沈殿］から、塩化第二水銀$HgCl_2$が考えられる。

【44】3

〔解説〕クロム酸ナトリウム$Na_2CrO_4 \cdot 10H_2O$［黄色の固体］［潮解］［炎色反応は黄色］［水に溶けて、弱いアルカリ性］

1．水酸化カリウムKOHは、［硬くてもろい白色の結晶］で［強アルカリ性］。

2．塩素酸ナトリウム$NaClO_3$は、無色無臭の［白色の正方単斜状の結晶］。

4．炭酸カドミウム$CdCO_3$は、無水結晶または［白色粉末］で、［水に溶けない］。

5．酢酸タリウムCH_3COOTlは、［無色の結晶］で、湿った空気中で［潮解］する。

【45】4

〔解説〕ア．酸化法は、シアン化ナトリウム$NaCN$やホルムアルデヒド$HCHO$などの廃棄法として用いられる。

イ＆ウ．炭酸バリウム$BaCO_3$の廃棄方法として、金属の化合物が対象の「沈殿法」や、セメントで固めて外部に溶出しないことを確認してから埋め立て処分する「固化隔離法」が用いられる。

エ．燃焼法は、多くの有機化合物の廃棄法として用いられる。

【46】A…2　B…4

〔解説〕A．アクリルニトリル$CH_2=CHCN$…アルカリ法［水酸化ナトリウム水溶液でpHを13以上に調整］［高温加圧下で加水分解］

B．弗化水素HF…沈殿法［吹き込んで吸収］［沈殿ろ過して埋立処分］

選択肢１は［酸で中和］［多量の水で希釈］から、中和法である。酸で中和する場合、アンモニアNH_3など塩基性物質の廃棄方法として用いられる。

選択肢３は［専門業者により回収し、蒸留］から、回収法である。水銀Hgや砒素Asの廃棄方法として用いられる。

選択肢５は［セメントを用いて固化］から、固化隔離法である。毒性の高い金属や半金属である、炭酸バリウム$BaCO_3$などの廃棄方法として用いられる。

【47】1

〔解説〕重クロム酸ナトリウム水溶液$Na_2Cr_2O_7 \cdot 2H_2O$［還元剤（硫酸第一鉄等）の水溶液を散水］［水酸化カルシウム（消石灰）、炭酸ナトリウム（ソーダ灰）等の水溶液で処理］

2．過酸化ナトリウムNa_2O_2は、［できるだけ空容器に回収］し、回収したものは、発火のおそれがあるため速やかに［多量の水に溶かして処理］する。

3．ホルマリン$HCHO\ aq$は、安全な場所に導いて［遠くからホース等で多量の水をかけ］、［十分に希釈］して洗い流す。

4．ニッケルカルボニル$Ni(CO)_4$は、［水で覆った］後、土砂などに吸着させ空容器に回収し、［水封後密栓］する。

5．ニトロベンゼン$C_6H_5NO_2$は、［土砂やおが屑等に吸収］させて、［空き容器に回収］し、［多量の水］で洗い流す。

【48】1

〔解説〕キシレン$C_6H_4(CH_3)_2$［液の表面を泡で覆う］

2．［多量の水で十分に希釈して洗い流す］から、メタノールCH_3OHや過酸化水素H_2O_2などが考えられる。

4．［亜硫酸水素ナトリウム水溶液］から、アクロレイン$CH_2=CHCHO$が考えられる。

MEMO

● 無料追加コンテンツについて ●

スマートフォンアプリを使用して暗記学習ができる**「実地（性状・貯蔵・取扱い方法等）対策 暗記用キーワード一覧表」**をご利用いただけます。一覧表のデータをダウンロードし、下記の対応アプリケーションを活用していただくと、**赤シートを使って覚えたい単語を隠しながら学習する勉強法を**、スマートフォン１台だけで実現することができます。

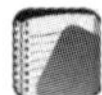

i-暗記シート -写真で作る問題集-

ファイル数10まで、またはPDFファイル10Pまで無料で利用可能。それ以上の使用・広告表示削除は要課金（120円～）。

● 無料／対応OS：iOS、Android／リリース元：DAISUKE KAWAMURA

iOS

Android

使用方法

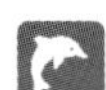

イルカの暗記シート

i-暗記シートを全面的に作り直したアプリ。ライセンス購入（180円～）で更に機能を充実することが可能。

● 無料／対応OS：iOS／リリース元：DAISUKE KAWAMURA

iOS

使用方法

● お問い合わせ・訂正について ●

本書の内容で不明な箇所がありましたら、**必要事項を明記の上**、下記のいずれかの方法でお問い合わせください**（電話でのお問い合わせは受け付けておりません）**。

必要事項（順不同）	• お客様の氏名とふりがな • 書籍タイトル（地域・年度・版） • 該当ページ数 • FAX番号（FAXでお問い合わせの場合のみ） • 問い合わせ内容	
問い合わせ方法	①FAX	03-3837-5740
	②問合せフォーム	HPトップ ＞ MENU ＞ お問い合わせ 右の二次元コードからもご利用いただけます

※回答までに時間がかかる場合があります。あらかじめご了承ください。
※キャリアメールを使用される場合は、返信メールが届くように事前に受信設定をご確認ください。
※**お問い合わせは本書の内容に限ります。**内容を大きく超えるご質問、個人指導にあたるようなご質問、各都道府県の試験の詳細や実施時期等についてはお答えできません。

また、本書の内容に訂正がある場合は、弊社ホームページに掲載いたします。
URL https://kouronpub.com/book_correction.html

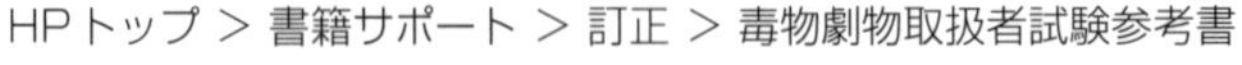

HPトップ ＞ 書籍サポート ＞ 訂正 ＞ 毒物劇物取扱者試験参考書

令和６年版 毒物劇物取扱者試験 問題集 関東編

■発行所　株式会社 公論出版　〒110-0005 東京都台東区上野 3-1-8
TEL（販売）03-3837-5745　（編集）03-3837-5731

■定　価　1,760 円（税込）　■送　料　300 円（税込）

■発刊日　令和６年３月 13 日　■ ISBN　978-4-86275-272-7